ANATOMIE DES MEMBRES

ANATOMIE

DES MEMBRES

DISSECTION — ANATOMIE TOPOGRAPHIQUE

PAR

Le D^r CH. DUJARIER

CHIRURGIEN DE L'HÔPITAL BOUCICAUT

DEUXIÈME ÉDITION

MASSON ET Cie, ÉDITEURS

LIBRAIRES DE L'ACADÉMIE DE MÉDECINE

120, BOULEVARD SAINT-GERMAIN, PARIS (VIe)

1924

A M. LE PROFESSEUR FARABEUF

PRÉFACE

———

Ce livre est le fruit de mes années de prosectorat à l'amphithéâtre
d'anatomie de Clamart. J'ai voulu, en l'écrivant, être utile aux élèves
qui dissèquent, en leur donnant quelques conseils pratiques et surtout en leur mettant sous les yeux des types de préparations anato-
miques.

Les 58 planches originales, qui illustrent cet ouvrage, ont toutes
été exécutées par mon dessinateur et ami Reignier, sous mes yeux,
d'après des préparations que j'avais personnellement disséquées. J'ai
choisi, pour les faire représenter, des sujets offrant une disposition
à peu près normale ; néanmoins je n'ai pas craint de reproduire ces
petites anomalies qu'on rencontre sur tous les sujets. J'ai voulu préparer ainsi l'élève à ne pas s'étonner, lorsque, le scalpel à la main, il
constatera que son sujet n'est pas la copie exacte du type schématique
établi par les auteurs d'après des moyennes. Pour certaines régions,
j'ai fait représenter plusieurs planches, montrant les divers stades par
lesquels doit passer une préparation avant d'être achevée.

En écrivant le texte de ce manuel, j'ai cherché à décrire certaines
régions avec un peu plus de détails que n'en donnent d'habitude les
anatomies topographiques, afin que le lecteur ne soit pas obligé de
recourir à une anatomie descriptive pour avoir des notions complé-

mentaires sur les organes qu'il rencontre. J'ai particulièrement développé les chapitres suivants : creux de l'aisselle, pli du coude, paume
de la main, région fessière, triangle de Scarpa, plante du pied, articulation du genou.

Je tiens, en terminant ce modeste travail, à le dédier à mon vieux
maître le professeur Farabeuf. C'est lui qui m'a donné le goût de
l'anatomie : c'est lui qui m'a appris le meilleur de ce que je sais ; il
m'a autorisé à reproduire ses coupes des membres, merveilleuses de
clarté et d'exactitude ; je l'ai cité à chaque page et encore que de
détails, que de comparaisons, nées sous ma plume, et qui ne sont
qu'une réminiscence de son enseignement.

Cн. DUJARIER.

MEMBRE SUPÉRIEUR

CHAPITRE PREMIER

LE CREUX AXILLAIRE

Pour disséquer le creux de l'aisselle, il convient de placer le membre supérieur en abduction, à angle droit sur le tronc. Dans cette position, le creux de l'aisselle prend la forme d'une pyramide quadrangulaire, dont la base déprimée est limitée en avant et en arrière par un relief musculaire : en avant, c'est le bord inférieur du grand pectoral ; en arrière, celui du grand dorsal. Cette base est limitée en dedans par la saillie latérale du thorax, en dehors par la face interne du bras.

La paroi antérieure est formée par les deux pectoraux ; la paroi postérieure, par le sous-scapulaire en haut, le grand dorsal et le grand rond en bas. La paroi interne, par le grand dentelé, qui envoie ses digitations en éventail à la paroi latérale du thorax. La paroi externe est constituée par l'humérus, doublé du coraco-huméral.

Le sommet tronqué est constitué par une fente, limitée en haut par la clavicule, doublée du sous-clavier ; en bas par la première côte doublée du grand dentelé ; c'est par là qu'entre le paquet vasculo-nerveux. Ce dernier croise la cavité du creux de l'aisselle, dirigé obliquement en bas et en dehors ; mais, dans son ensemble, il reste accolé à la paroi antérieure, envoyant des rameaux vasculaires et nerveux aux différentes parois : les uns se rendent aux muscles qui les constituent ; les autres passent dans les interstices musculaires pour se terminer en dehors du creux de l'aisselle.

Incisions cutanées. — Pour disséquer le creux axillaire, il faut l'aborder par sa paroi antérieure qu'on sectionne ; le creux s'ouvre alors comme une boîte dont on lève le couvercle et il est possible d'isoler les nombreux organes qui le remplissent.

On doit pratiquer trois incisions cutanées : 1° Incision préclaviculaire, allant d'une extrémité à l'autre de la clavicule et suivant son bord antérieur ; 2° Incision médiane descendant de la fourchette à l'appendice xiphoïde ; 3° Incision delto-pectorale, suivant l'interstice de même nom et se prolongeant un peu en dedans pour se terminer à la face interne du bras.

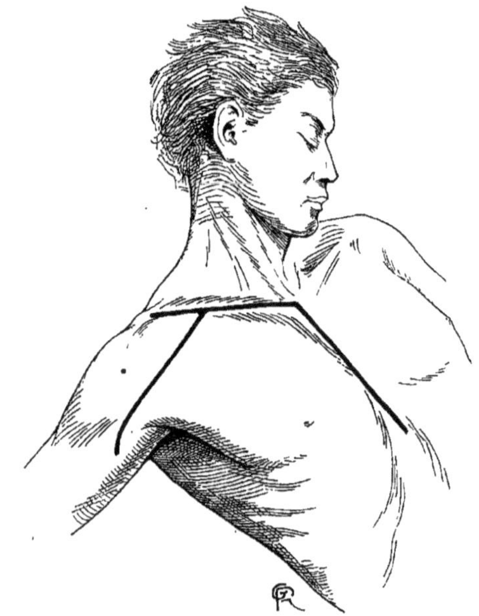

Fig. 1. — Incisions cutanées pour la préparation du creux de l'aisselle.

Dissection de la paroi antérieure. — Disséquer avec soin la face superficielle du grand pectoral, jusqu'à ses insertions claviculaires (moitié interne du bord antérieur) et sternales. Pour cela, relever d'un seul coup, peau, graisse sous-cutanée et même aponévrose d'enveloppe du grand pectoral; bien isoler le bord inférieur épais de ce muscle et séparer, si possible, le chef sternal du chef claviculaire.

Disséquer de même le bord antérieur du deltoïde et la partie la plus interne de sa face superficielle, jusqu'à ses insertions au bord antérieur de la clavicule. Séparer avec soin les organes qui rampent dans l'inters-

tice delto-pectoral : cet interstice a la forme d'un triangle à base claviculaire, d'autant plus large que le sujet est moins musclé : si les
muscles sont développés, le deltoïde et le grand pectoral s'accolent sur
toute leur étendue et il peut être difficile de trouver l'interstice ; on est
toujours guidé par la grosse veine céphalique qui vient décrire sa
crosse au niveau de la partie supérieure de l'interstice pour plonger
dans la profondeur et se jeter dans la veine axillaire. La veine est toujours accompagnée de filets nerveux très déliés, les uns, descendants,
viennent du nerf sus-claviculaire, branche du plexus cervical ; les autres,
ascendants, du rameau cutané de l'épaule, branche du circonflexe ; on
trouve parfois une anastomose entre eux.

La *veine céphalique*, sous-cutanée au bras, traverse obliquement
l'aponévrose dans la région deltoïdienne, où on la trouve toujours dans
un dédoublement aponévrotique ; au niveau de sa crosse, elle reçoit
un certain nombre de veines : ce sont, d'abord, une ou plusieurs
veines satellites de l'acromio-thoracique ou d'un de ses rameaux ; parfois une veine préclaviculaire qui s'anastomose avec la jugulaire externe (veine jugulo-céphalique). Une branche de l'acromio-thoracique,
souvent volumineuse, est satellite de la veine dans l'interstice delto-
pectoral. On trouve encore dans cet interstice des vaisseaux lymphatiques signalés par AUBRY et dont MORESTIN a montré l'importance
pathologique.

Section du grand pectoral : Bien isoler le tendon d'insertion humérale du grand pectoral et le sectionner à deux ou trois travers de doigt
de son insertion ; puis séparer, au besoin artificiellement, le chef claviculaire du chef sternal de ce muscle. Il faut prendre garde, en séparant ces deux faisceaux, de ne pas sectionner les branches nerveuses
et vasculaires qui viennent aborder par sa face profonde le chef sternal du grand pectoral. Le grand pectoral ainsi divisé, on peut disséquer sa face profonde. La portion humérale sectionnée permet de voir
sur la coupe la constitution du muscle, formé de deux lames unies
en V par leur bord inférieur. Le tendon va se fixer en passant en avant
de la coulisse bicipitale à la lèvre externe toujours saillante de cette
coulisse. En relevant le tendon pour voir sa face postérieure, on aperçoit des fibres verticales croisant perpendiculairement la direction des
fibres du tendon et qui se continuent au-dessus du grand pectoral
jusqu'à la grosse tubérosité, formant ainsi une sorte de *frein* supérieur.

En relevant les chefs claviculaire et sternal, il faut procéder avec
ménagement, car ils reçoivent, par leur face profonde, leurs vaisseaux
et leurs nerfs.

MUSCLES

Le muscle grand pectoral a été sectionné près de son insertion humérale ; le chef interne a été divisé en chef claviculaire [G. p. 2] et chef sternal [G. p. 3].

Le petit pectoral [P. pect. 1 et 2] a été sectionné près de l'apophyse coracoïde.

Delt. = muscle deltoïde.

Cor.-hum. = muscle coraco-huméral.

S. cl. = muscle sous-clavier.

S. sc. = muscle sous-scapulaire.

G. D. = muscle grand dorsal.

ARTÈRES

A. ax. = artère axillaire.

A. hum. = artère humérale.

A. th. = artère acromio-thoracique.

A. th. s. = artère thoracique supérieure.

A. mam. ext. = artère mammaire externe, ici un peu anormale et très éloignée du nerf du grand dentelé.

Circ. ant. = artère circonflexe antérieure.

A. scap. inf. = artère scapulaire inférieure.

VEINES

V. ax. = veine axillaire.

Céph. = veine céphalique.

Canal coll. = canal collatéral formé par la continuation de la veine humérale externe [V. hum. ext.] grossie des veines circonflexes.

V. anastom. = veine anastomotique passant dans la fourche du nerf médian.

NERFS

Méd. (rac. ext.) = racine externe du médian donnant le nerf musculo-cutané [N. mus. cut.] et le nerf du coraco-huméral [C.-h.].

Méd. (rac. int.) = racine interne du médian donnant le nerf cubital [N. cub.] et le nerf brachial cutané interne [Br. cut. int.].

N. g. p. = nerf du grand pectoral formant avec [N. p. p.] ou nerf du petit pectoral une anse nerveuse péri-artérielle dite boucle des pectoraux.

Acc. = accessoire du brachial cutané interne, dont un rameau, passant dans un anneau veineux, va au bras, tandis qu'un autre rameau va, à la peau de l'aisselle, s'anastomoser [Anast.] avec un perforant intercostal.

N. gr. dent. = nerf du grand dentelé.

N. rad. 1. = nerf radial qu'on aperçoit profondément près de la coupe du petit pectoral.

N. rad. 2. = nerf radial à moitié recouvert par l'artère humérale.

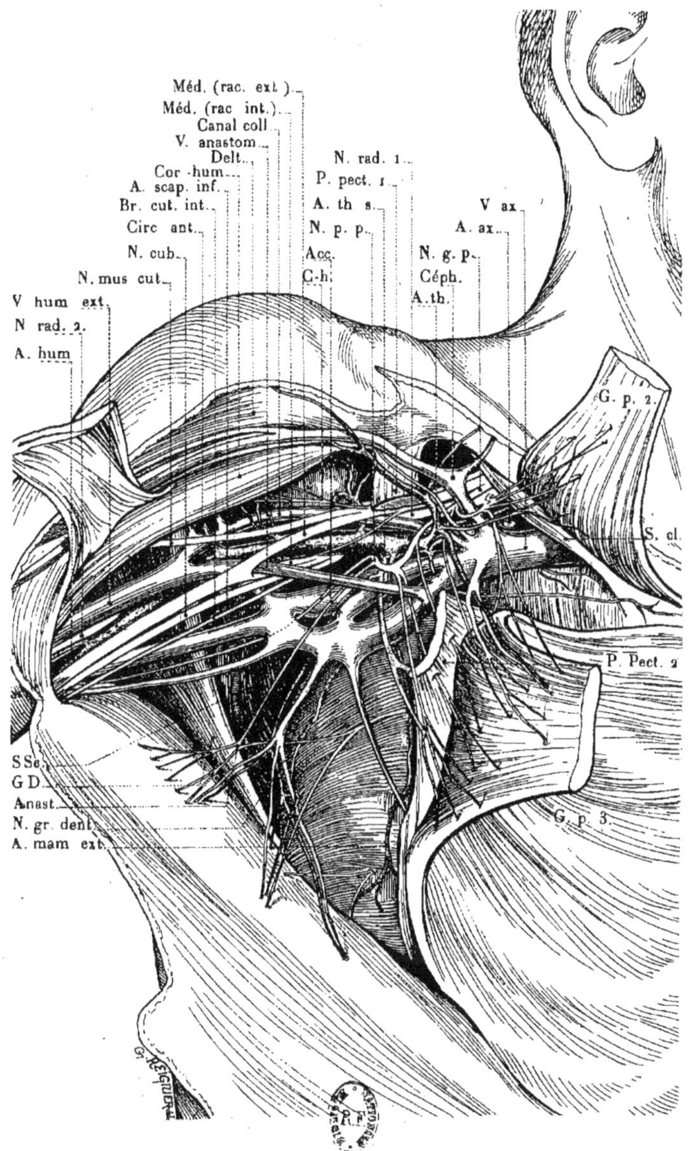

Creux de l'aisselle

MASSON ET Cie, ÉDITEURS

Les vaisseaux sont des branches de l'acromio-thoracique, qui traversent l'aponévrose au-dessus du petit pectoral ; certains nerfs perforent cette même aponévrose, les autres traversent le petit pectoral ou même contournent son bord inférieur ; mais il existe toujours trois ou quatre rameaux au moins arrivant au faisceau sternal et un ou deux rameaux au chef claviculaire.

Au-dessous du grand pectoral nous trouvons un plan musculo-aponévrotique ainsi constitué : à la partie moyenne on aperçoit le petit pectoral étendu de la pointe de la coracoïde aux côtes 3, 4 et 5. Au-dessus du petit pectoral, l'aponévrose d'enveloppe du muscle se continue jusqu'à la clavicule, où elle se divise, pour englober le muscle sous-clavier, étendu de la gouttière sous-claviculaire à l'extrémité interne de la première côte. En dehors, cette aponévrose est renforcée par un ligament, plus ou moins développé suivant les sujets, et tendu de la coracoïde au bord antérieur de la clavicule ; c'est le ligament *coraco-claviculaire interne*. Au-dessous du petit pectoral, l'aponévrose se reconstitue et vient se perdre par des tractus, plus ou moins dissociés par des lobules graisseux, à la face profonde de la peau de l'aisselle, en arrière du grand pectoral ; c'est à cette aponévrose qu'on a donné le nom de *ligament suspenseur de l'aisselle* (GERDY).

Il est certain qu'après avoir enlevé le grand pectoral, on voit des tractus se terminer à la face profonde de la peau ; mais ils paraissent absolument insuffisants pour maintenir la dépression du creux axillaire, due en partie à la pression atmosphérique, en partie aux tractus vasculaires et nerveux qui s'y rendent.

Le ligament dit suspenseur se continue en dehors avec le coraco-huméral en se fusionnant avec son aponévrose d'enveloppe. Il y a donc là un plan dit *clavi-coraco-axillaire*, en partie fibreux, en partie musculaire : ce plan se continue au niveau de la coracoïde avec la voûte acromio-coracoïdienne et une aponévrose sous-deltoïdienne qui, prolongeant le bord de la voûte acromio-coracoïdienne, vient recouvrir l'articulation pour se perdre à mesure qu'elle descend, en s'amincissant et en devenant celluleuse. Ce plan clavi-coraco-axillaire cache aux yeux le paquet vasculaire. Dans sa portion supérieure clavi-pectorale il prend un aspect cribriforme dû aux vaisseaux et nerfs qui le traversent. Nulle part d'ailleurs (sauf au niveau du ligament coraco-claviculaire interne) ce plan aponévrotique n'est solide et resplendissant ; il est toujours, surtout au-dessous du petit pectoral, plus ou moins celluleux ou dissocié par la graisse et ne présente en somme qu'une importance tout à fait disproportionnée avec les nombreuses controverses auxquelles il a donné lieu.

Pour aller plus avant dans la préparation du creux axillaire il faut détruire ce plan aponévrotique qui voile les vaisseaux. Quant au petit pectoral, nous conseillons de le sectionner aussi, à trois ou quatre centimètres de son insertion coracoïdienne, de façon à ce que le muscle reçoive tous ses nerfs par son segment costal ; on peut ainsi le relever et la dissection du creux axillaire est ensuite beaucoup plus facile. On peut à la rigueur conserver le petit pectoral (pl. 2), mais on a beaucoup plus de peine et on pénètre moins profondément dans la région.

Le plan clavi-coraco-axillaire une fois sectionné, on tombe sur le paquet vasculo-nerveux qu'on dissèque de suite ; ce n'est qu'en terminant la préparation qu'on atteint les parois, notamment la paroi postérieure. Néanmoins nous commencerons par décrire ces parois avant le paquet vasculo-nerveux.

Paroi interne. — La paroi interne est constituée par le gril costal sur lequel viennent irradier les digitations du *grand dentelé*. La première portion de ce muscle, insérée à la facette marquée à la face antérieure de l'angle supérieur de l'omoplate, vient se fixer après un trajet légèrement descendant à la première et à la deuxième côte ; ce faisceau est profond, on ne le voit guère dans la préparation du creux de l'aisselle : c'est sur lui que repose le paquet vasculo-nerveux à sa partie toute supérieure. La deuxième partie du muscle formée de trois larges digitations, nées de la lèvre antérieure du bord spinal, va se fixer, dirigée en haut et en avant, aux côtes 2, 3, 4 ; c'est la partie du muscle qu'on peut facilement atteindre dans la préparation du creux de l'aisselle ; il faut prendre garde, en disséquant les fibres musculaires, de ne pas léser le nerf du grand dentelé qui descend verticalement, en croisant les digitations du muscle, accolé à ces dernières et leur envoyant des filets. La troisième portion du muscle, née de la facette située à l'angle inférieur de la face antérieure de l'omoplate, envoie de fortes digitations en éventail aux côtes 5, 6, 7, 8, 9 ; on n'aperçoit dans la préparation que les digitations supérieures de cette portion. Enfin, en disséquant cette paroi interne, il faut ménager avec soin les rameaux perforants des nerfs intercostaux, surtout ceux du deuxième espace. Ces rameaux naissent en avant des insertions du dentelé et nous verrons plus loin leurs anastomoses avec l'accessoire du brachial cutané interne.

Paroi postérieure. — La paroi postérieure est constituée en haut par le *sous-scapulaire*. Ce muscle, inséré à toute la face antérieure de l'omoplate, se jette sur un tendon qui vient en avant se fixer à la petite tubérosité, après s'être réfléchi sur la saillie de la tête humérale ; c'est immédiatement en dedans de cette saillie que le paquet vasculo-nerveux repose sur le muscle.

Plus bas, la paroi postérieure est constituée par le *grand dorsal* et le *grand rond*. Ce dernier muscle, né d'une large facette à l'angle inférieur de la face postérieure de l'omoplate, monte obliquement en avant et en dehors et se fixe par un tendon aplati à la lèvre interne de la coulisse bicipitale, en général, cette insertion ne se fait pas sur une seule ligne, mais par étages, sur deux ou trois lignes parallèles se dépassant les unes les autres. Cette disposition en étages, peu signalée, est éminemment favorable à l'action d'un muscle rotateur. Le grand dorsal ne fait partie de la région que par son extrémité supérieure tendineuse. Né d'une vaste aponévrose qui s'insère sur la crête épineuse de la 8ᵉ dorsale à la crête sacro-coccygienne, et de la crête iliaque, le muscle converge vers l'angle de l'omoplate en recevant par sa face profonde des digitations venues des trois dernières côtes ; à l'angle de l'omoplate, il reçoit souvent un faisceau né à côté du grand rond : à ce niveau, le grand dorsal s'enroule autour du bord inférieur de ce dernier muscle, en formant une gouttière à concavité supérieure, qui le loge. Le grand dorsal devient alors tendineux : situé en avant du tendon du grand rond, avec lequel il se fusionne souvent par son bord inférieur, il vient se fixer, en avant de lui, dans le fond de la coulisse bicipitale ; les insertions du grand dorsal dépassent toujours en haut le niveau de celles du grand rond. Une arcade fibreuse, tendue entre la petite tubérosité et la face interne de l'humérus, au-dessus des insertions du coraco-huméral, passe en pont en avant des insertions des deux muscles. C'est l'arcade dite de Struthers, sous laquelle passeraient pour les classiques, outre les tendons du grand dorsal et du grand rond, la circonflexe antérieure : nous n'avons pas vu cette artère passer sous l'arcade, le plus souvent elle croise superficiellement son insertion supérieure.

Entre le sous-scapulaire en haut, le grand dorsal et le grand rond en bas, existe un espace triangulaire à base humérale ; ce triangle est divisé en deux parties par le tendon de la longue portion du triceps, qui passe en arrière des muscles précédents, pour se terminer au tubercule sous-glénoïdien et à la crête sous-jacente. La partie externe de l'espace triangulaire constitue un carré, dit trou carré de Velpeau ;

2

il est limité en haut par le sous-scapulaire, en bas par le grand dorsal, en dedans par le long triceps, en dehors par la portion interne du col de l'humérus ; nous verrons passer par ce trou les vaisseaux et nerfs circonflexes. La partie interne, triangulaire, est limitée en haut et en bas par les mêmes muscles, en dehors par le long triceps, c'est la *fente triangulaire*, par où passe l'artère scapulaire inférieure. Enfin, au-dessous du grand rond, entre l'humérus en dehors et la longue portion du triceps en dedans se trouve une autre fente ; c'est la fente *huméro-tricipitale*, par où nous verrons passer le nerf radial et l'artère humérale profonde.

Paroi externe. — La paroi externe de l'aisselle, beaucoup moins développée que l'interne, est formée par le tendon coraco-biceps qui, né du sommet de la coracoïde, donne en dehors le *court biceps* et en dedans le *coraco-huméral*. Ce dernier se fixe en bas à une crête située à la face interne de l'humérus, au-dessus de sa partie moyenne. Ce muscle présente sur sa partie interne une fente par où passera le nerf musculo-cutané ; profondément le coraco-huméral recouvre l'arcade de STRÜTHERS et souvent même des fibres du muscle se fixent sur l'insertion inférieure de cette arcade. C'est, avons-nous dit, entre le coraco-huméral et l'arcade que nous avons vu passer d'ordinaire les vaisseaux circonflexes antérieurs.

Ajoutons que le coraco-huméral et le petit pectoral sont étalés par le plan aponévrotique qui les réunit ; une fois disséqués, les muscles se rétrécissent considérablement.

A la partie inférieure, le coraco-huméral disparaît sous une arcade fibreuse, tendue entre le bord inférieur du tendon du grand pectoral et l'aponévrose qui tapisse la base de l'aisselle ; c'est à cette formation qu'on a donné le nom d'arcade brachiale (*Armbogen*). C'est la fin de l'aponévrose brachiale, qui vient en dedans s'étaler en s'amincissant pour fermer l'aisselle par en bas ; cette aponévrose présente, au niveau de l'arcade, un épaississement plus ou moins bien marqué, qui n'est souvent qu'un artifice de préparation. Plus en dedans, du côté de l'aisselle, on voit parfois un faisceau musculaire, ou uniquement fibreux, tendu en arcade, entre le grand dorsal et le grand pectoral ; c'est là, l'arcade axillaire (*Achselbogen* de LANGER) opposant sa concavité à celle de l'arcade brachiale et déterminant ainsi une sorte de fosse ovale, où l'aponévrose, mince, laisserait voir par transparence les vaisseaux axillaires. En réalité, cette disposition schématique est souvent à peine ébauchée, et il faut alors user d'artifices pour la mettre en évidence.

Disons un mot pour terminer de l'aponévrose qui ferme l'aisselle ; certains auteurs la nient, et considèrent que l'aponévrose du grand pectoral se réfléchit derrière lui, sans envoyer aucune expansion à la base de l'aisselle ; il en serait de même au niveau du grand dorsal.

Sans doute, il n'existe pas sous la peau de l'aisselle d'aponévrose forte et facilement disséquable. Néanmoins, on peut décrire un mince feuillet, étendu, d'avant en arrière, du grand dorsal au grand pectoral, et de dehors en dedans, de l'aponévrose brachiale à celle du grand dentelé. D'ailleurs, si l'on regarde ce qui existe en anatomie comparée, on voit que, chez certains singes, l'aisselle est fermée complètement par un plan musculaire réunissant le grand pectoral et le grand dorsal ; et l'arcade axillaire, quand elle est musculaire, n'est qu'un vestige de cette disposition et un témoin qui vient déposer en faveur de l'aponévrose axillaire (Farabeuf).

Dissection du paquet vasculo-nerveux. — Le paquet vasculo-nerveux entre à l'aisselle par le sommet (*fente costo-claviculaire*). Il se dirige obliquement en dehors, accolé à la paroi antérieure ; puis il atteint la paroi externe et reste alors accolé à la partie inférieure du coraco-huméral. Le petit pectoral qui le croise permet de le diviser en trois régions :

1o *Au-dessus du petit pectoral*, le paquet vasculo-nerveux est étalé sur la 1re côte, doublée du faisceau supérieur du grand dentelé ; au-dessous de la clavicule, doublée du sous-clavier. C'est de ce muscle que naît l'aponévrose clavi-pectorale que nous avons détruite. On trouve, à ce niveau, de dedans en dehors : la veine axillaire, énorme, gonflée sur le vivant ; puis l'artère, située sur un plan légèrement postérieur ; puis, le plexus brachial, qui, à ce niveau, très ramassé, forme une gouttière à concavité interne dans laquelle se trouve l'artère. C'est donc là, entre les nerfs et la veine, qu'on ira chercher l'artère, immédiatement au-dessous du sous-clavier ; assez souvent, la veine en dedans, les nerfs en dehors, recouvrent chacun une partie de l'artère, si bien qu'il faut les écarter pour trouver le vaisseau ; d'ordinaire, une branche nerveuse, le nerf du grand pectoral, oblique en bas et en dedans, croise la face antérieure de l'artère et sert de précieux repère dans la ligature. Un peu plus bas, l'artère est croisée de dehors en dedans par la crosse de la céphalique que nous avons déjà vue grossie des acromio-thoraciques ; à ce niveau, se trouve un vrai rendez-vous veineux, constitué par de petites veines pectorales et surtout par le gros tronc veineux collatéral externe de l'axillaire qui, passant au-dessus de l'artère acromio-thoracique, aboutit à la veine axillaire qui, à partir de ce point, est unique et draine tout le sang du membre.

2° *Derrière le petit pectoral*, le paquet vasculo-nerveux quitte le plan costal pour reposer sur le muscle sous-scapulaire, en dedans de l'articulation de l'épaule.

Sur les planches 1 et 2, le petit pectoral n'est plus étalé par son aponévrose, il est donc loin de recouvrir le paquet vasculo-nerveux, comme à l'état normal. Dans cette deuxième portion, les rapports des organes du paquet changent; c'est d'abord le plexus brachial qui englobe l'artère dans ses multiples troncs : en avant de l'artère, passe la grosse *racine externe du médian*; cette racine croise la face antérieure de l'artère de dehors en dedans; de son bord externe naît le *nerf musculo-cutané*; la *racine interne du médian*, moins volumineuse, croise l'artère sur sa face postérieure, si bien que ce vaisseau passe dans une fente nerveuse, très allongée, formée par les deux racines du médian; du bord interne de la racine interne naissent successivement : le *brachial cutané interne* et le *nerf cubital*, ce dernier très volumineux. Le gros *tronc radio-circonflexe* reste derrière l'artère qui le cache presque complètement. En réalité, l'artère présente encore d'autres troncs nerveux sur sa face antérieure (un ou deux suivant les cas), ce sont des racines externes accessoires du médian, souvent volumineuses; elles croisent en écharpe l'artère, unissant la racine externe à la racine interne; cette disposition nous a paru très fréquente.

La veine tend à occuper un niveau inférieur à celui de l'artère; de plus, la veine axillaire se divise à ce niveau en plusieurs troncs parallèles anastomosés les uns avec les autres, formant ainsi des anneaux veineux dans lesquels passent parfois des vaisseaux et des nerfs; l'artère axillaire est longée en dehors par le canal collatéral externe, continuation de la veine humérale externe, grossie des veines circonflexes antérieures; de ce canal, partent de gros troncs veineux anastomotiques qui vont à la veine axillaire principale, en passant les uns en dessous, les autres en dessus de l'artère; nous avons très souvent trouvé une volumineuse veine, née du canal collatéral, croisant l'artère en avant, passant dans la fourche du médian et se terminant dans la veine axillaire principale.

La caractéristique de l'artère dans cette seconde portion est donc d'être entourée dans un véritable réseau nerveux et veineux.

3° *Au-dessous du petit pectoral*, le paquet vasculo-nerveux vient se loger à la face antérieure du grand dorsal, dans l'angle qu'il forme avec le coraco-huméral. A ce niveau, l'artère est toujours accompagnée d'au

moins deux veines collatérales volumineuses, suite des veines humérales,
satellites de l'artère du même nom. L'une est inféro-interne, l'autre
supéro-externe. Quant aux nerfs : le médian formé par l'union des
deux racines, satellite de l'artère, recouvre cette dernière et tend à lui
devenir interne ; ce croisement s'accomplira au bras : le musculo-cutané longe d'abord le bord supérieur de l'artère, puis la quitte pour
passer à travers le muscle coraco-huméral, après avoir donné un ou
deux filets allant innerver ce muscle, en l'abordant par son bord interne
bien au-dessus du point de pénétration du nerf musculo-cutané ; le
cubital suit au contraire le bord inférieur de l'artère ; dans la position
de la ligature, on aperçoit la paroi de l'artère entre le médian en haut
et le cubital en bas ; le nerf cubital passe avec le médian et l'artère
sous l'arc brachial ; mais il quittera bientôt cette dernière pour passer
dans la loge postérieure du bras, en arrière de l'aponévrose intermusculaire interne ; le brachial cutané interne, parallèle au cubital, suit son
bord inférieur ; il passe aussi sous l'arcade brachiale et perforera
l'aponévrose au bras pour devenir sous-cutané ; le tronc radio-
circonflexe se divise en avant du sous-scapulaire ; le gros tronc
externe constitue le radial, qui, caché par l'artère au niveau du grand
dorsal et du grand rond, plonge dans la fente huméro-tricipitale pour
décrire son trajet spiral autour de l'humérus, accompagné par l'artère
humérale profonde qui suit son bord inférieur. Le tronc interne
constitue le circonflexe, qui croise profondément le radial pour plonger
dans le trou carré de VELPEAU accompagné par l'artère circonflexe postérieure qui lui est sous-jacente.

Artères collatérales. — Les collatérales de l'artère axillaire sont au
nombre de cinq.

L'acromio-thoracique, branche volumineuse, naît de la face antérieure de l'artère, derrière le petit pectoral ; elle suit d'abord un trajet
récurrent, puis décrit un coude à concavité inféro-externe ; sous la
concavité de ce coude passent : 1° le nerf du grand pectoral, qui parfois
le sous-tend : 2° le bord supérieur du petit pectoral ; l'artère se divise
ensuite en deux branches, avant d'avoir perforé l'aponévrose clavi-
pectorale : la branche interne va au grand pectoral, en se divisant en
plusieurs rameaux, satellites des filets nerveux destinés à ce muscle ;
quelquefois, un rameau de cette branche naît isolément de l'axillaire
et se distribue entre les deux pectoraux, constituant la *thoracique
supérieure* de certains auteurs ; il nous a semblé que cette branche
venait le plus souvent de l'acromio-thoracique. La branche externe ou
acromiale qui serait mieux nommée *delto-pectorale*, envoie un fort

PLANCHE 2. — *Creux de l'aisselle.*

MUSCLES

Sur cette figure on a sectionné le grand pectoral, près de son insertion humérale.
G. P. 1. = segment externe; G. P. 2 = segment interne, chef claviculaire; G. P. 3 = segment interne, chef sternal.

Le petit pectoral, réséqué en partie, avec son chef coracoïdien [P. pect. 1], et son chef costal [P. pect. 2].

Le sous-clavier [S. cl.], dont la partie externe est cachée par le ligament coraco-claviculaire interne.

Delt. = deltoïde; Cor. hum. = coraco-huméral.

Gr. d. = grand dorsal; S. sc. = sous-scapulaire.

VAISSEAUX

A. ax. = artère axillaire; A. hum. = artère humérale. L'artère axillaire donne : Acr. th. = artère acromio-thoracique; Circ. ant. = l'artère circonflexe antérieure. Scap. inf. = l'artère scapulaire inférieure.

V. ax. = la grosse veine axillaire qui reçoit la veine céphalique [V. céph.] et le canal veineux collatéral [Tr. coll. ext.], formé par la continuation de la veine humérale externe. Dans la fourché du médian, passe une grosse veine anastomotique.

NERFS

En dehors de l'artère on voit les nerfs du plexus brachial, divisés en trois gros troncs. La racine externe du médian qui fournit le nerf musculo-cutané [Musc. cut.] donnant lui-même les filets du coraço-huméral [N. cor. hum.].

La racine interne du médian, cachée par l'artère, donne le nerf cubital [N. cub.] et le nerf brachial cutané interne [N. br. c. i.]. Le tronc radio-circonflexe, caché par l'artère, n'est visible qu'à son origine; on retrouve le radial [N. rad.] à la partie externe.

Branches collatérales. N. g. p. = le nerf du grand pectoral s'anastomose avec le petit nerf, dit supérieur du grand pectoral [N. sup.], destiné au chef claviculaire. Le nerf du grand pectoral forme une anse dite anse des pectoraux [Anse pect.], autour de l'artère axillaire, en s'anastomosant avec le nerf du petit pectoral.

L'accessoire du brachial cutané interne, dont un filet va s'anastomoser, près de la peau de l'aisselle, avec un perforant intercostal [Anast.].

N. gr. d. 1 = nerf du grand dentelé, près de son origine, au-dessous de la clavicule.

N. gr. d. 2 = nerf du grand dentelé, accolé contre son muscle.

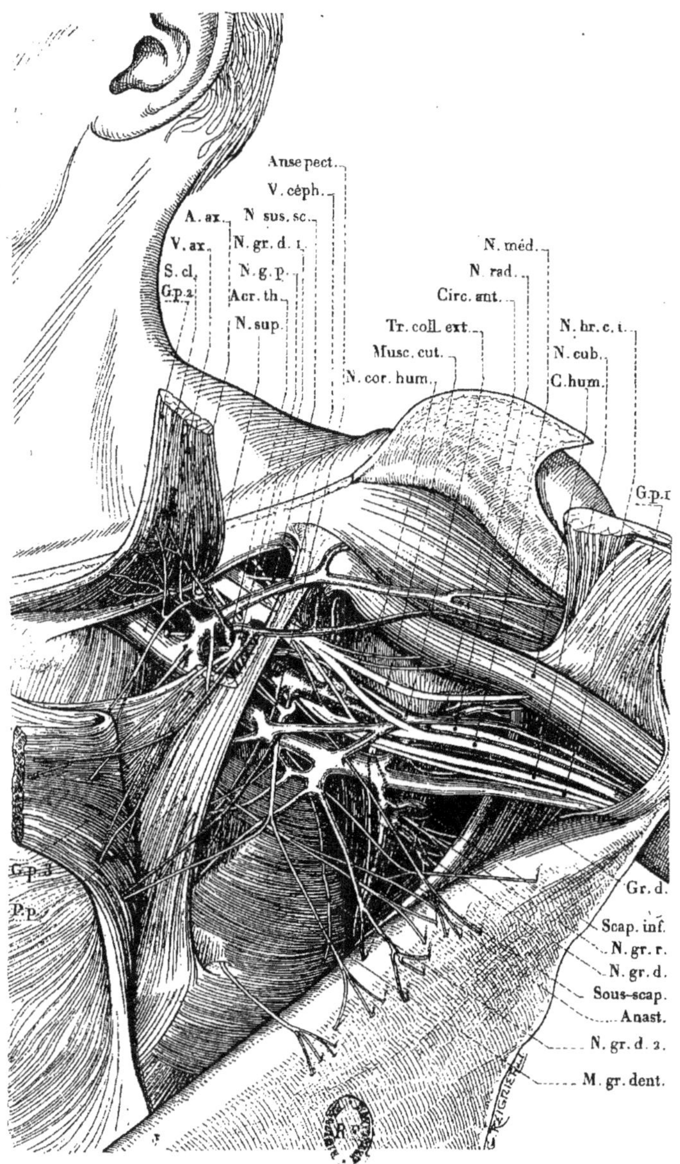

Creux de l'aisselle

2***

rameau, satellite de la céphalique, et un autre rameau, moins important, passant sous la céphalique et sous le deltoïde, pour se terminer
dans la région acromiale (muscles, articulation) et s'anastomoser avec
la sus-scapulaire. Plus bas, un certain nombre de petites artères naissent du bord inférieur de l'axillaire, derrière ou au-dessous du petit
pectoral ; l'une d'elles passe dans la bouche nerveuse anastomotique
formée par les nerfs du grand et du petit pectoral ; elles se distribuent
au petit pectoral, qu'elles traversent, souvent accompagnées d'un filet
nerveux, pour atteindre le grand pectoral. Une autre descend souvent
entre le grand dentelé et le petit pectoral, remplaçant la mammaire
externe qui est très inconstante. Un rameau fréquent, satellite de l'accessoire du brachial cutané interne, va à la peau de l'aisselle.

La *mammaire externe* ou *thoracique longue* est une artère inconstante. Sur nos trois planches du creux de l'aisselle, elle n'est représentée qu'une fois (Pl. 3). Née à peu près au même niveau que l'acromiothoracique, elle descend sur la paroi latérale du thorax longeant le nerf
du grand dentelé, en avant ou en arrière de lui. Elle s'anastomose avec
les intercostales.

La *circonflexe antérieure* naît du bord supérieur de l'artère, au
niveau du trou carré de Velpeau ; elle passe sous le coraco-brachial,
après avoir croisé profondément le musculo-cutané, et, accompagnée
de deux veines, contourne la face antérieure du col huméral pour s'anastomoser en dehors avec la circonflexe postérieure. Cette artère passe
soit au-dessus, soit plus rarement au-dessous de l'arcade de Struthers ;
puis, croise *profondément* le tendon de la longue portion du biceps,
dans la coulisse bicipitale, non sans envoyer un rameau ascendant à
l'articulation et un rameau descendant au tendon.

La *circonflexe postérieure*, beaucoup plus volumineuse, naît soit
isolément de l'axillaire, soit par un tronc commun avec la scapulaire
inférieure ou la circonflexe antérieure. Elle rejoint le bord inférieur du
nerf circonflexe et plonge avec lui dans le trou carré pour contourner
le col huméral et s'épanouir à la face profonde du deltoïde.

La *scapulaire inférieure* ou *sous scapulaire*, la plus volumineuse
des branches de l'axillaire, naît de sa face postérieure ; elle décrit un
coude à concavité inférieure et interne pour aborder la fente triangulaire déjà décrite ; assez souvent, mais non toujours, le tronc radio-circonflexe est compris dans la concavité de ce coude. Cette artère se divise
en deux troncs, l'antérieur ou thoracique se distribue entre le grand
dentelé et le grand dorsal ; le tronc postérieur, plus important, plonge
obliquement dans la fente triangulaire et se divise en 3 rameaux : l'un

pénètre entre le sous-scapulaire et l'os ; le second passe entre l'os, sur lequel il marque un sillon, et les muscles petit rond et sous-épineux, et s'anastomose avec la sus-scapulaire, le troisième suit le bord axillaire de l'omoplate pour s'anastomoser au niveau de son angle inférieur avec la scapulaire postérieure (cervicale transverse profonde), branche de la sous-clavière.

Ajoutons, en terminant, que toutes ces branches artérielles sont accompagnées de deux veines, qui, sauf les collatérales de l'acromio-thoracique, se jettent dans la veine axillaire principale. Les veines circonflexes, surtout les antérieures, vont au canal collatéral externe qu'elles constituent presque exclusivement chez certains sujets. Les veines scapulaires inférieures, très volumineuses, forment, avec les ramifications artérielles et les nerfs du grand dorsal et du grand rond un feutrage très difficile à nettoyer.

Lymphatiques. — Sans vouloir ici décrire complètement les lymphatiques du creux axillaire, qu'on ne peut étudier qu'après injection spéciale, nous donnerons un rapide résumé de la disposition ganglionnaire de l'aisselle, renvoyant à l'article de Poirier et Cunéo pour plus de détails.

Les ganglions lymphatiques de l'aisselle forment trois chaînes :

1º La *chaîne humérale* forme 4 ou 5 ganglions, satellites de la veine axillaire. Ces ganglions reçoivent les lymphatiques du bras ;

2º La *chaîne thoracique*, appliquée contre la paroi costale, comprend deux groupes : le groupe supéro-antérieur, situé en avant du nerf du grand dentelé et de la mammaire externe est constitué par 2 ou 3 ganglions, accolés aux 2ᵉ et 3ᵉ espaces intercostaux, sous les pectoraux, ils reçoivent les lymphatiques mammaires ; le groupe inféro-postérieur, situé en arrière du nerf du dentelé, au niveau des 4ᵉ et 5ᵉ espaces, reçoit les vaisseaux de la paroi latérale du thorax ;

3º La *chaîne scapulaire* comprend 6 à 7 ganglions qui entourent l'artère sous-scapulaire, au niveau du triangle musculaire qu'elle traverse. Ces ganglions reçoivent les lymphatiques de la région dorsale, de la nuque aux lombes.

Outre ces trois chaînes, au trouve au centre du tissu cellulo-adipeux de l'aisselle un groupe dit *central* qui est l'aboutissant partiel ou principal des trois chaînes précédentes.

Enfin, il existe un dernier groupe important, dit *sous-claviculaire*, formé d'une dizaine de ganglions accolés à la veine, surtout en dedans d'elle, dans sa portion sus-jacente au petit pectoral ; ce groupe reçoit les afférents des autres ganglions axillaires ; il reçoit en outre deux autres troncs lymphatiques inconstants : un, externe, est satellite de la veine céphalique, et draine les ganglions de l'interstice delto-pectoral, lorsqu'ils existent ; un, interne, qui vient de la face profonde de la mamelle, perfore le grand pectoral et, après avoir traversé de petits ganglions inconstants, situés entre les deux pectoraux, aboutit au groupe sous-claviculaire.

Ajoutons que cette description est très schématique et que notamment les vaisseaux mammaires aboutissent parfois, non seulement à la chaîne thoracique, mais encore à la chaîne humérale.

Nerfs collatéraux du plexus brachial. — On ne peut montrer dans une préparation du creux axillaire que les nerfs suivants : 1° les nerfs des pectoraux ; 2° l'accessoire du brachial cutané interne ; 3° le nerf du grand dentelé ; 4° l'origine du sus-scapulaire : 5° le tronc commun des nerfs du grand rond, du grand dorsal, du rameau inférieur du sous-scapulaire.

1° Les nerfs des pectoraux nous ont paru présenter une disposition plus complexe que celle des descriptions classiques. Immédiatement au-dessous de la clavicule, on voit naître du plus antérieur des troncs nerveux du plexus brachial, un petit nerf, qui se distribue au chef claviculaire du grand pectoral et, par quelques filets, aux fibres supérieures du chef sternal ; nous donnerons à ce nerf le nom de *nerf supérieur du grand pectoral*.

Plus bas, un autre rameau nerveux, plus important, naît de la face antérieure du même tronc ; il croise obliquement l'artère, en se dirigeant en dedans, sous-tend la crosse de l'acromio-thoracique, et s'anastomose, au niveau du bord interne de l'artère, avec un filet nerveux qui a croisé la face postérieure de celle-ci, dans la même direction ; ce filet profond (nerf du petit pectoral des auteurs) croise d'ordinaire le bord interne de l'axillaire, immédiatement au-dessous de la naissance d'une des petites branches musculaires que nous avons décrites. Ainsi se trouve constituée une boucle nerveuse péri-artérielle, que nous appellerons *boucle nerveuse des pectoraux*. De l'anse antérieure de cette boucle, partent de nombreux filets : les supérieurs traversent l'aponévrose clavi-pectorale, au-dessus du petit pectoral, et abordent la face profonde du grand ; les moyens traversent le petit pectoral, en lui abandonnant des filets, et se terminent également dans le grand pectoral ; les inférieurs, passant souvent dans une des anses de la veine axillaire, croisent le bord inférieur du petit pectoral pour se jeter dans la portion inférieure du grand ; bien souvent un filet va se distribuer à la peau de la base de l'aisselle.

PLANCHE 3. — *Creux de l'aisselle (Plan profond)*.

MUSCLES

G. P. 1. = segment externe du grand pectoral.
G. P. 2. = segment interne, chef claviculaire.
G. P. 3. = segment interne, chef sternal.
Delt. = deltoïde.
P. pect. = petit pectoral s'insérant à l'apophyse coracoïde [**Corac.**].
P. pect. 2. = segment costal du petit pectoral.
S. scl. = muscle sous-clavier.
Cor.-h. = muscle coraco-huméral.
Sous-scap. = muscle sous-scapulaire.
Gr. dors. = tendon du grand dorsal.
Gr. rond. = muscle grand rond (bord interne).
Lg. tric. = longue portion du triceps.

VAISSEAUX

A. ax. = artère axillaire qui donne :
Acr. th. = l'artère acromio-thoracique.
Mam. ext. = l'artère mammaire externe, au-dessus de son origine on voit naître sur ce sujet une thoracique supérieure.
Scap. inf. = artère scapulaire inférieure née, ici, par un tronc commun avec
Circ. p. = artère circonflexe postérieure.
Circ. ant. = artère circonflexe antérieure.
V. ax. = veine axillaire sectionnée.
Céph. = veine céphalique.

NERFS

R. ex. méd. = racine externe du médian, sectionnée haut.
R. int. méd. = racine interne du médian, sectionnée plus bas.
N. rad. = nerf radial, marqué un peu après la division du tronc radio-circonflexe en nerf radial et nerf circonflexe, qui plonge dans le trou carré de Velpeau, avec l'artère du même nom.
N. s. = nerf supérieur du grand pectoral.
Anse pect. = anse nerveuse des pectoraux, formée par l'anastomose du nerf du grand pectoral, préartériel et du nerf du petit pectoral, rétro-artériel.
N. gr. dent. = nerf du grand dentelé.
Anast. = anastomose d'un rameau perforant du 2ᵉ nerf intercostal, avec un filet de l'accessoire du brachial cutané interne.
Tr. post. = tronc nerveux postérieur, issu du tronc radio-circonflexe, et donnant : 1ᵉ le nerf du grand dorsal [**N. d.**] qui contourne, ici, en dehors, la scapulaire inférieure ; 2ᵉ le nerf du grand rond, qui aborde le muscle par son bord interne ; 3ᵉ plusieurs filets pour le sous-scapulaire (filets moyens et inférieurs), les filets supérieurs ne sont pas visibles sur cette figure.

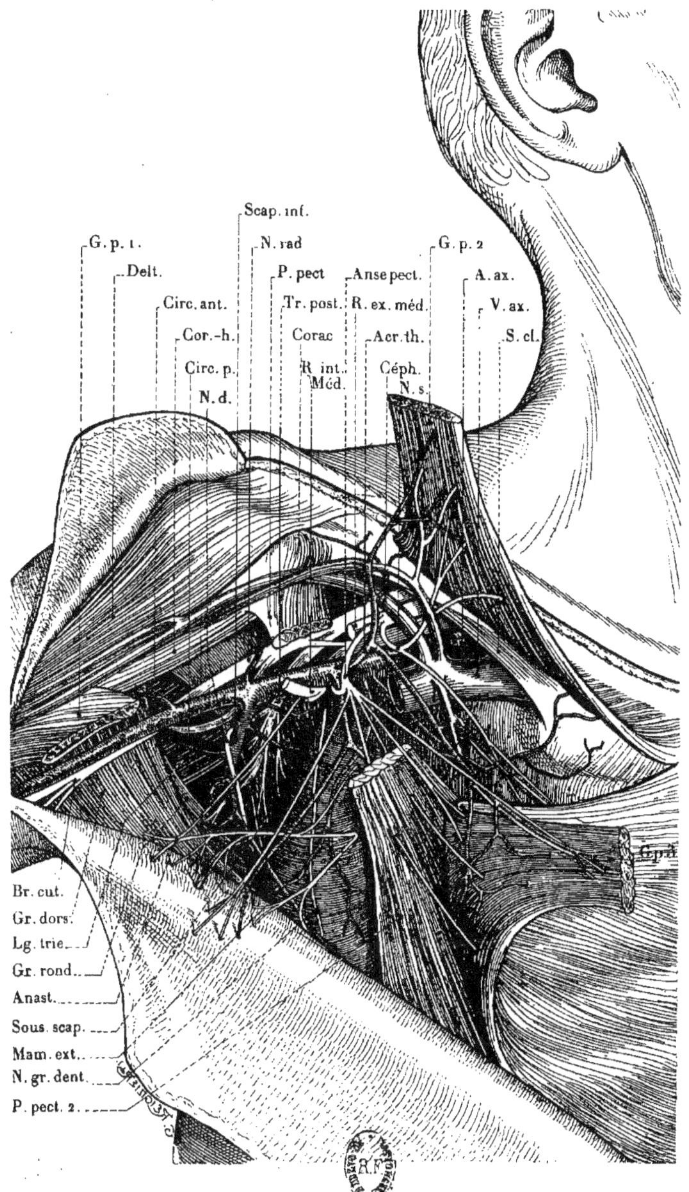

Creux de l'aisselle (Plan profond)

Ajoutons pour terminer que bien souvent le nerf supérieur du grand pectoral s'anastomose avec la branche antérieure de la bouche nerveuse et que, parfois, dans la nouvelle anse ainsi formée, peut passer la crosse de la céphalique.

2° *L'accessoire du brachial cutané interne* croise la face postérieure de l'artère et sort, entre celle-ci et la veine, un peu au-dessous de la boucle des pectoraux; un rameau croise en général la face antérieure de la veine et se distribue à la peau de la base de l'aisselle, en s'anastomosant constamment avec le rameau perforant du nerf intercostal du deuxième espace. Un autre rameau, qui, sur la planche 1, passe dans une anse veineuse, suit la direction de l'artère et va innerver la peau interne du bras;

3° Le *nerf du grand dentelé* descend verticalement, sur la paroi latérale du thorax; très postérieur, donnant des filets à chaque digitation musculaire qu'il croise, il vient de très haut, d'au-dessus de la clavicule et on le voit, sous la clavicule (pl. 2), en dehors des nerfs du plexus brachial; il croise ensuite la face profonde de tout le paquet vasculonerveux;

4° Dans le même espace supérieur, rempli de graisse, limité en haut par la clavicule, en bas par le petit pectoral, en dedans par les nerfs du plexus, en dehors par l'apophyse coracoïde, on peut atteindre l'origine du nerf sus-scapulaire, qui plonge dans la profondeur, vers l'échancrure coracoïdienne (pl. 2);

5° Enfin j'ai fait représenter, planche 3, un gros tronc nerveux né de l'origine du radio-circonflexe, qui, croisant la face profonde de l'artère, vient s'épanouir sur le sous-scapulaire. Ce *tronc commun postérieur* donne : *a*) les filets inférieurs toujours multiples du sous-scapulaire; *b*) le nerf du grand rond qui, passant en dedans de la scapulaire inférieure, aborde son muscle par son bord supérieur; *c*) le nerf du grand dorsal qui croise l'artère scapulaire inférieure en dehors et descend le long du bord antérieur du grand dorsal pour aborder son muscle hors de notre région.

CHAPITRE II

LOGE ANTÉRIEURE DU BRAS

La limite supérieure de cette loge est constituée par le bord inférieur du grand pectoral; mais, comme l'origine de plusieurs des organes qui la remplissent est située dans le creux de l'aisselle, nous conseillons, dans la préparation, de fendre le grand pectoral pour entrer dans le creux axillaire.

Une longue incision partira de la clavicule, au niveau de l'interstice delto-pectoral, et descendra jusqu'au pli du coude; deux incisions, perpendiculaires à la première, et branchées sur ses extrémités, permettront de relever la peau en deux volets.

Entre la peau et l'aponévrose, nous trouvons des nerfs, des veines et des lymphatiques.

En dehors, la veine céphalique monte en longeant le bord du biceps jusqu'au niveau de l'interstice delto-pectoral; là, la veine devient intra-aponévrotique, toujours située dans la rainure qui sépare les deux muscles. Les nerfs, plus superficiels, sont des filets du rameau cutané de l'épaule, branche du circonflexe. Parmi ces filets, les uns sont descendants, les autres ascendants; ils sortent tous au-dessous du bord postérieur du deltoïde; parmi les rameaux ascendants, il en est un qui croise superficiellement la veine céphalique et l'accompagne dans l'interstice delto-pectoral, s'anastomosant parfois avec un rameau descendant sus-claviculaire du plexus cervical. Nous avons déjà signalé des ganglions lymphatiques, satellites de cette veine, dans l'interstice delto-pectoral (V. page 3).

En dedans, la veine basilique n'est superficielle que dans le tiers inférieur du bras; elle perfore bientôt l'aponévrose pour se jeter, plus ou moins haut, dans une veine humérale.

Par le même orifice aponévrotique sort le brachial cutané interne;

3

mais ce nerf, et plus haut son accessoire, ont déjà donné des rameaux perforants, innervant la peau interne de la partie supérieure du bras.

Immédiatement au-dessus de l'épitrochlée, on trouve d'ordinaire un ou deux petits ganglions lymphatiques, *ganglions sus-épitrochléens ;* il ne faut pas confondre ces ganglions, sus-aponévrotiques, avec d'autres petits ganglions, sous-aponévrotiques, qu'on rencontre parfois le long du trajet de l'artère humérale.

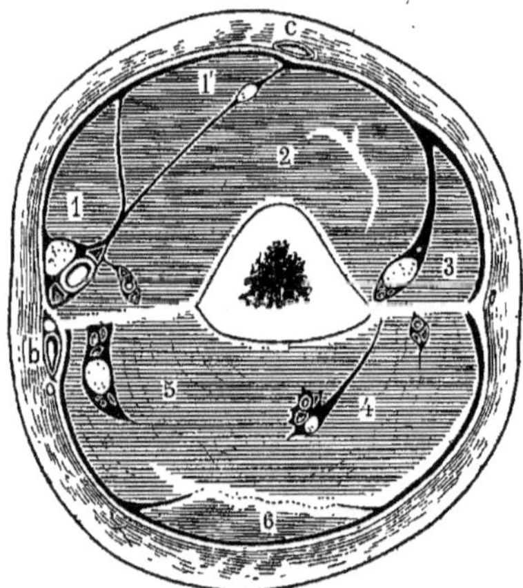

Fig. 2 (d'après Farabeuf). — Coupe du bras gauche à 0 m. 10 au-dessus du coude (segment supérieur de la coupe).

Deux cloisons tendineuses, parties des bords latéraux de l'humérus, divisent le tube aponévrotique en 2 loges, antérieure et postérieure.

Dans l'antérieure, on voit, appliqué à l'os et enveloppant ses faces latérales : le M. brachial antérieur **2**, avec ses vaisseaux, inclus dans son bord interne, et, en dehors, la strie blanche du commencement de son tendon terminal. En avant et en dedans, les deux portions du biceps accolées : le bord externe **1'** de la longue portion couvre le N. musculo-cutané ; la V. céphalique **c** est sous la peau dans le voisinage. Le bord interne de la portion coracoïdienne **1** couvre le N. médian qui lui-même couvre l'A. humérale et ses veines. En arrière, sous la peau, la V. basilique **b** et le N. brachial cutané interne.

En dehors du brachial antérieur, le nerf radial se voit au fond de l'interstice qui sépare ce muscle du long supinateur **3** ; avec le nerf, sont les ramuscules terminaux antérieurs des vaisseaux huméraux profonds, tandis que les postérieurs sont dans l'épaisseur du triceps, derrière la cloison.

Dans la loge postérieure, la coupe du triceps montre bien la longue portion **6** et son tendon terminal qui est profond et accolé à celui des vastes. Le vaste interne **5** contient en dedans le N. cubital et ses vaisseaux satellites ; il s'avance jusqu'au bord huméral externe, confondu d'abord avec le vaste externe **4**, mais séparé ensuite par un interstice où sont (à côté du chiffre 4) les vaisseaux et nerfs dits de l'anconé, qui plus bas s'introduiront complètement dans la chair du vaste interne. (Farabeuf.)

Pour pénétrer dans la profondeur, il faut fendre l'aponévrose sur la ligne médiane du membre.

En haut on sectionne le grand pectoral et on entaille même le bord antérieur du deltoïde pour rendre abordable la tête humérale ; en bas on sectionne l'aponévrose, le long du bord supérieur de l'expansion aponévrotique du biceps, en général bien marquée.

On aperçoit alors les deux muscles qui remplissent la loge antérieure, le biceps et le brachial antérieur.

Tout à fait en haut, le *coraco-huméral* pénètre dans la loge antérieure du bras, ou plutôt, comme le fait remarquer POIRIER, représente au bras le groupe des adducteurs à la cuisse : c'est donc un muscle à part qui se continue en bas avec l'aponévrose intermusculaire interne ; nous le décrirons néanmoins avec la loge antérieure.

Le coraco-huméral naît du bec coracoïdien, par un chef commun avec la courte portion du biceps. Il naît : 1° d'une aponévrose assez large, insérée sur la coracoïde, entre le petit pectoral en dedans et le court biceps en dehors; 2° de la face interne de la cloison tendineuse commune avec le court biceps. De là, ses fibres, toutes parallèles, viennent se jeter sur la face antérieure d'une aponévrose de terminaison, qui vient se fixer sur une ligne, allongée verticalement sur la face interne de l'humérus, tout près du bord interne, à peu près à l'union du tiers supérieur et des deux tiers inférieurs. Pour bien étudier ce muscle, il ne faut pas disséquer son aponévrose d'enveloppe; sans quoi, il se rétrécit et perd son aspect normal. Le muscle est en effet étalé et fait partie du même plan que le petit pectoral ; l'aponévrose qui réunit ces deux muscles et qui les étale largement l'un et l'autre, vient former en bas le ligament suspenseur de l'aisselle. Ainsi étalé par son aponévrose, le coraco-huméral paraît s'enrouler autour de la face interne de l'humérus, si bien que sa face antérieure tend à devenir interne, au niveau de la moitié inférieure du muscle, et disparaît au-dessous du relief du court biceps. Le tendon terminal du muscle n'est pas isolé ;. de sa partie supérieure, naît l'arcade de STRUTHERS, déjà décrite au creux de l'aisselle; de sa partie inférieure partent des fibres aponévrotiques verticales, qui contribuent à former l'aponévrose intermusculaire interne. Anormalement, on peut voir des fibres musculaires remplacer ces fibres tendineuses; dans ces cas, l'analogie avec le groupe des adducteurs est encore plus nette. Le muscle coraco-huméral est perforé par le nerf musculo-cutané qui le clive en deux plans : nous y reviendrons.

Le muscle *biceps* s'insère sur l'omoplate par deux chefs. La *courte portion* naît par un tendon commun avec le coraco-huméral; les fibres musculaires viennent de la face profonde de ce tendon et de la face externe de la cloison tendineuse commune avec le coraco-huméral. La *longue portion* naît, à l'intérieur de l'articulation de l'épaule, du tubercule sus-glénoïdien ; certaines fibres tendineuses viennent du bourrelet glénoïdien qu'elles constituent en partie. Le tendon, libre dans l'articulation, aplati, se moulant sur la tête humérale, sort entre les deux tubérosités de l'humérus pour glisser dans la coulisse bicipitale ; cette coulisse est convertie en canal ostéo-fibreux par des fibres transversales, renforcées par le tendon du grand pectoral. Le tendon s'épanouit en un demi-cône ; de sa concavité postérieure naissent les fibres charnues. Les deux portions se réunissent au-dessus de la moitié du bras en un volumineux corps charnu, convexe en avant, aplati en arrière. Au-dessus du pli du coude, le muscle se termine sur la face antérieure d'un tendon aplati, qui, plongeant entre les deux saillies musculaires du coude, va se fixer à la tubérosité bicipitale du radius (voir pli du coude). De la face antérieure et du bord interne du tendon part une solide expansion aponévrotique, qui, oblique en bas et en dedans, vient se fusionner avec l'aponévrose antibrachiale ; on peut suivre ses fibres jusqu'au bord postérieur du cubitus. Cette expansion aponévrotique, toujours forte, varie dans son aspect ; mais elle reçoit toujours des fibres des deux portions originelles du biceps.

Le *brachial antérieur* est un large muscle qui recouvre toute la partie antérieure de l'humérus, enfourchant, en haut, le V deltoïdien ; sur les parties latérales, le brachial antérieur déborde l'humérus et s'insère sur les deux cloisons intermusculaires, qu'il contribue d'ailleurs à constituer ; très large encore au niveau de l'extrémité inférieure de l'humérus, le muscle converge vers un épais tendon terminal, les fibres externes étant fortement obliques en bas et en dedans, les fibres internes, obliques en sens inverse. Le tendon se réfléchit brusquement sur la saillie de la trochlée et de l'apophyse coronoïde, pour plonger presque directement en arrière, vers la large empreinte d'insertion que lui offre la face inférieure de l'apophyse coronoïde (voir pli du coude).

Enfin, la pointe supérieure des muscles sus-épicondyliens (long supinateur, 1er radial), insérée au tiers inférieur du bord externe de l'humérus, entre dans la loge antérieure du bras. Nous étudierons cette région en détail au chapitre du pli du coude.

En dehors des muscles, la loge antérieure du bras comprend : 1° le nerf musculo-cutané ; 2° le paquet vasculo-nerveux, composé de l'artère humérale, des veines satellites et du nerf médian.

Le nerf *musculo-cutané*, né de la racine externe du médian, se dirige en bas et en dehors, vers la fente que lui offre le coraco-brachial, à la hauteur du tendon du grand dorsal ; après avoir traversé ce muscle (muscle perforé de CASSERIUS), le musculo-cutané croise obliquement la face antérieure du bras, compris entre le biceps et le brachial antérieur; au niveau du pli du coude, le nerf sort de la profondeur, en croisant le bord externe du biceps, et devient sous-cutané, en perforant l'aponévrose, plus ou moins haut, mais toujours en dedans de la céphalique. Une fois devenu sous-cutané, le nerf n'est plus que sensitif; il va innerver la peau de la moitié externe de l'avant-bras. Au bras, il a donné ses rameaux musculaires aux trois muscles de la loge. Le nerf du coraco-huméral naît avant la pénétration du musculo-cutané dans le muscle; il est quelquefois double et aborde le muscle par sa face interne. Outre ce nerf principal, le coraco-huméral reçoit encore quelques filets du nerf pendant sa traversée musculaire. A peine sorti du coraco-huméral, le musculo-cutané donne, par son bord externe, le volumineux nerf du biceps. Ce dernier aborde les deux parties du muscle par leur face profonde, en donnant un rameau pour chaque chef; chacun d'eux est déjà divisé avant de pénétrer le muscle. Plus bas, le musculo-cutané donne, par son bord interne, une autre branche volumineuse pour le brachial antérieur; cette branche descend très bas, à la face antérieure du muscle, donnant par sa face profonde une série de filets pénétrants. Souvent, mais non toujours, une anastomose va du musculo-cutané au médian, très variable comme volume et comme origine; il est plus rare de voir l'anastomose venir du médian pour aller au musculo-cutané.

Ajoutons que, dans la gouttière comprise entre le brachial antérieur et le long supinateur, arrive le *nerf radial*, qui envoie d'ordinaire un filet pénétrant dans les faisceaux externes du brachial antérieur, soit pour innerver partiellement ce muscle, soit pour gagner l'articulation du coude. Nous étudierons cette région en détail au chapitre du pli du coude.

Le *paquet vasculo-nerveux*, qui, à l'aisselle, est satellite du coraco-huméral, devient, au bras, satellite du biceps; il suit le bord interne de ce muscle, couché sur la face antérieure du brachial antérieur. Sur les sujets musclés, le biceps recouvre légèrement le paquet; chez les sujets maigres, au contraire, c'est le paquet qui déborde légèrement le bord bicipital.

Le *nerf médian* est l'organe le plus superficiel; il croise d'ordinaire et très obliquement la face antérieure de l'artère, si bien qu'externe dans l'aisselle, il lui devient interne au pli du coude; mais à la partie moyenne du bras, il est accolé sur la face antérieure de l'artère. Par anomalie, le nerf peut croiser l'artère en passant en arrière d'elle; dans ce cas, qui n'est pas rare, la ligature peut donner lieu à erreur.

Le nerf médian ne donne pas de rameau au bras; au pli du coude

Planche 4. — *Loge antérieure du bras.*

MUSCLES

Le grand pectoral est sectionné; on voit le segment interne [Gr. pect.] et le segment externe, relevé [Gr. pectoral] laissant voir le frein supérieur du tendon [Frein g. p.].

Deltoïde. Ce muscle est échancré pour pouvoir être rejeté en arrière et découvrir l'articulation.

Ap. corac. = apophyse coracoïde où s'insèrent : [Pet. pect.] petit pectoral; le coraco-biceps formé du coraco-huméral [Cor.-hum.] et du [Court biceps] qui va se fusionner avec le long [Long biceps].

Voûte acr.-cor. = voûte acromio-coracoïdienne.

Biceps = partie inférieure du biceps sectionné, envoyant en dedans son expansion aponévrotique [Expans. apon.].

Brachial ant. = muscle brachial antérieur.

Gr. dors. = tendon du grand dorsal.

Vast. int. = origine du vaste interne.

Rond. pron. = muscle rond pronateur.

ARTÈRES

A. humérale = artère humérale, continuation de l'axillaire qu'on voit à la racine du membre. Comme branche de l'axillaire : la circonflexe postérieure [Circ. p.] et la circonflexe antérieure [Circ. a.] qui passe sous le coraco-biceps, réapparaît [A. circ. ant.], sous-croise le tendon du long biceps et s'anastomose avec la terminaison de la circonflexe postérieure [A. circ. post.].

L'humérale donne :

A. cut. = une artère cutanée constante pour la peau de l'aisselle.

Art. hum. prof. = l'artère humérale profonde qui plonge, satellite du nerf radial.

Coll. int. sup. = la collatérale interne supérieure.

Coll. int. inf. = la collatérale interne inférieure.

VEINES

V. obl. coude (méd. basil.) = veine oblique du coude (médiane basilique des auteurs) qui, fusionnée avec la veine cubitale [V. cub.] forme la veine basilique [V. basil.]. Cette dernière, d'abord cachée, sur la planche, par l'aponévrose brachiale, relevée [Apon. brach.], devient, plus haut, sous-aponévrotique.

V. méd. céphal. = veine médiane céphalique.

V. humérale = une des veines humérales.

V. axill. = veine axillaire.

V. axill. acces. = veine axillaire accessoire, formée par la veine humérale externe grossie des veines circonflexes.

Ggl. épitr. = ganglions lymphatiques sus-épitrochléens.

NERFS

R. ext. méd. = racine externe du médian donnant en dehors [N. mus. cut.] le nerf musculo-cutané, qui envoie [N. cor. hum.] le nerf du coraco-huméral, traverse le muscle de même nom, donne le nerf du biceps [N. du biceps], le nerf du brachial antérieur [N. du br. ant.] et se continue jusqu'à l'avant-bras [N. musc. cut.].

N. cub. = nerf cubital, né de la racine interne du médian, de même que

N. br.-c. i. = nerf brachial cutané interne.

Acc. br.-c. i. = accessoire du brachial cutané interne.

N. rad. = nerf radial, situé derrière l'artère, plongeant dans la fente huméro-tricipitale,

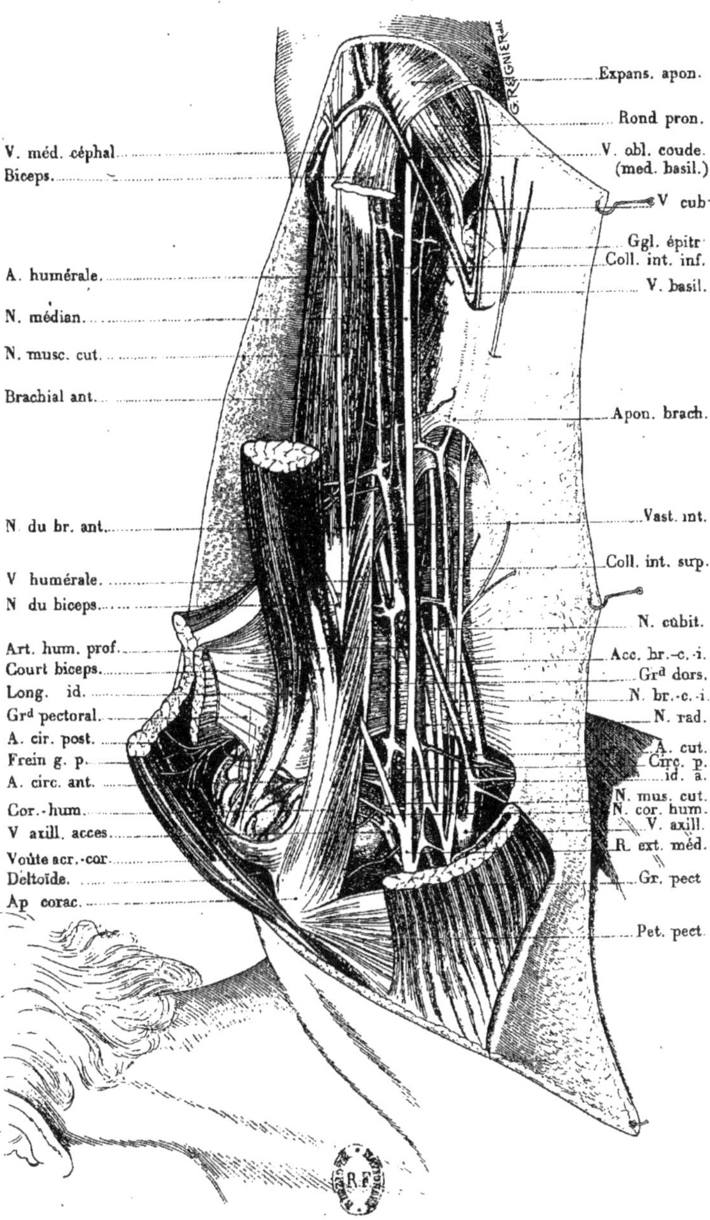

Loge antérieure du bras

MASSON ET Cie, ÉDITEURS

nous verrons naître ses premières branches ; nous ne signalerons pas à nouveau l'anastomose avec le musculo-cutané.

L'*artère* suit le même trajet que le nerf, mais, contrairement à lui, elle donne une série de branches collatérales : C'est d'abord, à son origine, un rameau presque constant, qui naît souvent de la fin de l'axillaire et qui va à la peau de l'aisselle, accompagné de plusieurs veines et du filet de l'accessoire du brachial cutané interne. Plus bas, c'est la *collatérale externe* ou *humérale profonde*, qui plonge avec le radial dans la fente huméro-tricipitale. La terminaison de cette artère rentre dans la loge antérieure avec le radial, en venant s'anastomoser avec la récurrente radiale antérieure, dans l'espace musculaire qui sépare le brachial antérieur du long supinateur et des radiaux. Outre cette collatérale externe, l'humérale donne toujours deux ou trois branches musculaires externes. La supérieure, née parfois (pl. 4), de l'origine de l'humérale profonde, passe sous le coraco-huméral et se rend au biceps : une branche inférieure pénètre dans le brachial antérieur avec le nerf de ce muscle.

Les *collatérales internes* sont au nombre de deux : la *supérieure*, en général volumineuse, se divise d'ordinaire en deux rameaux : l'antérieur, grêle, reste dans la loge antérieure, le postérieur, satellite du cubital, passe avec lui dans la loge postérieure.

La *collatérale interne inférieure* naît de l'humérale, au-dessus de l'épitrochlée, et donne aussi des rameaux antérieurs, anastomosés avec la récurrente cubitale antérieure et des rameaux postérieurs qui, traversant l'aponévrose intermusculaire interne, viennent s'anastomoser avec l'artère satellite du cubital.

Ajoutons que l'artère humérale est assez souvent anormale. Nous diviserons avec FARABEUF ces anomalies en trois modalités :

1° Le nerf médian croise profondément l'artère, c'est l'anomalie la plus fréquente ;

2° Il existe un chef musculaire anormal recouvrant l'artère et le paquet vasculo-nerveux. Ce muscle anormal peut être, à l'origine de l'artère, l'arc axillaire devenu musculaire (v. creux de l'aisselle) ; à la partie inférieure, ce peut être un chef huméral du biceps ; un faisceau détaché du brachial antérieur ; une prolongation du coraco-huméral ; une insertion du rond pronateur, élevée jusqu'à une apophyse sus-épitrochléenne formant crochet au-devant de l'artère ;

3° Une division anticipée de l'humérale ; en général une branche reste à la place de l'artère ; l'autre, d'ordinaire la cubitale, peut être intra-aponévrotique ou sous-cutanée.

Les *veines* qui accompagnent l'humérale sont au nombre de deux : l'une antéro-externe, l'autre postéro-interne, unies par des anastomoses en échelle, qui croisent tantôt la face antérieure, tantôt la face postérieure de l'artère. Presque toujours, une ou deux anastomoses unissent la grosse veine basilique à la veine humérale inférieure.

En général, l'union de ces deux veines se fait à la partie supérieure du bras et constitue la veine axillaire principale ou inférieure. Presque toujours, la veine humérale supérieure, grossie dans l'aisselle des veines circonflexes antérieures et quelquefois des postérieures, vient constituer l'origine de la veine axillaire supérieure qui existe dans la majorité des cas.

LOGE POSTÉRIEURE DU BRAS (MUSCLE TRICEPS BRACHIAL)

Pour préparer la loge postérieure du bras, il convient de coucher le sujet sur le ventre; on met le bras en abduction légère, soutenu par un billot, l'avant-bras tombant verticalement. Dans cette position le triceps est tendu, ce qui facilite sa dissection. La peau est fendue sur la ligne médiane postérieure du bras, en haut jusqu'à l'épine de l'omoplate, en bas jusqu'au tiers supérieur du cubitus. Deux incisions transversales aux extrémités de la première permettent de relever la peau en deux volets latéraux.

A la partie supérieure, on tombe sur le deltoïde, dont on dissèque le bord postérieur; on sectionne les filets cutanés, qui, venus du circonflexe, se réfléchissent sous le bord du muscle pour monter à la peau du moignon de l'épaule. Le bord du deltoïde peut être suivi en bas jusqu'à son insertion à la branche externe du V deltoïdien. En haut le deltoïde s'amincit et se fusionne avec l'aponévrose du sous-épineux. Sous ce bord plonge dans la profondeur la *longue portion du triceps;* pour pouvoir la suivre jusqu'à son origine, on sectionne le deltoïde perpendiculairement à ses fibres, et, rejetant en avant le segment inférieur, on découvre l'articulation de l'épaule; on dissèque le sous-épineux et le petit rond jusqu'à leur insertion à la grosse tubérosité; au-dessous de ce dernier, on peut suivre la forte insertion du long triceps jusqu'au tubercule sous-glénoïdien. L'insertion du long triceps ne se fait pas par un tendon arrondi, mais par une lame tendineuse, large; la partie supérieure de cette lame, épaisse et forte, vient se fixer au tubercule sous-glénoïdien, la partie inférieure, lamelliforme, à la crête sous-jacente, longue de 2 à 3 centimètres environ, suivant le bord axillaire de l'omoplate, entre les insertions du petit rond en arrière et celle du sous-scapulaire en avant.

MUSCLES

Le muscle deltoïde est incisé sur son bord postérieur ; le segment supérieur [Deltoïde 1] et l'inférieur [Deltoïde 2] sont écartés pour découvrir la tête humérale sur laquelle on voit s'insérer le **Petit rond** et le **Sous-épineux**.

Gr. rond = muscle grand rond.

Gr. dorsal = muscle grand dorsal.

Le muscle triceps brachial présente : la longue portion [**Long triceps**] ; le vaste externe sectionné [**Vast. ext. 1.-vast. ext. 2**] ; le vaste interne [**Vast. int.**] fusionné avec l'**Anconé** ; le tendon d'insertion à l'Olécrâne [**T. Triceps**].

Long supin. = muscle long supinateur.

M. 1ᵉʳ radial = muscle premier radial.

Crᵗ sup. = muscle court supinateur.

ARTÈRES

Art. axillaire = l'artère axillaire donne : la circonflexe postérieure [**A. circ. post.**] qui sort par le trou carré et s'épanouit à la face profonde du Deltoïde ; la scapulaire inférieure [**A. scap. inf.**].

L'artère humérale donne : **A. hum. prof.** = l'artère humérale profonde ; **Col. int. sup.** = artère collatérale interne supérieure, satellite du nerf cubital.

A. interos. post. = artère interosseuse postérieure, branche de la cubitale, sortant au niveau du bord inférieur du court supinateur et donnant la récurrente radiale postérieure [**A. recur. rad. post.**].

NERFS

N. radial = nerf radial.

N. circonflexe = nerf circonflexe avec son rameau cutané de l'épaule [**Ram. cut. ép.**].

N. lg. tric. = nerf du long triceps.

N. v. ext. et anc. = nerf du vaste externe et de l'anconé.

N. vaste int. = nerf du vaste interne.

Ram. cut. ext. = rameau cutané externe du radial.

N. radial (br. prof.) = branche profonde du radial.

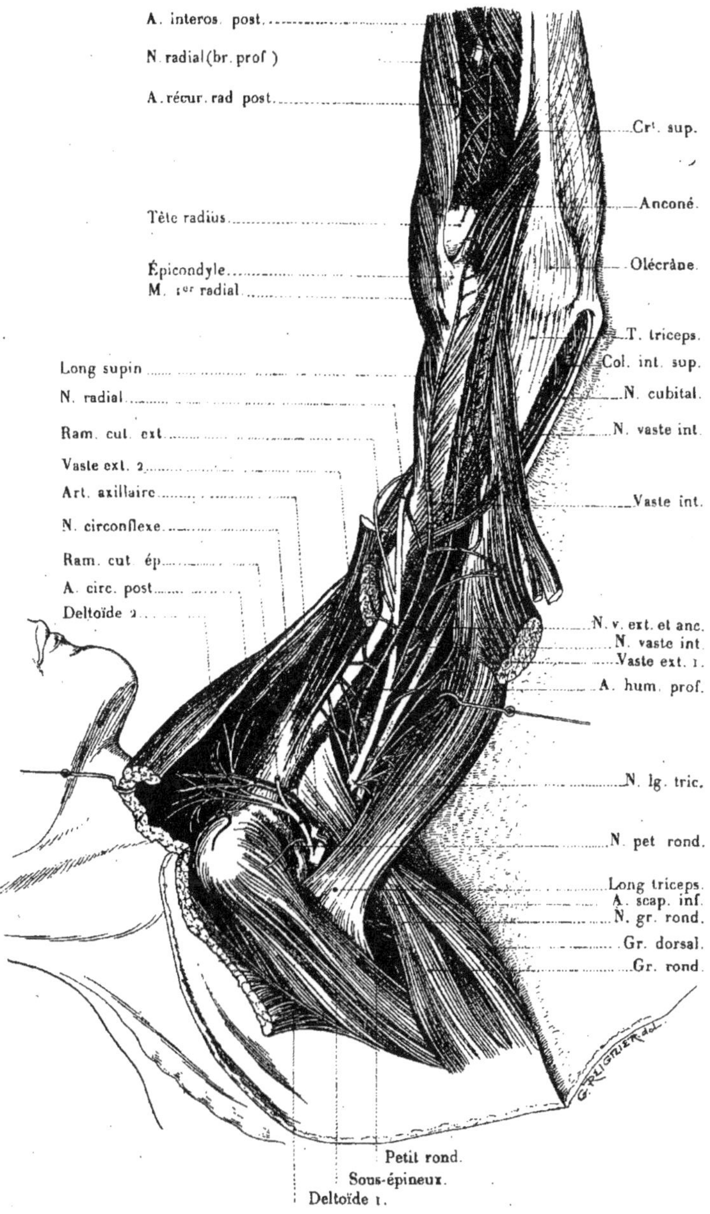

Loge postérieure du bras

MASSON ET Cie, ÉDITEURS

La longue portion du triceps descend alors, croisant la face postérieure du grand rond et du grand dorsal ; très fréquemment un petit faisceau, né du tendon du grand dorsal, forme une sorte d'arcade dont la concavité embrasse le grand rond. La longue portion du triceps se jette sur la face postérieure d'une aponévrose qui vient s'insérer à l'olécrâne.

Le muscle triceps, outre sa longue portion, née de l'omoplate, comprend deux chefs, d'origine humérale ; le *vaste externe* et le *vaste interne ;* tous deux s'insèrent à la face postérieure de l'humérus. On sait que cette face est croisée par une fine gouttière, oblique en bas et en dehors, creusée par le radial ; il ne faut pas confondre ce sillon, souvent si difficile à voir, avec la dépression sous-deltoïdienne, nommée à tort par les anciens auteurs, gouttière de torsion. Le sillon du radial partage la face postérieure de l'humérus en deux territoires triangulaires, l'un supéro-externe à pointe inférieure répond au vaste externe, l'autre inféro-interne donne insertion au vaste interne.

Le *vaste externe* ne s'insère pas à tout le territoire supéro-externe. Son insertion se fait sur une ligne verticale, partie de la portion inférieure de la capsule articulaire. Elle longe le V deltoïdien, et, interrompue par la gouttière du radial, vient se continuer un peu sur le territoire inféro-interne, près du bord externe de l'humérus. L'insertion se fait par une aponévrose forte, dont les fibres supérieures se continuent avec la capsule articulaire de l'épaule ; cette aponévrose forme arcade pour laisser passer le radial et l'humérale profonde. Les fibres musculaires, nées de cette aponévrose, se jettent sur les deux faces d'une aponévrose de terminaison, dont le bord interne se fusionne avec l'aponévrose de terminaison de la longue portion.

Le *vaste interne* s'insère, par des fibres musculaires, sur toute la surface triangulaire inféro-interne. Les fibres nées de la pointe supérieure de cette surface se voient (pl. 5) à peu près au niveau du bord inférieur du tendon du grand rond ; les fibres internes débordent largement la surface osseuse pour prendre insertion sur la cloison intermusculaire interne. Elles contribuent à la constituer avec les fibres du brachial antérieur, nées de la même origine, et les fibres inférieures du coraco-huméral et de son aponévrose. En somme cette aponévrose intermusculaire interne est en grande partie constituée par des fibres tendineuses des muscles voisins entre-croisées dans divers sens. Les fibres verticales sont d'origine coraco-humérale, les transversales, ou mieux obliques, viennent du brachial antérieur et surtout du vaste interne. Les fibres externes s'adossent avec les fibres

d'origine du long supinateur et du premier radial, formant en dehors
une aponévrose intermusculaire externe, beaucoup moins importante
que l'interne ; à la partie inférieure, les fibres externes du vaste interne
se continuent sans séparation nette avec celles de *l'anconé*, rattaché
par les anatomistes étrangers au triceps brachial, qui devient ainsi
un quadriceps.

Les fibres du vaste interne et de l'anconé laissent libre d'insertion une
petite surface arrondie grande comme la pulpe de l'auriculaire et
située à la face postérieure de l'épicondyle. Cette petite surface ne
répond qu'à la peau, aussi peut-on très facilement la sentir par la palpation. Toutes les fibres du vaste interne viennent se jeter à la face
profonde de l'aponévrose de terminaison commune aux deux chefs du
triceps précédemment décrits.

Le tendon du triceps vient s'insérer sur la crête qui limite en arrière,
la face supérieure de l'olécrâne. Mais ce tendon très large déborde
latéralement l'olécrâne et vient se fixer sur ses bords latéraux ; si bien
que l'insertion du triceps circonscrit, à la face postérieure de l'olécrâne,
une facette en virgule, vierge d'insertions, se terminant en pointe sur
le bord postérieur saillant du cubitus ; en dedans, les fibres les plus
internes du vaste interne viennent se jeter directement sur la face
interne de l'olécrâne ; en dehors, le bord externe du tendon tricipital
se continue en une forte aponévrose qui recouvre les fibres inférieures
du vaste interne et l'anconé sans leur adhérer, et qui va se fusionner
avec l'aponévrose antibrachiale au niveau de l'origine des muscles
épicondyliens.

Il nous reste à étudier dans la loge postérieure, le nerf radial, le
nerf cubital, et les branches de l'artère humérale qui y pénètrent.

Le *nerf radial* aborde la région par la fente huméro-tricipitale, située
au-dessous du grand rond entre le long triceps et l'humérus. Sur notre
planche (pl. n° 5), on aperçoit le radial dans le trou carré de VELPEAU,
il est situé derrière l'artère, croisé par l'origine de la scapulaire inférieure qui, dans la moitié des cas, passe derrière lui ; dans ce carré de
VELPEAU, que nous apercevons ici par sa face postérieure, nous voyons
sortir le nerf circonflexe, qui croise la face postérieure de l'artère et
qui est accompagné de la circonflexe postérieure. Cette artère, dont
on voit l'origine, croise le col chirurgical, pour se distribuer à la face
profonde du deltoïde ; du bord supérieur du circonflexe naît le nerf du
petit rond, dont quelques fibres vont à l'articulation : du bord inférieur, naissent les filets cutanés, dont un est coupé sur la figure. Le
nerf radial, aussitôt entré dans la fente huméro-tricipitale, devient

postérieur, et contourne l'humérus, imprimant sur l'os sa gouttière ;
arrivé au bord externe de l'humérus, il perfore les insertions du vaste
externe, qui lui forme une petite arcade et passe dans la loge antérieure où nous l'avons déjà vu, dans le fond de l'interstice qui sépare
le brachial antérieur du long supinateur.

Dans son trajet spiral, le radial donne une série de branches : avant
d'entrer dans la fente huméro-tricipitale, en avant des tendons du
grand dorsal et du grand rond, il a déjà donné un rameau cutané, le
rameau cutané interne du radial qui passe en avant du long triceps
pour se distribuer à la peau du bras. Dans la fente huméro-tricipitale
le radial donne un ou plusieurs rameaux au long triceps. Ce rameau,
vite divisé lorsqu'il est unique, aborde le muscle par sa face profonde,
le filet supérieur est récurrent, le filet le plus inférieur aborde le muscle
très bas. Pour bien voir ces filets du radial, il convient de sectionner
le vaste externe (pl. 5). Au-dessous du nerf du long triceps, naissent
une série de rameaux pour le vaste externe ; le plus gros est l'inférieur,
qui, outre son rameau pour le vaste externe, envoie un rameau important, qui pénètre la portion externe du vaste interne et, caché dans la
profondeur de ce muscle, auquel il se distribue un peu, accolé à la
face postérieure de l'humérus, vient se terminer dans l'anconé : c'est
le rameau dit *du vaste externe et de l'aconné*, bien qu'il donne aussi
quelques filets au vaste interne.

Le *nerf du vaste interne* naît haut sur le radial ; il commence à donner
des filets à la partie supérieure du vaste interne, puis croise la face profonde du long triceps en se dirigeant en bas et en dedans. Il déborde
ensuite le bord interne du long triceps pour se terminer dans les faisceaux inférieurs et internes du vaste interne.

Enfin, un peu avant de croiser le bord externe de l'humérus, le
radial donne un rameau cutané, quelquefois double, *rameau cutané
externe* du radial, qui sort, soit avec le radial, perforant en même
temps que lui le vaste externe, soit en passant au-dessus, dans un orifice séparé ; c'est cette dernière disposition qui est représentée (pl. 5).
Ce rameau cutané externe est celui que nous verrons dans la préparation du pli du coude se distribuer à la peau postéro-externe de l'avant-
bras.

Le *nerf cubital* longe l'artère humérale, situé à son bord inféro-
interne, en avant des tendons accolés du grand dorsal et du grand
rond ; il reste d'abord dans la loge antérieure du bras, puis au-dessous
du tiers supérieur, passe dans la loge postérieure, en arrière de l'aponévrose intermusculaire. Il se creuse une gouttière à la surface du

4

vaste interne et abandonne ce muscle au-dessus de l'olécrâne pour passer dans la gouttière épitrochléo-olécranienne, convertie en canal ostéo-fibreux par des fibres transversales ; puis il disparaît en passant sous l'arche des deux chefs du cubital antérieur et nous le retrouverons dans la loge antéro-interne de l'avant-bras. Le cubital ne donne pas de branches au bras ; tout à fait à la partie inférieure, on peut néanmoins voir l'origine du filet articulaire et d'un des nerfs du cubital antérieur.

L'*artère humérale* reste toujours dans la loge antérieure du bras ; mais elle envoie plusieurs de ses rameaux collatéraux dans la loge postérieure. Ces rameaux sont en général satellites des nerfs.

La *collatérale externe* plus connue sous le nom d'*humérale profonde* est satellite du radial ; elle pénètre au-dessus de lui dans la fente huméro-tricipitale, puis accolée au nerf, formant avec lui un paquet vasculo-nerveux logé dans la gouttière osseuse déjà décrite, elle croise la face postérieure du nerf pour longer ensuite son bord inférieur ; elle se termine près du bord externe de l'humérus en se divisant en deux rameaux : l'antérieur, satellite du nerf, va s'anastomoser, entre le long supinateur et le brachial antérieur, avec la récurrente radiale antérieure : le rameau postérieur longe le bord externe de l'humérus sur le vaste interne et l'anconé et s'anastomose avec des rameaux de la récurrente radiale postérieure, branche de l'interosseuse postérieure. Dans son trajet, l'humérale profonde, toujours volumineuse, donne, outre des branches musculaires pour le triceps, un rameau, satellite du nerf de l'anconé, qui pénètre comme lui dans le vaste interne et vient s'anastomoser aussi avec la récurrente radiale postérieure.

La *collatérale interne supérieure*, satellite du nerf cubital, est d'abord comme lui dans la loge antérieure ; au moment de passer dans la loge postérieure elle se divise en deux branches, l'antérieure, plus faible, reste en avant de l'aponévrose intermusculaire ; la postérieure, plus volumineuse, suit le cubital jusqu'à la partie inférieure du bras en s'anastomosant avec la récurrente cubitale postérieure, satellite du cubital à l'avant-bras. Cette artère s'anastomose souvent, à la partie inférieure du bras, avec un rameau postérieur de la collatérale interne et inférieure qui, perforant la cloison intermusculaire interne, vient former, entre le triceps et la face postérieure de l'humérus, une *arcade anastomotique*, avec l'un des rameaux postérieurs de l'humérale profonde.

CHAPITRE IV

PLI DU COUDE

La région du pli du coude est située à la face antérieure du coude, limitée artificiellement par deux lignes transversales passant : la supérieure ou brachiale, à 3 ou 4 travers de doigt au-dessus du pli du coude ; l'inférieure, antibrachiale, à la même distance au-dessous du pli ; latéralement par deux lignes longitudinales passant par l'épicondyle et l'épitrochlée.

Pour préparer cette région, on incise la peau sur la ligne médiane (7 à 8 travers de doigt) ; puis on branche, aux deux extrémités de cette première incision, deux autres incisions transversales, débordant légèrement la face antérieure du coude. Ces incisions doivent être prudentes, car au-dessous de la peau, souvent fine, il faut ménager une série d'organes situés entre cette peau et l'aponévrose. Le premier temps de la préparation consiste à disséquer soigneusement ce plan superficiel.

Plan superficiel. — On trouve à ce niveau des veines et des nerfs. En gros, on peut dire que le plan veineux est superficiel par rapport au plan nerveux ; aussi commence-t-on par la dissection des veines.

On abandonne de plus en plus la description classique de l'M veineux du coude ; cette description est peu conforme à la disposition habituelle des veines à ce niveau. La seule chose qu'on trouve d'une façon à peu près constante, au milieu des dispositions si variables des veines de cette région, c'est ce que nous appellerons la *veine oblique du coude* ; elle correspond à la médiane basilique des classiques, croise obliquement le pli du coude, en se dirigeant en haut et en dedans. Cette veine, toujours volumineuse, fait suite à la grosse veine radiale ; elle commence au niveau du point, à peu près constant, où la radiale envoie dans la profondeur une anastomose importante, dite *veine communicante du coude*.

4*

PLANCHE 6. — *Région du pli du coude, plan superficiel.*

VEINES

Le courant veineux principal est bien visible sur cette planche. La veine radiale [**V. ra-diale**] grossie de la communicante du coude [**V. comm.**] donne la veine oblique du coude, médiane basilique des classiques [**V. obl. coude (méd. bas.)**]. Cette dernière grossie des veines cubitales [**V. cub.**] donne la veine basilique [**V. basil.**].

V. m. céph. = veine médiane céphalique, qui, grossie de veines radiales accessoires, donne la veine céphalique, peu développée sur ce sujet.

NERFS

Le brachial cutané interne donne des filets antérieurs pré-épitrochléens [**N. br. c. int. (pré-ép.)**] et des filets postérieurs rétro-épitrochléens [**N. br. c. int. (f. rétro-épit.)**].

Mus. cut. = n. musculo-cutané sortant au-dessous du biceps, visible grâce à la coupe de l'aponévrose [**Apon. coupe**].

R. cut. ext. (rad.). = rameau cutané externe du radial.

Biceps avec son tendon [**T. bic.**] et son expansion aponévrotique [**Exp. ap.**].

Epitr. = épitrochlée.

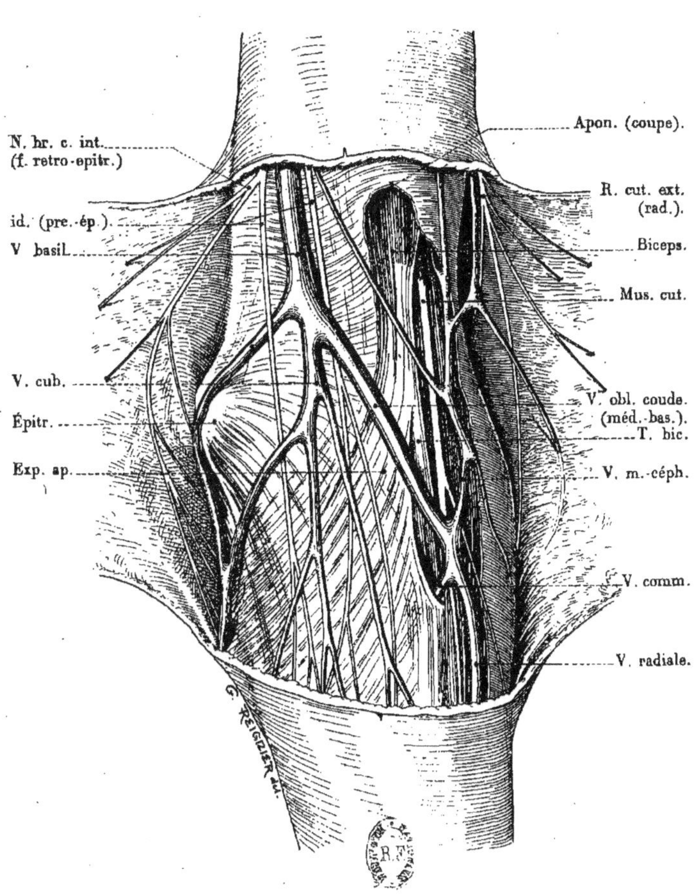

Région du pli du coude (plan superficiel)

MASSON ET Cⁱᵉ ÉDITEURS

4**

La veine oblique du coude croise superficiellement l'expansion aponévrotique du biceps, précisément au niveau où l'artère humérale croise profondément cette expansion ; d'où la possibilité de léser l'artère en pratiquant une saignée imprudente à cet endroit. La veine oblique du coude se termine en se continuant avec la basilique, qui monte verticalement le long du bord interne du bras ; au niveau du changement de direction, se trouve un confluent veineux, à peu près constant, formé par les veines cubitales, antérieure et postérieure,

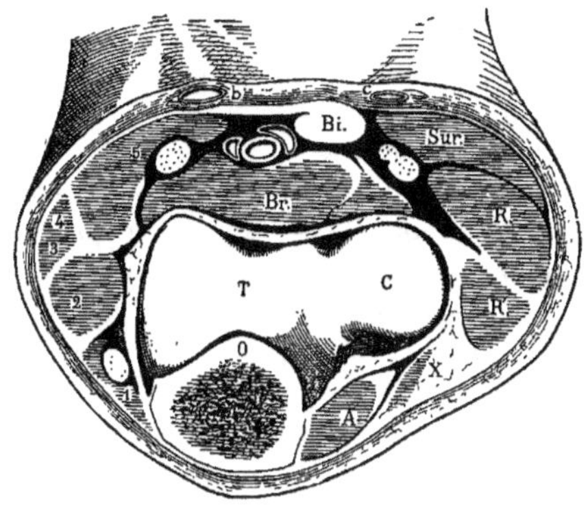

FIG. 3 (d'après Farabeuf). — Coupe au niveau de l'interligne du coude gauche.

O, coupe de l'olécrâne; T, trochlée; C, condyle de l'humérus.

Du côté interne se voient les origines des cinq muscles épitrochléens : 1, cubital antérieur et nerf cubital inclus; 2, fléchisseur sublime; 3 et 4, petit et grand palmaire; 5, rond pronateur couvrant le nerf médian, couvert par la veine basilique b.

Br Muscle brachial antérieur couvert par l'artère et les veines humérales, couvertes elles-mêmes par l'expansion cubitale du tendon du biceps Bi. Le bord du long supinateur Sur couvert par la veine céphalique c, couvre le nerf radial préparé pour sa bifurcation. R, premier radial; R', second radial; A, anconé.

X, faisceau tendineux originel commun aux muscles épicondyliens; cubital postérieur, extenseurs du petit doigt et des doigts.

qui, en se jetant dans la fin de la veine oblique, forment la grosse veine *basilique*.

Au niveau de l'origine de la veine oblique, naît, presque au même point que la communicante, une veine ascendante, moins volumineuse ; c'est l'origine de la *céphalique*, bientôt grossie sur son bord externe par des affluents venus de la face postérieure de l'avant-bras.

En somme, le courant veineux principal est constitué par la veine radiale, la veine oblique du coude, la veine basilique ; c'est d'ailleurs là le trajet en baïonnette que l'on trouve chez le fœtus d'après BARDELEBEN. Ajoutons que cette description est loin de s'adapter à la totalité

4***

des sujets et qu'il existe de nombreuses variations autour du type que nous avons cherché à établir.

Les *nerfs* superficiels sont au nombre de trois ; ce sont allant de dedans en dehors : le brachial cutané interne, le musculo-cutané, un rameau du radial,

Le *brachial cutané interne*, toujours divisé quand il aborde notre région, présente des rameaux postérieurs, rétro-épitrochléens, et des rameaux antérieurs ou pré-épitrochléens ; ces derniers, au nombre de deux en général, suivent les veines, en passant d'ordinaire derrière, quelquefois devant. Ce sont les rameaux du brachial cutané interne qui innervent la plus grosse moitié de la peau antérieure du coude.

Le *musculo-cutané* sort de la profondeur, entre le biceps et le brachial antérieur ; il ne devient sus-aponévrotique qu'à peu près au niveau de la communicante du coude ; la plupart des gros troncs sont sous-veineux ; mais de petits filots cutanés allant à la peau de la région sont préveineux ; on les détruit souvent en disséquant les veines.

Le *radial* donne constamment un rameau qui, déjà sous-cutané au niveau de l'incision supérieure, envoie quelques filets à la peau antérieure, mais se termine en grande partie, après avoir croisé le bord externe de l'avant-bras, à la peau postérieure de ce segment du membre.

Veines et nerfs superficiels sont situés tout près de l'aponévrose, dans un dédoublement du fascia superficialis, au-dessous du pannicule adipeux qui souvent d'ailleurs est peu développé à cette région.

L'*aponévrose* est formée par la continuation de l'aponévrose brachiale avec l'antibrachiale. Cette aponévrose adhère au niveau des saillies épitrochléenne et épicondylienne. A l'épitrochlée, cette aponévrose adhère même à l'aponévrose d'origine des muscles épitrochléens et notamment du rond pronateur. Elle présente deux particularités intéressantes ; l'expansion du biceps et les orifices vasculo-nerveux. L'expansion du biceps naît d'un plan fibreux détaché de la face antérieure et du bord interne du tendon bicipital ; elle irradie en bas et en dedans, intriquant ses fibres avec celles de l'aponévrose, et venant se fixer, en dernière analyse, au bord postérieur du cubitus. De plus, le tendon radial du biceps envoie, lui aussi, des fibres verticales, souvent fortes, à l'aponévrose de l'avant-bras.

L'orifice par où passe la communicante du coude a un bord inférieur tranchant, toujours bien marqué ; il se trouve, en général, dans l'angle compris entre le tendon du biceps et l'expansion aponévrotique ; quelquefois en dehors du tendon lui-même. L'orifice qui donne passage au musculo-cutané est beaucoup moins net, le nerf traverse obliquement l'aponévrose et quelquefois profite de l'orifice veineux.

Plan profond. — Pour préparer le plan profond, je conseille de prendre tous les organes sous-cutanés, veines et nerfs, dans une pince de Kocher et de rabattre le tout par en bas ; seule la veine communicante retient encore les organes superficiels, aussi faut-il la sectionner. Il faut aussi détruire l'aponévrose et, pour cela, sectionner l'expansion aponévrotique à quelques centimètres de son origine. Le plan profond est constitué par trois masses musculaires : l'une médiane, formée par les muscles brachiaux, biceps et brachial antérieur, allant se terminer sur le radius et le cubitus ; les deux autres latérales : l'interne, oblique en bas et en dehors, formée par les muscles épitrochléens ; l'externe, oblique en bas et en dedans, formée par les muscles épicondyliens. Les deux masses latérales viennent se réunir en avant, voilant ainsi la terminaison des muscles biceps et brachial antérieur.

Le muscle *biceps* aborde la région sous forme d'une masse musculaire demi-cylindrique, sur le bord externe de laquelle se voit l'origine du tendon terminal. Ce tendon plonge dans la profondeur, se contourne, de façon que sa face antérieure devienne interne, et vient se fixer sur la moitié postérieure de la tubérosité bicipitale, glissant par une bourse séreuse sur sa moitié antérieure. A la face antérieure du tendon, on voit l'origine de l'expansion aponévrotique, dont les fibres croisent, obliquement en bas et en dedans, les fibres verticales du tendon. Certaines fibres naissent aussi de son bord interne.

Pour bien voir le muscle sous-jacent, le *brachial antérieur*, on peut sectionner, en haut, le corps du biceps, et rabattre ce muscle. Le brachial antérieur, très large, déborde le biceps sur ses deux bords. Il s'insère très bas sur toute la face antérieure de l'humérus, débordant sur les deux aponévroses intermusculaires. Les fibres nées de l'aponévrose intermusculaire externe forment même souvent un petit faisceau spécial séparé du reste du muscle par un sillon. Le muscle se réfléchit, devenu en partie tendineux, sur la saillie formée par la trochlée et l'apophyse coronoïde et vient se terminer par un fort et large tendon, sur une surface en virgule, bien marquée au-dessous de l'apophyse coronoïde. La partie large de la virgule est externe, au niveau d'une empreinte arrondie et irrégulière, toujours très apparente sur la face antéro-inférieure de l'apophyse coronoïde : de l'extrémité interne de cette empreinte, part une crête rugueuse, allant jusqu'au tubercule dit coronoïdien du cubitus ; c'est ce qui constitue la queue de la virgule, où s'insère la partie la plus mince du tendon du muscle.

La masse musculaire *épitrochléenne* est constituée en haut par le *rond pronateur ;* ce muscle s'insère sur la face antérieure de l'épitrochlée et se dirige de là en bas et en dehors pour aller s'insérer, sous les muscles externes, à une facette située sur la face externe du radius. Près de son origine, les fibres musculaires se réfléchissent sur la crête de la lèvre interne de la trochlée et décrivent ainsi une courbe assez accentuée ; aussi pour fixer cette partie du muscle, des fibres aponévrotiques, qui adhèrent à sa face superficielle, montent s'insérer en haut à une corde fibreuse solide, formée par l'épaississement du bord interne de l'aponévrose intermusculaire du bras ; il y a là une disposition analogue à ce qui existe au niveau de l'insertion supérieure des jumeaux au creux poplité. En bas, les autres muscles épitrochléens, notamment le grand palmaire, forment une masse commune, si bien qu'on ne peut séparer les divers muscles, jusqu'à leur insertion osseuse. Si l'on écarte en dedans le rond pronateur, on aperçoit, à sa face profonde, un faisceau s'insérant au tubercule coronoïdien ; ce faisceau constant, mais plus ou moins développé, forme en se fusionnant avec le reste du muscle une fente par où passe le nerf médian.

La masse musculaire *épicondylienne* comprend deux couches : l'une superficielle, formée par trois muscles superposés, le long supinateur et les deux radiaux ; l'autre, profonde, constituée par le court supinateur.

Le *long supinateur* naît très haut, du bord externe de l'humérus, et l'on ne peut, dans la préparation du pli du coude, atteindre ses fibres les plus élevées ; les fibres inférieures restent distantes de l'épicondyle de deux travers de doigt ; de là, le muscle descend, en s'étalant à la surface des radiaux, et son bord antérieur s'accolle au brachial antérieur.

Si l'on écarte en dehors le long supinateur, on aperçoit le 1er *radial*, inséré à ce qui reste libre du bord externe de l'humérus, entre le long supinateur et l'épicondyle. Plus profondément enfin, on tombe sur le tendon du 2e *radial*, qui est le premier muscle véritablement épicondylien, inséré sur une facette du bord antérieur de l'épicondyle.

Dans la profondeur on trouve les fibres du *court supinateur*. Pour disséquer facilement ce muscle, il faut mettre l'avant-bras en pronation, afin de tendre ses fibres. On voit alors les fibres du court supinateur, venant en partie de l'épicondyle, mais surtout du cubitus ; ces dernières s'enroulent autour de la face externe du radius et viennent se terminer sur la racine inférieure de la tubérosité bicipitale, oblique en bas et en dehors.

Vaisseaux et nerfs. — Les vaisseaux et les nerfs du pli du coude sont logés dans les deux fentes celluleuses situées de part et d'autre de la masse musculaire médiane. En dedans, entre le biceps-brachial antérieur d'une part et le rond pronateur d'autre part, on trouve le médian et l'artère humérale. En dehors, entre le brachial antérieur et les muscles épicondyliens, on trouve le radial et l'anastomose entre l'humérale profonde et la récurrente radiale antérieure.

L'*artère humérale* est logée, à la partie supérieure de la région, dans l'angle formé par l'adossement du biceps sur le brachial antérieur; elle descend vers le milieu du pli du coude, reposant toujours sur le brachial antérieur largement étalé et se divise en ses deux branches, radiale et cubitale, à plusieurs centimètres au-dessous de l'interligne, à peu près au niveau de l'insertion du biceps; elle passe immédiatement au-dessous de l'origine de l'expansion aponévrotique qui la sépare de la veine oblique du coude (médiane basilique) et, à ce niveau, on la trouve entre deux cordons blancs (Tillaux), le tendon du biceps en dehors, le nerf médian en dedans. L'artère humérale est entourée de deux veines satellites, anastomosées en échelle, et l'on voit la communicante du coude se jeter dans une veine humérale près de la bifurcation de l'artère. Dans la région, l'artère humérale donne une branche au bras; c'est la *collatérale interne inférieure* qui, passant sous le médian, va donner un ou deux rameaux postérieurs, d'ordinaire récurrents, et un rameau antérieur qui s'anastomose, entre le brachial antérieur et le rond pronateur, avec une branche de la cubitale, la *récurrente cubitale antérieure*. L'artère humérale se divise en une branche interne : la cubitale, et une externe : la radiale.

La *cubitale* plonge dans la profondeur, en dessous du chef coronoïdien du rond pronateur; elle donne à ce niveau le tronc des récurrentes cubitales; la *récurrente cubitale postérieure* contourne les insertions du brachial antérieur et va, dans la profondeur, devenir la satellite du nerf cubital, en remontant sa direction; la *récurrente cubitale antérieure*, la seule qu'on puisse bien disséquer dans la région, remonte, en passant, comme le médian, entre les deux chefs du rond pronateur, pour s'anastomoser avec la collatérale interne inférieure de l'humérale. Les autres branches de la cubitale, tronc des interosseuses, artère du médian, naissent trop bas pour pouvoir être montrées dans la préparation du pli du coude.

PLANCHE. 7 — *Région du pli du coude (Artère cubitale superficielle).*

VEINES

Orig. v. basil. = origine de veine basilique.
V. communic. = veine communicante du coude.
V. céphal. = veine céphalique.
Noter le volume des veines qui sur ce sujet (femme grêle) sont beaucoup plus petites que sur le sujet de la planche précédente (homme vigoureux).

ARTÈRES

Disposition fréquente mais anormale.
Art. hum. = artère humérale, à trajet classique.
A. cub. sup. = artère cubitale, variété superficielle, sous-aponévrotique.

NERFS

N. br. cut. int. (fil. rétro-épi.). = nerf brachial cutané interne; ses filets rétro-épitrochléens.
N. br. cut. int. (fil. pré.) = ses filets pré-épitrochléens.
N. musc. cut. = nerf musculo-cutané.
R. cut. ext. (rad.). = rameau cutané externe du radial.
N. méd. = nerf médian.

MUSCLES

T. bic. = tendon du biceps.
Exp. ap. = son expansion aponévrotique.
Br. ant. = muscle brachial antérieur.
Coup. ap. = coupe de l'aponévrose brachiale.
Lg. sup. = muscle long supinateur.

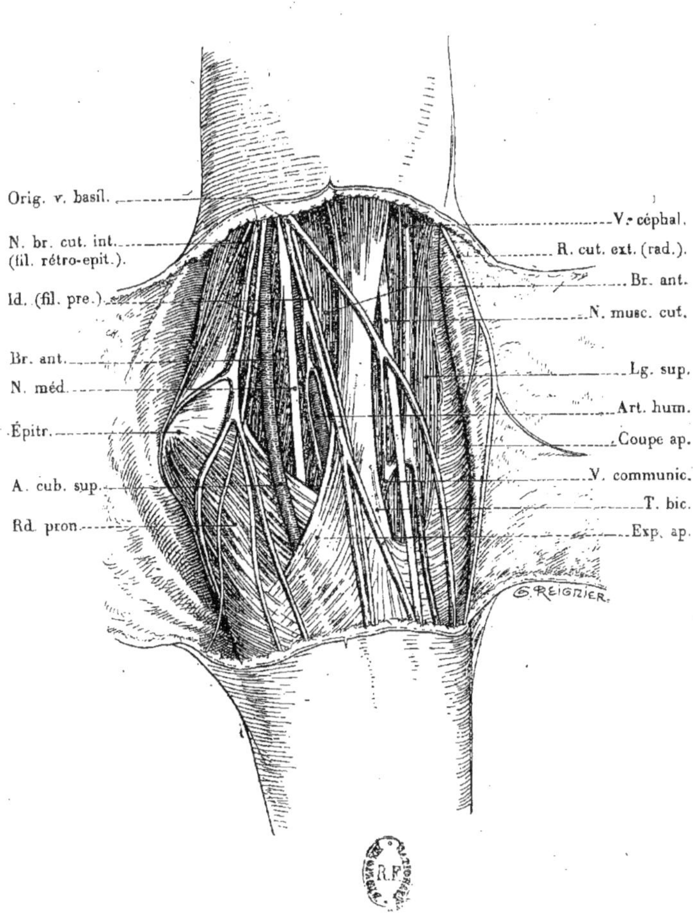

Région du pli du coude (artère cubitale superficielle)

MASSON ET Cie, ÉDITEURS

L'*artère radiale* suit la direction de l'humérale ; elle va se loger sous le long supinateur, son muscle satellite, dans un dédoublement d'une aponévrose intermusculaire qui sépare les muscles de la loge antéro-interne de ceux de la loge postéro-externe (v. fig. 4) : l'artère radiale disparaît, à la partie inférieure de la région, en passant entre le rond pronateur, dont elle croise la terminaison, et le long supinateur.

L'artère radiale ne donne dans notre région qu'une branche importante, la *récurrente radiale antérieure*. Cette artère naît de l'origine de la radiale, quelquefois de la fin de l'humérale ; suivant qu'elle naît au-dessus ou au-dessous de la terminaison du biceps, elle passe derrière ou devant ce muscle ; arrivée devant la tête radiale, elle se divise en deux branches : l'une qui pénètre avec le nerf radial dans la fente que lui présente le court supinateur et qui s'anastomosera en arrière avec l'interosseuse postérieure ; l'autre, qui remonte, satellite du radial, enfouie profondément entre le brachial antérieur et les muscles épicondyliens, pour s'anastomoser à ce niveau, avec la terminaison de l'humérale profonde (collatérale externe de l'humérale). Plus bas, la radiale donne plusieurs branches musculaires aux muscles épicondyliens.

Le *nerf médian*, qui a surcroisé l'artère pour lui devenir interne à la partie inférieure du bras, s'en écarte petit à petit ; il est recouvert par le rond pronateur et passe entre ses deux chefs ; si bien que dans la ligature de l'artère humérale, surtout chez les sujets musclés, on ne voit pas le nerf à moins de relever le muscle rond pronateur. Plus bas, à l'avant-bras, le nerf médian, toujours plus superficiel que l'artère cubitale, croisera cette dernière pour lui devenir externe et descendra entre les deux plans musculaires de l'avant-bras, à peu près dans l'axe du membre, tandis que la cubitale s'en va en dedans rejoindre le nerf cubital qu'elle ne quittera plus.

Avant de passer dans la boutonnière du rond pronateur, le médian a donné plusieurs branches : quelques rameaux articulaires, pour le coude, croisent le bord interne du tendon brachial antérieur, sous les muscles épitrochléens ; des rameaux toujours multiples innervent le rond pronateur et un ou deux autres rameaux vont au grand palmaire et au fléchisseur superficiel. Au moment où le médian entre dans la boutonnière du rond pronateur, il paraît s'élargir ; c'est qu'il commence à donner la volumineuse branche qui innervera le fléchisseur propre, le fléchisseur profond et fournira le nerf interosseux.

En dehors, dans la fente intermusculaire externe, nous trouvons le radial et ses deux branches terminales. Le *nerf radial*, après avoir

Les organes superficiels, pris dans une pince de Kocher, ont été sectionnés et rabattus :
V. basilique = veine basilique.
V. céphalique = veine céphalique.
N. br. cut. int. = nerf brachial cutané interne : les filets pré-épitrochléens ont seuls été coupés ; les rétro-épitrochléens sont restés en place.
N. musc.-cut. = nerf musculo-cutané.
Pour rabattre ces divers organes, on a dû couper la veine communicante du coude, dont on voit les deux coupes [**V. comm. 1**] et [**V. comm. 2**].

MUSCLES

La masse-médiane comprend :
Bic. = le biceps, remis en place, mais dont on aperçoit, en haut, la section. En bas, le tendon du biceps [**T. bic.**] et son expansion aponévrotique [**Exp. ap.**] sectionnée.
Br. ant. = muscle brachial antérieur avec ses faisceaux externes [**Br. ant. f. ext.**].
La masse épitrochléenne érignée montre le rond pronateur et son chef coronoïdien [**Rd. pr.**] et [**id. ch. cor.**].
La masse épicondylienne, également érignée, montre :
M. lg. supin. = le muscle long supinateur.
M. 1ᵉʳ rad. = le muscle 1ᵉʳ radial.
Plus profondément on voit le court supinateur [**Crᵗ sup.**].

ARTÈRES

Art. hum. = artère humérale, entourée de ses deux veines, anastomosées en échelle.
Coll. int. inf. = sa collatérale interne et inférieure.
A. hum. prof. = l'humérale profonde qui sort de la profondeur avec le nerf radial.
Art. rad. = artère radiale qui donne :
A. réc. r. ant. = la récurrente radiale antérieure, qui s'anastomose avec la fin de l'humérale profonde.
A. cub. = artère cubitale qui disparaît sous le rond pronateur.
Rec. cub. ant. = artère récurrente cubitale antérieure, qui remonte dans la fourche du rond pronateur et s'anastomose avec la collatérale interne inférieure de l'humérale.

NERFS

N. médian = nerf médian qui plonge, en bas, dans la fente du rond pronateur : il a déjà donné :
N. rᵈ pr. = nerfs du rond pronateur.
N. rad. = nerf radial qui donne :
N. du br. ant. = le petit nerf du brachial antérieur, qui va surtout à l'articulation du coude.
N. lg. supinateur = le nerf du long supinateur.
N. 1ᵉʳ rad. = le nerf du 1ᵉʳ radial.
Puis le radial se divise en ses deux branches :
N. rad. (br. sup.) = sa branche superficielle ou antérieure.
N. rad. (br. pr.) = sa branche profonde, qui, après avoir donné le nerf du 2ᵉ radial [**N. 2ᵉ rad.**], pénètre dans la fente du court supinateur [**Pénétr. rad.**].

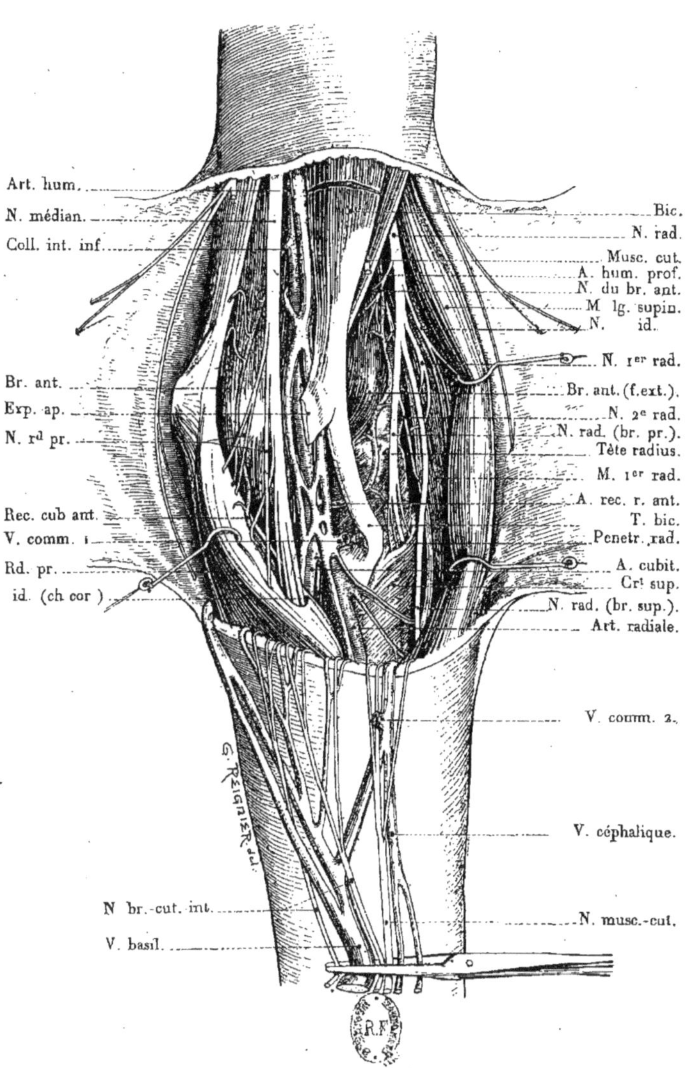

Région du pli du coude (plan profond)

MASSON ET Cie, ÉDITEURS

croisé la face postérieure de l'humérus, toujours accompagné de l'humérale profonde qui est sous-jacente, perfore l'aponévrose intermusculaire externe et apparaît dans la loge antérieure du bras, entre le long supinateur et le brachial antérieur. Il descend verticalement, passe en avant du condyle et se divise à ce niveau en ses deux branches terminales ; l'*antérieure ou superficielle*, pénètre dans la gaine du long supinateur et descend, parallèlement à ce muscle, pour passer en bas, entre son tendon et le radius, à la face postérieure de l'avant-bras. La branche *postérieure ou profonde* descend en avant de la tête du radius ; elle pénètre dans une fente que lui offre le court supinateur et, cachée par ce muscle, contourne en spirale le bord externe du radius pour sortir à la face postérieure de l'avant-bras en un bouquet qui innerve les muscles de la loge postéro-externe.

Avant de se bifurquer, le nerf radial donne quelques branches. C'est, d'abord, un filet, souvent très grêle, qui pénètre dans les fibres les plus externes du brachial antérieur. Plus bas, c'est le rameau du long supinateur, puis celui du 1er radial ; ces filets abordent leurs muscles par leur face profonde. D'ordinaire, des filets articulaires naissent à ce niveau et vont à la partie externe de l'articulation. Le filet du second radial naît après la bifurcation du nerf.

Enfin, la branche profonde, avant de pénétrer dans le court supinateur, donne plusieurs rameaux qui pénètrent avec le nerf dans la fente et se distribuent à ce muscle.

Plus profondément, on tombe sur la face antérieure de l'articulation, et, plus bas, sur la partie supérieure de l'espace interosseux ; à ce niveau, le ligament interosseux présente un orifice par lequel passe le tronc de l'interosseuse postérieure. Enfin, un faisceau fibreux, étendu de l'apophyse coronoïde à la partie inférieure de la tubérosité bicipitale, limite un espace rempli de tissu cellulaire lâche, où glissent la tubérosité bicipitale et le tendon du biceps dans les mouvements de pronation et de supination ; on a donné à ce faisceau fibreux le nom de corde ligamenteuse de Weitbrecht.

Si l'on pratique une coupe de l'avant-bras à sa partie supérieure, on voit que l'aponévrose d'enveloppe du membre adhère fortement au bord postérieur du cubitus ; en avant, une cloison fibreuse part de la face profonde de l'aponévrose, au niveau de la gouttière toujours visible à la face antérieure de l'avant-bras ; cette cloison, oblique en dehors et en arrière, vient s'insérer sur le bord antérieur du radius ; ainsi se trouvent délimitées deux loges à l'avant-bras, la *loge antéro-interne*, la *loge postéro-externe* (fig. 4); la plupart des auteurs divisent cette dernière en deux loges secondaires : la loge externe et la loge postérieure, séparées par une cloison fibreuse, insérée au bord postérieur du radius. Nous étudierons successivement : 1° la loge antéro-interne; 2° la loge postéro-externe.

LOGE ANTÉRO-INTERNE DE L'AVANT-BRAS

Muscles. — Cette loge comprend deux couches musculaires : la superficielle est constituée par cinq muscles d'origine brachiale, les muscles épitrochléens ; la profonde, par trois muscles d'origine antibrachiale ; entre ces deux couches sont logés les vaisseaux et les nerfs.

La couche superficielle est constituée par les cinq muscles épitrochléens, qui sont, en allant de dehors en dedans :

1° Le rond pronateur;

2° Le grand palmaire;

3° Le petit palmaire;

4° Le fléchisseur superficiel commun des doigts;

5° Le cubital antérieur.

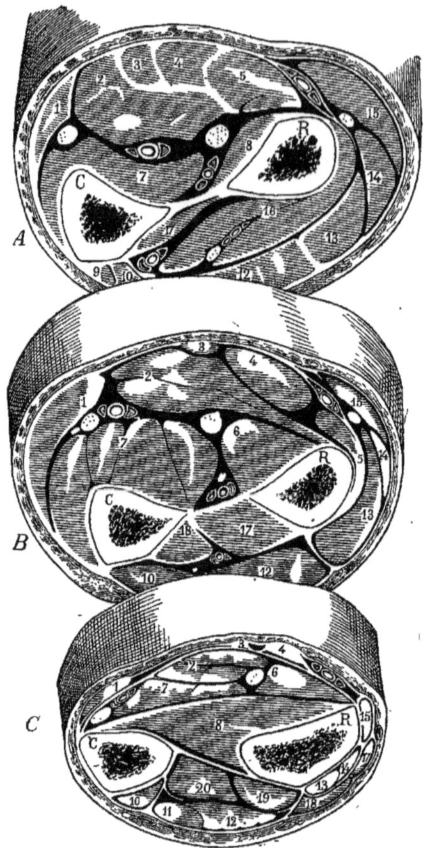

Fig. 4 (d'après Farabeuf). — Trois coupes de l'avant-bras gauche.

A, dans le tiers supérieur; *B*, au milieu; *C*, près du poignet; **C**, cubitus; **R**, radius. Les muscles portent le même numéro sur les trois figures, de sorte qu'on peut les suivre de haut en bas, comme aussi les nerfs et les vaisseaux.

Région antéro-interne : Sur la coupe *A*, 7 muscles rangés en deux couches. — *Superficiels :* **1**, cubital antérieur; **2**, fléchisseur sublime, étalé aussi en profondeur sous les muscles suivants; **3**, petit palmaire; **4**, grand palmaire; **5**, rond pronateur. — *Profonds :* **6**, fléchisseur propre du pouce; **7**, fléchisseur commun profond. Tous ces muscles se retrouvent sur la coupe *B*. Sur la coupe *C*, le rond pronateur **5** n'est plus et le carré pronateur **8** se montre. Les *nerfs* et *vaisseaux* se voient sous les muscles superficiels. Le nerf *cubital* toujours sous le muscle cubital antérieur **1** et sur le fléchisseur commun profond **7**, dans les trois figures, avec les vaisseaux homonymes à son côté externe, à distance sur la coupe *A*. Le nerf *médian* est sous le fléchisseur sublime **2**, sur l'interstice des fléchisseurs profonds propre **6** et commun **7**, dans lequel interstice il envoie le nerf du carré pronateur que l'on voit sur la coupe *B*, devant les vaisseaux interosseux antérieurs.

Région postéro-externe : Deux couches musculaires : *sept superficiels*, un seul, l'anconé **9**, n'est visible que sur la coupe *A*; **10**, cubital postérieur; **11**, extenseur du petit doigt; **12**, extenseur commun; **13**, second radial; **14**, premier radial; **15**, long supinateur. Celui-ci couvre ou avoisine l'artère et les veines radiales ainsi que la branche antérieure du nerf *radial* passée à la face dorsale sur la coupe *C*. — *Cinq profonds :* Comme ces cinq muscles sont de longueur inégale et naissent échelonnés de haut en bas, les trois coupes diffèrent sensiblement. Sur *A* : **16**, court supinateur avec la branche postérieure du nerf radial et les vaisseaux satellites inclus; **17**, origine du long abducteur du pouce couvert par les vaisseaux interosseux postérieurs. Sur *B*, **16** a disparu; **17** s'est appliqué au radius; **18**, court extenseur du pouce, est né. Sur *C*, **17** et **18** transportés en dehors ont cédé la place à **19**, long extenseur du pouce, et **20**, extenseur de l'index (Farabeuf).

Pour disséquer ces muscles, on fend la peau de l'avant-bras sur la ligne médiane, de deux travers de doigt au-dessus du pli du coude jusqu'au pli du poignet. On relève cette peau en deux volets latéraux après avoir fait tomber deux incisions transversales sur les extrémités de la précédente. Pour relever les volets latéraux, on est obligé de sacrifier la plupart des organes sous-cutanés, veines et nerfs superficiels (v. pli du coude).

Puis on incise verticalement l'aponévrose antibrachiale, sans respecter l'expansion aponévrotique du biceps. On tombe de suite sur le *rond pronateur*, qui croise en diagonale la face antérieure de l'avant-bras ; gros et charnu à sa partie supérieure, ce muscle se résout bientôt en un fort tendon, qui se voit d'abord sur le bord supérieur du muscle ; ce tendon s'enroule en s'aplatissant sur le radius et vient se fixer sur une ligne rugueuse, située à la face externe de cet os au niveau de sa partie moyenne.

Au-dessous du rond pronateur, nous trouvons le *grand palmaire* qui croise aussi en écharpe la face antérieure de l'avant-bras, mais plus verticalement que le rond pronateur. Ce muscle, dont le corps charnu se jette sur un tendon à la partie moyenne de l'avant-bras, vient passer dans un tunnel que lui offre la partie externe du ligament annulaire antérieur. Une séreuse de glissement facilite ses mouvements. Il plonge ensuite dans la profondeur, glisse dans la rainure du trapèze et se termine, caché par les insertions de l'adducteur du pouce, sur la face antérieure de la base du 2º métacarpien, envoyant une expansion, née à angle droit, sur la base du 3º métacarpien ; de plus, en glissant dans la gouttière du trapèze, le tendon envoie quelques fibres à sa lèvre externe, la plus saillante.

Le *petit palmaire*, qui souvent n'existe pas, croise, moins obliquement encore que le grand palmaire, la face antérieure de l'avant-bras. Son corps charnu, fusiforme, se termine sur un tendon grêle qui vient s'épanouir à la face antérieure du ligament annulaire, en y adhérant ; il donne la plupart des fibres verticales de l'aponévrose palmaire.

Le rond pronateur et les deux palmaires forment une couche musculaire qui cache presque toute la face antérieure du *fléchisseur superficiel ;* pourtant, en dedans du petit palmaire, le fléchisseur trouve l'espace libre et vient à ce niveau prendre contact avec l'aponévrose antibrachiale ; mais pour bien étudier ce fléchisseur superficiel, il faut section-ner les trois muscles précédents ; on coupera le rond pronateur près de son insertion radiale et les palmaires au niveau de leur tendon ; on peut

5***

alors, en relevant ces muscles en dedans, apercevoir la face antérieure
du fléchisseur. Ce dernier forme un large plan, constitué par un très
fort faisceau épitrochléen et un mince et large faisceau, né du bord antérieur du radius; les fibres musculaires nées du radius forment des
faisceaux parallèles, souvent séparés les uns des autres chez les indi-
vidus peu musclés ; ces faisceaux, obliques en bas et en dedans, viennent se fusionner avec le volumineux corps charnu d'origine épitrochléenne; à la partie supérieure, l'union des deux chefs du fléchisseur
forme une arcade à concavité supérieure, c'est *l'anneau du
fléchisseur*, sous lequel passent le médian et l'artère cubitale. Le
plan superficiel du fléchisseur que nous avons devant les yeux se
résout en deux tendons destinés aux 3° et 4° doigts ; le chef radial va
presque exclusivement au tendon du médius. Pour prendre une connaissance plus approfondie du fléchisseur superficiel, il convient de
couper les deux tendons 3 et 4, qui occupent par rapport aux autres un
plan antérieur; de plus, il faut sectionner les insertions radiales; on
peut alors retourner en dedans la masse du fléchisseur et voir à sa face
profonde l'origine des tendons qui vont à l'index et au petit doigt; le
faisceau de l'index, musculaire très bas, est fort et volumineux; celui
du petit doigt est au contraire grêle; ces deux faisceaux se jettent en
haut sur un tendon bien visible à la face profonde du muscle, qui rede-
vient plus haut musculaire, pour se fusionner avec la masse épitrochléenne; il y a donc là une formation *digastrique* intéressante ; le
tendon intermédiaire est d'ailleurs loin d'être isolé; il donne insertion,
entre autres, à des fibres du faisceau du médius.

Le *cubital antérieur* est situé à la partie la plus interne de la loge;
c'est un muscle bipenné, en ce sens que son tendon terminal reçoit en
avant des fibres issues de la masse épitrochléenne, et en arrière des
fibres issues du bord interne de l'olécrâne et des deux tiers supérieurs
du bord postérieur du cubitus; ces dernières fibres adhèrent à la face
profonde de l'aponévrose antibrachiale qui s'insère aussi au bord postérieur du cubitus; c'est encore là qu'arrivent, avec une obliquité différente, les fibres de l'expansion aponévrotique du biceps qui se fusionnent avec l'aponévrose à ce niveau. Le tendon du cubital antérieur
vient se fixer sur le pisiforme, en s'épanouissant; son bord antérieur
envoie des fibres à l'aponévrose antibrachiale qui paraît se fixer sur ce
bord; d'autres fibres irradient à l'aponévrose palmaire, au muscle court
abducteur du petit doigt et, par l'intermédiaire du pisiforme, à l'os
crochu et aux bases des derniers métacarpiens.

Nous avons à dessein omis de préciser les insertions supérieures des muscles épitrochléens. Ces muscles se fusionnent en effet en une masse unique, dans laquelle il est impossible de disséquer l'origine particulière de chaque muscle. La masse épitrochléenne naît du bord antérieur, de la partie inférieure et du bord postérieur de l'épitrochlée, partie par des fibres charnues, partie par des cloisons aponévrotiques, dont les faces latérales donnent naissance à des fibres musculaires allant à des muscles différents. De plus, l'aponévrose antibrachiale adhère intimement à la partie supérieure de la masse épitrochléenne.

Si l'on veut chercher à pénétrer dans le détail de l'architecture de la masse épitrochléenne, on voit que la plupart des muscles qui la constituent envoient des fibres profondes s'insérer au cubitus, au niveau du tubercule coronoïdien; de là, certaines fibres se confondent avec le ligament latéral interne et remontent ainsi jusqu'à l'épitrochlée; nous verrons, en disséquant l'articulation du coude, combien cette insertion coronoïdienne est puissante et gênante pour nettoyer le ligament latéral interne.

Le rond pronateur s'insère spécialement au tubercule coronoïdien par un faisceau spécial, aplati, qui, en rejoignant le reste du muscle forme une fente donnant passage au nerf médian. Le chef principal du rond pronateur s'insère par des fibres charnues à la partie antérieure de l'épitrochlée; ses fibres (voir pli du coude) décrivent à ce niveau une courbe, fixée, par un frein fibreux, au bord interne de l'humérus et au bord épaissi de l'aponévrose intermusculaire interne; ses fibres les plus internes s'insèrent sur une aponévrose commune avec le grand palmaire et, dans la profondeur, sur une cloison aponévrotique commune avec le chef du fléchisseur superficiel donnant au médius; cette dernière disposition nous a paru constante; si bien que le grand palmaire est logé dans une sorte de gouttière à concavité antérieure formée par l'union du rond pronateur et du fléchisseur superficiel. Le plan profond du fléchisseur s'insère, en partie, au tubercule coronoïdien, en partie à l'épitrochlée.

De même, une cloison intermusculaire, située entre le cubital antérieur et le fléchisseur superficiel, donne insertion à ces deux muscles; cette cloison adhère à l'aponévrose et paraît, la peau incisée, sous forme d'un tractus blanchâtre, venant de l'épitrochlée. C'est un précieux point de repère, dans la ligature de la cubitale au tiers supérieur. Il faut, dans la ligature, inciser l'aponévrose immédiatement en avant de cette cloison, car le fléchisseur superficiel s'y insère par des fibres beaucoup moins nombreuses et fortes que le cubital antérieur, permettant ainsi de plonger dans la profondeur jusqu'au nerf cubital proche

MUSCLES

On aperçoit la fin des muscles du bras :

Le biceps est sectionné; le segment supérieur [Biceps 1] est en place; le segment inférieur est rabattu [Biceps 2]. L'expansion aponévrotique a été coupée au ras du tendon.

Le branchial antérieur [M. br. ant.] est largement étalé en avant du coude; on aperçoit ses fibres externes (Br. ant. (f. ext.)].

Les muscles épitrochléens sont visibles :

1° Le rond pronateur est sectionné. Le segment supérieur [Rd. pron. 1.], récliné en dedans, montre son chef coronoïdien [Ch. coron.]; le segment inférieur est en place [Rd. pron. 2];

2° Le grand palmaire [Gr. palm.];

3° Le petit palmaire [M. pet. palm.]; .

4° Le fléchisseur superficiel [M. fl. sup.] avec son chef radial [M. fl. s. (ch. rad.)]; l'arcade qu'il forme à la partie supérieure de l'avant-bras [Arc fléch.];

5° Le cubital antérieur [M. cub. ant.] dont le tendon va au [Pisiforme].

Dans la couche profonde, le fléchisseur propre du pouce [Fl. pouce] est seul bien visible.

Parmi les muscles de la loge postéro-externe, on voit :

Lg. sup. = le long supinateur.

1er rad. = le premier radial.

Court sup. = le court supinateur.

Lg. abd. p. = le long abducteur du pouce qui donne une expansion au court abducteur [Court. abd.].

ARTÈRES

L'artère humérale fournit au bras : la collatérale interne et inférieure [Coll. int. inf.], puis se divise toujours au-dessous de l'interligne du coude, en radiale et cubitale.

Art. rad. = l'artère radiale donne la récurrente radiale antérieure [R. rad. ant.] dont un rameau accompagne la branche profonde du radial dans le court supinateur, et qui se termine, en s'anastomosant avec la fin de l'humérale profonde, dans la fente externe du pli du coude. Avant de devenir dorsale, l'artère radiale donne la radio-palmaire [A. rad. palm.] et le petit rameau transverse antérieur du carpe.

Art. cub. = l'artère cubitale, d'abord oblique en bas et en dedans, passe sous le chef coronoïdien du rond pronateur, pénètre sous l'arcade du fléchisseur, puis descend verticalement, accolée en dehors, puis en avant du nerf cubital.

On lui voit donner, avant de passer sous l'arcade du fléchisseur :

1° Le tronc des récurrentes cubitales, bientôt divisé en : 1° artère récurrente cubitale antérieure [A. rec. c. ant.] qui passe, avec le médian, dans la fente du rond pronateur et s'anastomose, dans l'interstice interne du pli du coude, avec la collatérale interne inférieure de l'humérale; 2° artère récurrente cubitale postérieure [A. rec. c. post.] qui longe les insertions du brachial antérieur, atteint le nerf cubital et remonte avec lui au bras, pour s'anastomoser avec la branche postérieure de la collatérale interne et inférieure de l'humérale.

2° Le tronc des interosseuses, bientôt divisé en : interosseuse antérieure [Inter. ant.] et interosseuse postérieure [Inter. post.] qui perfore la partie supérieure de l'espace interosseux et se divise en récurrente radiale postérieure et interosseuse postérieure proprement dite;

3° L'artère du nerf médian [A. n. méd.] qui accompagne ce nerf jusqu'à la main.

NERFS

N. méd. 1 = le nerf médian passe dans la fente du rond pronateur, puis sous l'arcade du fléchisseur et reparait plus bas [N. méd. 2] pour passer dans le canal carpien. Il donne, à la partie inférieure du bras, une série de rameaux pour les muscles épitrochléens, sauf le cubital antérieur.

N. radial = le nerf radial donne, dans la fente externe du coude, des filets pour les fibres externes du brachial antérieur [Fil. br. ant.] pour le long supinateur [N. lg. sup.] pour les radiaux [N. des rad.].

Il se divise en : une branche superficielle [Rad. (br. sup.)], qui devient dorsale en passant sous le long supinateur [Br. sup. rad.] et une branche profonde [Rad. (br. pr.)] qui perfore le court supinateur, pour passer dans la loge postérieure.

On aperçoit encore des rameaux cutanés : les filets rétro-épitrochléens du brachial cutané interne [N. br. c. int. (f. retr. épitr.)].

Le rameau cutané externe du radial [R. cut. ext. r.], le musculo-cutané [N. musc. cut. 1] coupé à sa sortie de l'interligne biceps-brachial antérieur. On retrouve ce nerf [N. musc. cut. 2] sous la peau externe. Il s'anastomose avec un filet du radial [Anast.].

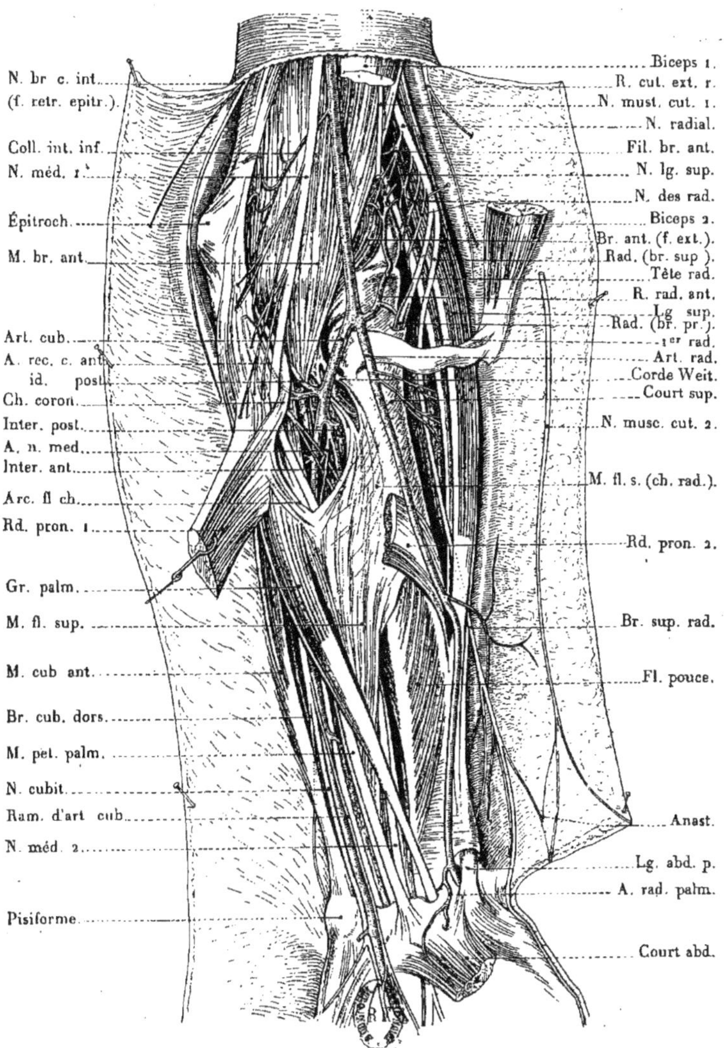

Loge antéro-interne de l'avant-bras (plan superficiel)

de l'artère. Cette cloison s'insère, dans la profondeur, à la partie postérieure du tubercule coronoïdien, et j'ai pu suivre très nettement une partie de ses fibres qui, se réfléchissant du tubercule coronoïdien à l'olécrâne, constituent en bonne partie les fibres du ligament latéral interne décrites sous le nom de ligament de Cooper (pl. 25).

Souvent un faisceau du fléchisseur profond, ou du fléchisseur du pouce vient se jeter à la face profonde de la masse épitrochléenne, constituant ce qu'on appelle le faisceau accessoire de Gantzer.

C'est maintenant qu'on dissèque la plupart des organes vasculo-nerveux de l'avant-bras ; nous décrirons, avant eux, le plan musculaire profond pour ne pas scinder l'étude des muscles.

Le *plan profond* est formé par trois muscles d'origine antibrachiale. Deux sont longitudinaux : le fléchisseur profond commun des doigts, et le fléchisseur propre du pouce ; le troisième a ses fibres transversales, sous-jacentes aux deux premiers ; c'est le carré pronateur situé à l'extrémité inférieure de l'avant-bras.

Le *fléchisseur commun profond* est un muscle puissant et large. Il s'insère sur la face antérieure, le bord antérieur et la face interne du cubitus, dans leurs deux tiers supérieurs. Le muscle s'insère même à la partie toute supérieure de la face interne, jusque sur la face latérale de l'olécrâne ; de plus il prend naissance sur le ligament interosseux, dans sa moitié interne. Toutes ces insertions se font par des fibres charnues, d'où naissent des fibres tendineuses qui apparaissent sur la face antérieure du muscle et se divisent bientôt en 4 tendons pour les les 4 doigts internes. Ces tendons perforeront ceux du fléchisseur superficiel à la racine des doigts pour aller se fixer à la phalange unguéale, le fléchisseur superficiel se fixant par deux languettes aux bords de la deuxième phalange.

Le *fléchisseur propre du pouce* s'insère sur la face antérieure du radius et la moitié externe du ligament interosseux, au niveau des deux tiers supérieurs ; de ces fibres naît un tendon qui va se terminer sur la phalange unguéale du pouce.

Quant au *carré pronateur*, il naît, par une aponévrose, d'une crête oblique, bien visible à la face antérieure du tiers inférieur du cubitus, et, de là, gagne transversalement la face antérieure et le bord interne du radius, épaissi à ce niveau en une vraie face ; ses fibres profondes repoussent très en arrière les insertions radiales du ligament interosseux.

Nerfs. — Les nerfs qui animent les muscles de cette loge sont le médian et le cubital.

PLANCHE 10. — *Loge antéro-interne de l'avant-bras (plan profond).*

MUSCLES

M. biceps = le biceps avec son tendon [**Tend. bic.**] et son expansion aponévrotique sectionnée [**Exp. ap. bic.**].

Le brachial antérieur qui déborde en dehors [**M. br. ant. 1**] et en dedans [**M. br. ant. 2**] le biceps.

Les muscles épitrochléens sont tous sectionnés et renversés en dehors, sauf le cubital antérieur [**M. cub. ant.**] et le faisceau du fléchisseur superficiel allant au petit doigt. Le muscle rond pronateur [**M. rd. pron. 1**] avec son insertion radiale [**M. rd. pron. 2**] et son chef coronoïdien [**R. pron. (ch. cor.)**]. Ce chef coronoïdien est fusionné, vers son bord inférieur, avec un faisceau anormal du fléchisseur superficiel, d'origine coronoïdienne. L'artère cubitale passe entre ces deux faisceaux. Le grand palmaire [**Gr. p.**], le petit palmaire [**Pet. p.**], le fléchisseur commun superficiel [**M. fl. superf.**] qui présente le chef du médius [**M. fl. superf. 3°**] très volumineux, formé en partie par le chef radial, sectionné [**Fl. s. (ch. rad. 1)**] et [**Fl. s. (ch. rad. 2)**] — les chefs allant à l'index et au 5° doigt présentent un tendon digastrique [**T. dig.**]. — Le segment inférieur du faisceau de l'index [**M. fl. sup. 2°.d.**] est musculaire très bas.

Le plan profond montre :

M. fl. pouce = le muscle fléchisseur du pouce.

M. fl. prof. = le muscle fléchisseur commun profond.

M. car. pr. = le carré pronateur, à peine visible, entre les deux précédents.

Parmi les muscles externes :

Le long supinateur [**M. lg. sup.**], les muscles radiaux [**M. rad.**], le muscle court supinateur [**M. crt. sup.**].

ARTÈRES

L'artère humérale [**Art. hum.**] donne la collatérale interne inférieure, qui passe derrière le médian [**Coll. int. inf.**], puis se divise, après avoir sous-croisé l'expansion aponévrotique, en radiale [**Art. rad.**] qui donne l'artère récurrente radiale antérieure [**A. rec. rad. ant.**], qui remonte avec le radial dans la fente externe du coude et en cubitale [**A. cubit.**], qui donne ici le tronc des récurrentes cubitales [**A. rec. cub.**] et l'interosseuse antérieure [**A. inter. ant.**] qui descend, appliquée sur le ligament interosseux, pour perforer derrière le carré pronateur ce ligament et devenir postérieure.

NERFS

Le nerf médian [**N. médian**] donne les nerfs du rond pronateur [**N. rd. pron.**]; un filet va au chef coronoïdien [**N. ch. cor. r. pr.**]; le nerf du grand palmaire [**N. gr. palm.**] qui atteint ce muscle, en perforant la masse épitrochléenne; le nerf du fléchisseur superficiel [**N. fléch. sup.**]. Tous ces nerfs ne se distribuent pas exclusivement à leurs muscles et débordent d'ordinaire sur les fibres des muscles épitrochléens adjacents.

D'un tronc commun naissent : 1° le nerf du fléchisseur propre du pouce [**N. fl. pouce**]; 2° de multiples rameaux pour les faisceaux externes du fléchisseur profond [**N. fl. prof.**]. Un de ces derniers s'anastomose souvent avec le rameau que le cubital donne aux faisceaux internes du même muscle ; 3° le nerf interosseux **N. interos.**] qui descend avec l'artère de même nom, envoie en dedans et en dehors deux filets grêles pour les fibres inférieurs du fléchisseur propre [**A**] et du fléchisseur profond [**B**] et se termine dans le carré pronateur.

Le nerf médian dans sa partie inférieure donne, sur ce sujet, un filet accessoire au faisceau index du fléchisseur superficiel [**N. acc. fl. ind.**], plus bas, le nerf cutané palmaire (**N. cut. palm.**] qui passe en avant du ligament annulaire.

Le nerf cubital [**N. cubit.**], dans sa portion visible, ne montre pas de branche.

Le nerf radial [**N. radial**] et sa bifurcation en branches superficielle [**N. rad. (br. sup.)**] et profonde [**N. rad. (br. prof.)**].

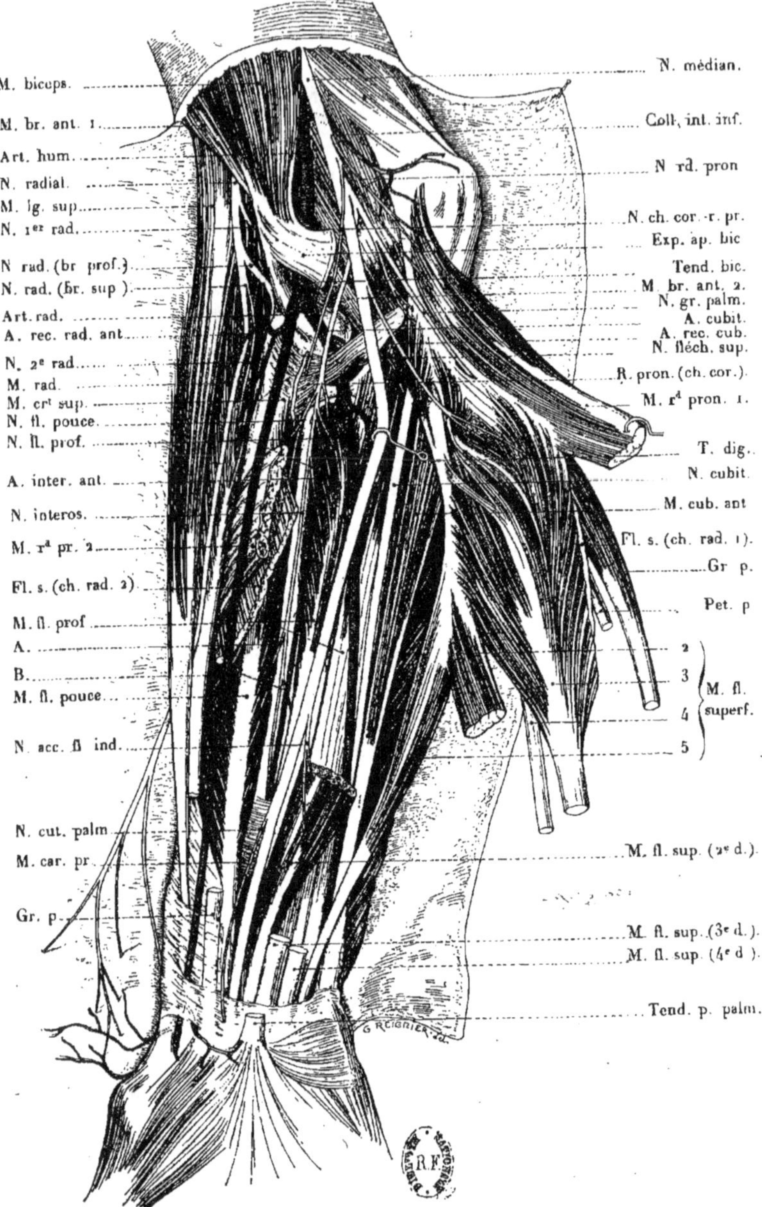

Loge antéro-interne de l'avant-bras (plan profond)

MASSON ET Cⁱᵉ, ÉDITEURS

Le *médian*, déjà étudié au chapitre pli du coude, est épanoui avant de pénétrer dans la fente du rond pronateur. Le tronc descend, sans presque donner de branches, immédiatement en avant de l'interstice qui sépare le fléchisseur profond du fléchisseur propre; il quitte la région en passant sous le ligament annulaire. Pour découvrir le nerf au-dessus du ligament annulaire, il faut inciser l'aponévrose entre le grand et le petit palmaire. Le nerf se trouve immédiatement au-dessous de l'aponévrose, presque sous le bord externe du petit palmaire (pl. 9 et 10). C'est un rapport capital lorsqu'on veut, dans un phlegmon des gaines des fléchisseurs, sectionner le ligament annulaire. Le premier temps doit toujours être la reconnaissance du médian. Au-dessus du rond pronateur, le nerf a donné déjà des rameaux au rond pronateur et à l'articulation du coude, plus un gros rameau qui pénètre dans la masse épitrochléenne par sa face profonde, allant surtout aux muscles palmaires. Plus bas, naissent un ou deux filets, passant dans la fente du rond pronateur et allant au fléchisseur superficiel. Un autre gros rameau passe, accolé au médian dans la fente du rond pronateur, et se distribue, par des filets internes, à la moitié externe du fléchisseur profond, s'anastomosant parfois à l'intérieur du muscle avec le rameau que lui donne le cubital; par ses fibres externes, ce nerf va au fléchisseur propre; enfin il se poursuit, sous le nom d'*interosseux*, à la face antérieure du ligament interosseux, entre les deux fléchisseurs profonds, aux fibres inférieures desquels il envoie quelques rameaux. Il passe ensuite sous le carré pronateur, qu'il innerve, et se termine par des filets grêles, dans les articulations du poignet et du carpe. Le tronc du médian donne, au tiers inférieur de l'avant-bras, un filet au faisceau du fléchisseur superficiel allant à l'index et, plus bas, le rameau palmaire cutané. Longtemps accolé au médian, ce dernier passe en avant du ligament annulaire et se distribue à la peau de la moitié supérieure de la paume de la main.

Le *cubital* aborde la région en passant dans la gouttière épitrochléo-oléocranienne : bridé à ce niveau par des fibres transversales, il pénètre plus bas sous le cubital antérieur, en passant sous l'arche que lui présente l'extrémité supérieure de ce muscle, entre son chef épitrochléen et son chef cubital; pour bien voir le nerf cubital, il faut sectionner, comme sur la planche 12, le faisceau épitrochléen du cubital antérieur. Le nerf descend dans l'interstice limité par le fléchisseur profond en dehors, le cubital antérieur en dedans, le fléchisseur superficiel en avant; il rejoint bientôt l'artère cubitale et longe son bord interne jusqu'à la partie inférieure de l'avant-bras, où il lui devient

PLANCHE 11. — *Loge antéro-interne de l'avant-bras (muscles et nerfs).*

M. Biceps = muscle biceps avant son expansion aponévrotique [**Exp. ap**.].
Brach. ant. = muscle brachial antérieur.
En dehors :
Lg. sup. = long supinateur.
1er rad. — premier radial.
Cr. sup. = court supinateur.
En dedans :
Rd. pr. 1 = muscle rond pronateur sectionné, segment supérieur, [**Rd. pr. 2**] chef coronoïdien et [**Rd. pr. 3**] segment radial.
Gr. palm. = grand palmaire, sectionné, avec son tendon [**T. gr. palm.**].
Le muscle fléchisseur superficiel, avec ses deux chefs externes sectionnés, est retourné et vu par sa face profonde : [**Fl. sup. ind.**] faisceau de l'index avec le chef radial sectionné : [**Ch. rad. fl. s.**]; [**Fl. sup. méd.**] = faisceau du médius; les deux faisceaux du 4e et du 5e doigt [**Fl. sup. 4e**] (id. 5e) ne sont pas sectionnés.
T. digast. = tendon digastrique.
Le muscle cubital antérieur, inséré en bas au pisiforme, reçoit son nerf par sa partie supérieure [**N. cub. ant.**].
Dans la couche profonde :
M. fléch. pr. = muscle fléchisseur propre du pouce.
Fl. prof. = muscle fléchisseur profond avec, à la main, ses annexes lombricaux [**Lombr. 1. 2. 3. 4**].
Car. pron. = carré pronateur.

NERFS

N. médian = nerf médian, sectionné plus bas, a déjà donné :
N. rd. pron. = les nerfs du rond pronateur.
N. gr. palm. = le nerf du grand palmaire.
N. fl. sup. = le nerf du fléchisseur superficiel.
N. fl. prof. = le nerf du fléchisseur profond.
N. fl. pr. = le nerf du fléchisseur propre du pouce.
N. inter. = le nerf interosseux qui, en bas, va pénétrer le carré pronateur [**N. interos. 2**].
N. cubit. = le nerf cubital, avec ses deux branches : [**N. fl. prof.**], le nerf du fléchisseur profond (faisceaux internes), [**N. cub. ant.**] le nerf du cubital antérieur. Plus bas la branche cubito-dorsale [**Br. cub. dors.**] passe entre le cubitus et le cubital antérieur. Le nerf se termine, en bas, en se divisant : la branche superficielle est sectionnée, la branche profonde [**Br. palm. pr. (cub.)**] plonge dans l'éminence hypothénar.
N. m. cut. = nerf musculo-cutané.
N. radial = nerf radial se divise en ses deux branches :
N. rad. (br. s.) = branche superficielle.
N. rad. (br. pr.) = branche profonde.

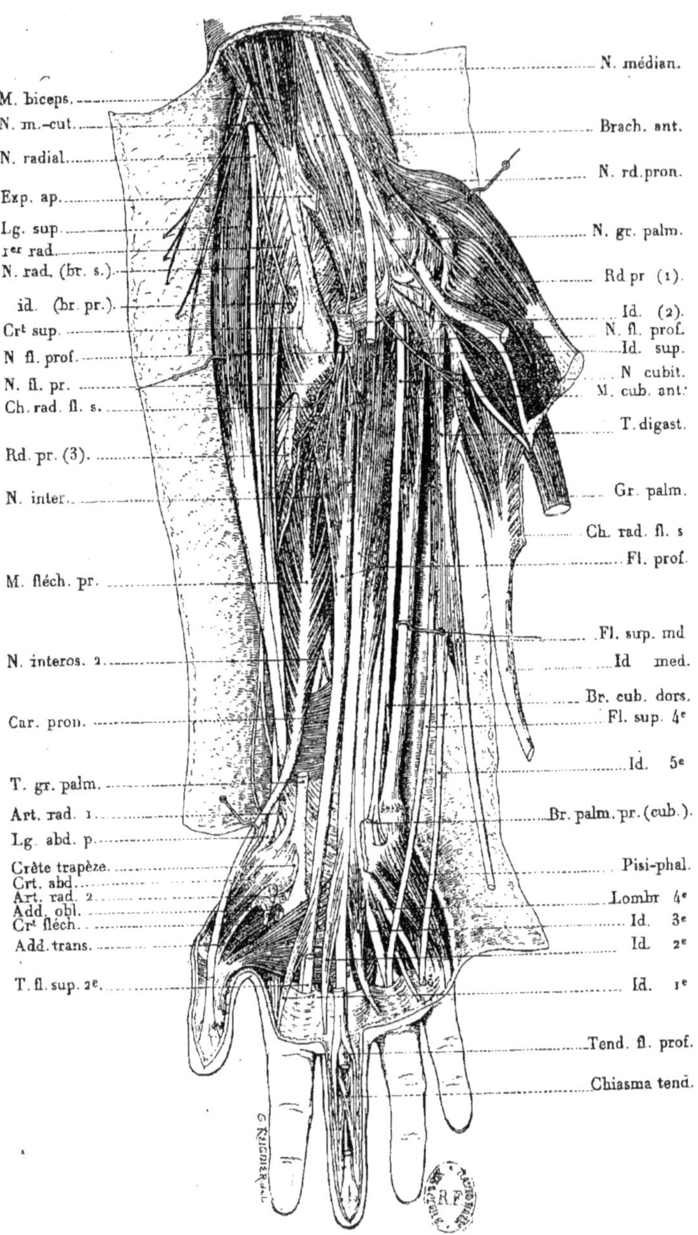

Loge antéro-interne de l'avant-bras (muscles et nerfs)

MASSON ET Cie, ÉDITEURS

légèrement postérieur. Le cubital a donné, très haut, outre des filets articulaires, plusieurs rameaux pour le cubital antérieur : le supérieur, né avant le passage du nerf sous le muscle cubital antérieur, les autres nés après. C'est aussi à ce niveau que naît le nerf du fléchisseur profond, qui pénètre très haut dans le muscle et innerve sa moitié interne.

Au-dessous du milieu de l'avant-bras, le nerf cubital donne encore deux rameaux : en dedans, le rameau de l'artère cubitale, satellite de cette artère ; en dehors, le nerf cubito-dorsal qui, passant entre le cubitus et le tendon du cubital antérieur, descend innerver la moitié interne de la peau du dos de la main.

Artères. — *L'artère humérale* se divise en ses deux branches à trois centimètres au-dessous de l'articulation du coude; sa branche interne, la *cubitale*, nous intéresse seule.

Elle commence à se diriger obliquement en bas et en dedans, en passant au-dessous du faisceau profond du rond pronateur; puis elle passe, avec le nerf médian, sous l'anneau du fléchisseur superficiel ; elle devient alors verticale et descend entre les deux fléchisseurs communs. Le médian, qui lui était interne au niveau de son passage dans la fente du rond pronateur, séparé de l'artère par le faisceau coronoïdien de ce muscle, croise la face antérieure de l'artère, lui devient externe, pour descendre ensuite, parallèlement à elle, en avant de l'interstice qui sépare le fléchisseur profond du fléchisseur propre.

Le nerf cubital, d'abord séparé de l'artère par la distance qui sépare le pli du coude de la gouttière épitrochléo-olécranienne, s'en rapproche de plus en plus. Il l'atteint au tiers moyen de l'avant-bras et ne la quitte plus ; en bas, l'artère répond au bord antérieur du cubital antérieur, son muscle satellite : elle est recouverte, à ce niveau, par une double aponévrose; l'une est l'aponévrose d'enveloppe du membre, fixée au bord antérieur du tendon cubital antérieur; l'autre, continuant le plan du fléchisseur superficiel, couvre l'artère de ses fibres transversales ; à ce niveau, comme nous l'avons dit, le nerf est postéro-interne par rapport à l'artère.

L'artère cubitale donne presque toutes ses branches au-dessus de l'anneau du fléchisseur superficiel. Ce sont : le *tronc des récurrentes cubitales*, aussitôt divisé en : 1° *la récurrente cubitale antérieure*, qui remonte avec le médian dans la fente du rond pronateur et s'anastomose avec la collatérale interne inférieure; 2° *la récurrente cubitale postérieure*, qui longe l'interstice séparant les insertions inférieures du

Dans cette figure on voit le muscle cubital antérieur [**M. cub. a. 2**] érigné en dedans, après section de son chef épitrochléen [**M. cub. a. 1**]. Tous les muscles épitrochléens sont sectionnés et relevés.

Outre les détails déjà indiqués à la planche 10, on aperçoit la partie supérieure du muscle fléchisseur profond [**M. fl. prof.**] qui remonte jusqu'à la face interne de l'olécrâne. Sous l'arcade, formée par l'union des deux chefs du cubital antérieur, ouverte ici par section du chef épitrochléen, on voit le nerf cubital aborder la loge antéro-interne. Immédiatement au-dessous de son passage dans la gouttière épitrochléo-olécranienne, le nerf cubital donne une série de filets pour le cubital antérieur [**N. cub. a 1. 2.**], puis, le nerf du fléchisseur profond [**N. fl. prof. (c.)**]. Ce nerf aborde très haut le muscle et innerve ses deux faisceaux internes. Plus bas, le cubital donne deux autres filets au muscle cubital antérieur [**N. cub. a. 3. 4.**].

Le nerf médian [**N. méd.**] passe dans la fente du rond pronateur, avec le tronc commun du nerf interosseux [**N. inteross.**], du nerf fléchisseur du pouce [**N. fl. pouce**] et les multiples filets du fléchisseur profond [**N. fl. prof. (m.)**] innervant les faisceaux externes de ce muscle. Nous n'avons pas pu, sur ce sujet, trouver d'anastomose entre le filet du cubital et ceux du médian.

L'artère cubitale qui apparaît au-dessous du chef coronoïdien du rond pronateur [**Rd. pr. (ch. c.)**] donne la récurrente cubitale postérieure [**Rec. cub. p.**] qui remonte, satellite du nerf cubital, pour s'anastomoser avec les filets postérieurs de la collatérale interne et inférieure de l'humérale ; — le tronc des interosseuses, bientôt divisé en interosseuse antérieure [**A. inter. ant.**] et interosseuse postérieure [**I. p.**] qui perfore la partie supérieure du ligament interosseux.

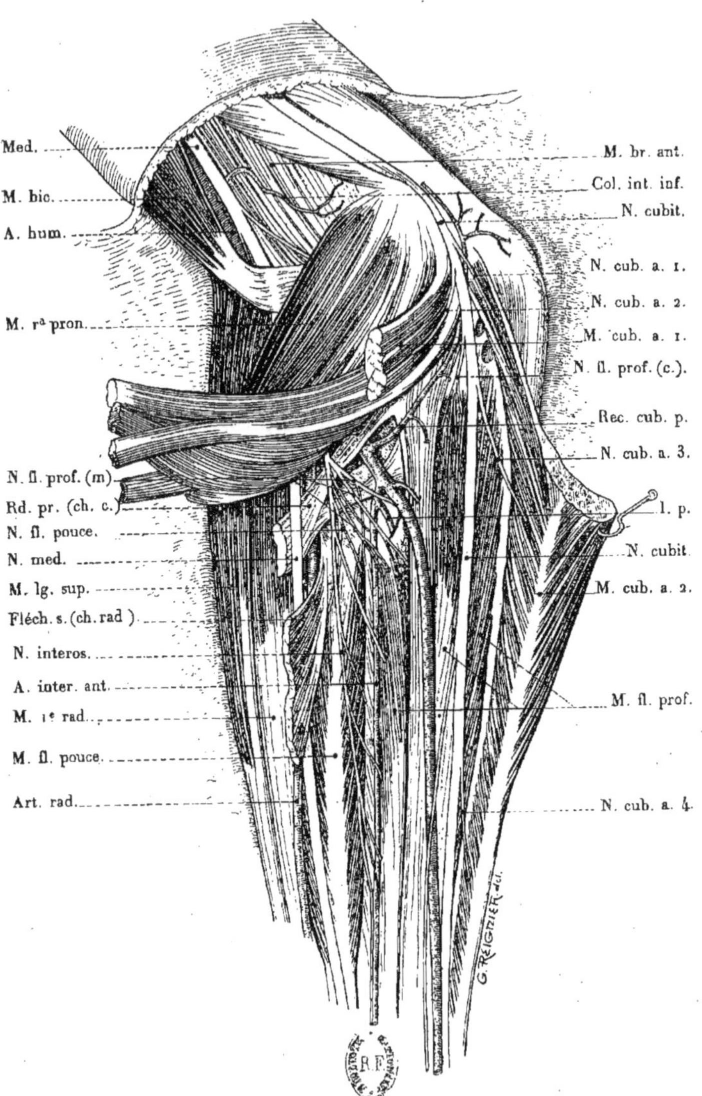

Loge antéro-interne de l'avant-bras (vue interne)

MASSON ET Cᶦᵉ, ÉDITEURS

brachial antérieur des insertions supérieures du fléchisseur profond. Elle atteint le nerf cubital, devient son satellite et, sortant sous l'arche du cubital antérieur, remonte s'anastomoser, derrière l'épitrochlée, avec les rameaux postérieurs des collatérales internes de l'humérale.

Le *tronc des interosseuses* naît immédiatement au-dessous ; l'*interosseuse antérieure* descend, appliquée sur le ligament interosseux, satellite du nerf interosseux. En bas elle traverse la partie inférieure du ligament interosseux pour s'anastomoser avec la fin de l'interosseuse postérieure. Elle donne, à son origine, le rameau satellite du médian qui accompagne ce nerf jusqu'à la main et peut prendre anormalement part à la formation de l'arcade palmaire superficielle. L'*interosseuse postérieure* perfore immédiatement la partie supérieure du ligament interosseux et se divise, dans la loge postérieure, en récurrente radiale postérieure et interosseuse postérieure. Nous les retrouverons. Au tiers inférieur de l'avant-bras, l'artère cubitale donne deux rameaux grêles : l'un, dit *cubito-dorsal*, contourne le bord de l'os, passant sous le cubital antérieur et contribue à former l'arcade dorsale de la main ; l'inférieur, très grêle, suit le bord inférieur du carré pronateur pour s'anastomoser avec une branche analogue de la radiale.

CHAPITRE VI

LOGE POSTÉRO-EXTERNE DE L'AVANT-BRAS

Nous réunissons en une seule loge les muscles postérieurs et externes de l'avant-bras ; la cloison qui les sépare peut à la rigueur justifier une division, encore qu'elle soit incomplète et que la communauté d'insertion et d'innervation de tous ces muscles autorise leur réunion en un seul chapitre.

Muscles. — Les muscles de la loge postéro-externe sont rangés en deux couches :

a) La *couche superficielle*, d'origine brachiale, comprend les sept muscles appelés quelquefois muscles épicondyliens bien que les deux premiers ne s'insèrent pas à l'épicondyle ; ce sont, en allant de dehors en dedans :

1º Le long supinateur ;

2º Le 1er radial ;

3º Le 2e radial ;

4º L'extenseur commun des doigts ;

5º L'extenseur propre du petit doigt ;

6º Le cubital postérieur ;

7º L'anconé.

b) La *couche profonde* comprend cinq muscles, d'origine antibrachiale. Ce sont de dehors en dedans :

1º Le court supinateur ;

2º Le long abducteur du pouce ;

3º Le court extenseur du pouce ;

4º Le long extenseur du pouce ;

5º L'extenseur propre de l'index.

Pour préparer ces muscles, on fixe l'avant-bras en pronation et on pratique une longue incision qui suit d'abord le quart inférieur du bord externe de l'humérus, puis oblique vers l'olécrâne et descend, suivant l'axe de l'avant-bras, jnsqu'à la main ; deux incisions transversales aux extrémités de la première, permettent de relever deux volets latéraux et de largement découvrir la région.

Pour mettre à nu le premier muscle, le *long supinateur*, on incise l'aponévrose le long du bord externe de l'avant-bras. On dissèque avec soin les insertions supérieures du muscle au bord externe de l'humérus ; puis on suit sa face superficielle, jusqu'à son tendon qui vient s'insérer en bas à la base de l'apophyse styloïde du radius, d'où le nom d'huméro-stylo-radial donné par POIRIER à ce muscle qui, en effet, ne mérite pas son nom de supinateur. En disséquant le bord postérieur du muscle qui recouvre le premier radial, il faut prendre garde, au niveau du tiers inférieur de l'avant-bras, de ménager la branche superficielle du radial qui sort de l'interstice des deux muscles pour gagner la face postérieure de l'avant-bras.

Pour compléter la dissection du long supinateur, on libère son bord antérieur, attiré par l'aponévrose antibrachiale sur la face antérieure du membre, si bien que le muscle, largement étalé, déborde toujours en dedans la ligne de ligature de l'artère radiale au tiers supérieur, ligne qui va du milieu du pli du coude à la gouttière du pouls. C'est par sa face profonde qu'il reçoit son nerf du tronc du radial. Ce dernier glisse en effet dans la fente musculaire séparant le long supinateur du brachial antérieur. Cette région a été étudiée en détail au chapitre pli du coude.

Le *premier radial* est recouvert par le long supinateur et recouvre lui-même le second radial. Il s'insère sur le bord externe de l'humérus, entre le long supinateur et l'épicondyle ; ses fibres musculaires se jettent en bas sur un tendon qui, abandonnant le long supinateur, passe à la face postérieure de l'avant-bras, sous-croise les tendons du long abducteur et du court extenseur du pouce, glisse dans un tunnel ostéofibreux à la face postérieure de l'extrémité inférieure du radius et se termine sur la base du deuxième métacarpien, sur la dent externe de la fourche que forme l'extrémité supérieure de cet os.

Le *deuxième radial* est, lui, un vrai muscle épicondylien ; il s'insère, par un tendon, sur une fossette marquée à la face antérieure de l'épicondyle ; le bord cubital de ce tendon se fusionne assez intimement avec le muscle extenseur commun ; le corps du deuxième radial, aplati, se moule sur la face externe du radius, recouvert en partie par le premier radial. Il accompagne fidèlement le tendon de ce dernier muscle, et ne s'en sépare qu'à son insertion inférieure, qui s'effectue sur la base du troisième métacarpien, au niveau de la pointe que cette base envoie en dehors.

L'*extenseur commun des doigts* naît d'une facette, bien marquée à la face externe de l'épicondyle, entre celle du second radial et celle du cubital postérieur ; mais les fibres musculaires naissent aussi : 1° d'une cloison aponévrotique interposée entre le muscle et le second radial ; 2° de la face profonde de l'aponévrose antibrachiale, de sorte qu'il est impossible de disséquer cette aponévrose jusqu'à l'épicondyle ; on la sectionnera au ciseau, au-dessous du point où elle donne naissance à l'extenseur. Le muscle descend le long de la face postérieure de l'avant-bras pour se diviser, à la partie inférieure, en quatre languettes qui, devenues tendineuses, glissent dans une large gouttière de la face postérieure de l'extrémité inférieure du radius, gouttière convertie en canal ostéo-fibreux par le ligament annulaire postérieur. Nous étudierons en détail, au chapitre du dos de la main, la terminaison des tendons extenseurs à l'extrémité supérieure des deux dernières phalanges des quatre derniers doigts.

L'*extenseur propre du petit doigt* n'est qu'un faisceau isolé du muscle précédent, dont il est impossible de le séparer à la partie supérieure. Il partage donc l'insertion épicondylienne de l'extenseur commun, adhère comme lui à la face profonde de l'aponévrose antibrachiale et se fusionne plus ou moins en arrière avec l'origine du cubital postérieur. Le tendon qui fait suite au muscle passe sous le ligament annulaire dorsal, dans une coulisse propre, uniquement fibreuse, répondant à l'interligne radio-cubital.

Le *cubital postérieur* s'insère par un fort tendon à une facette marquée à la face postérieure de l'épicondyle ; de plus, le muscle adhère, comme nous l'avons vu, au précédent et reçoit en outre quelques fibres de la face profonde de l'aponévrose antibrachiale. La dissection de ce muscle présente quelques difficultés ; il faut d'abord isoler son bord interne qu'on découvre en désinsérant de la crête du cubitus (bord postérieur) l'aponévrose antibrachiale qui y adhère ; on s'aperçoit alors que le muscle cubital postérieur ne s'insère pas, comme on le dit souvent, sur la longue surface interne de la face postérieure du cubitus. Le muscle glisse sur cette surface, sans s'y insérer ; parfois pourtant, à la partie supérieure, il jette quelques fibres sur le cubitus, immédiatement au-dessous de l'anconé. Il faut désinsérer ces fibres, au ras du cubitus, pour pouvoir suivre le tendon du cubital jusqu'à l'épicondyle ; pour y arriver, on fendra l'aponévrose qui recouvre l'anconé et qui adhère au tendon du cubital, tandis qu'elle glisse sur l'anconé. A la partie inférieure, le cubital postérieur glisse dans une gouttière située entre la tête et l'apophyse styloïde du cubitus, gouttière convertie en canal par le ligament annulaire dorsal : puis le tendon du muscle va s'insérer au tubercule que présente l'extrémité supérieure du cinquième métacarpien.

L'*anconé* s'insère à l'épicondyle par un fort tendon qui marque sur l'os une facette horizontale allant de la partie inférieure de la facette du cubital postérieur jusqu'aux fibres les plus externes du vaste interne ; les insertions de l'anconé et du vaste interne circonscrivent, en bas et en dedans, la facette circulaire de la partie postérieure de l'épicondyle qui répond à la peau. Le tendon de l'anconé suit le bord inférieur du muscle ; il donne naissance à des fibres musculaires qui vont se fixer sur la surface cubitale, située en arrière de la crête limitant postérieurement la petite cavité sigmoïde. L'anconé a une forme triangulaire ; il irradie de la surface épicondylienne : ses fibres inférieures, sont très obliques, presque verticales, ses fibres supérieures horizontales se continuent sans limite nette avec les fibres du vaste interne ; aussi, certains auteurs rattachent-ils l'anconé au triceps brachial. Sa face superficielle est recouverte par l'aponévrose antibrachiale qui est tendue entre le cubital postérieur et le bord externe du tendon du triceps.

Pour voir les muscles de la couche profonde il faut sectionner une partie des muscles superficiels ; nous conseillons de couper les radiaux et les extenseurs (pl. 13).

Le *court supinateur* est un muscle complexe ; seul de tous les muscles profonds, il naît à la fois du bras et de l'avant-bras. Son insertion brachiale, la moins importante, se fait à l'épicondyle par un tendon aplati, qui s'insère entre les muscles épicondyliens et le ligament latéral externe. Les fibres épicondyliennes du muscle adhèrent intimement à ce ligament, si bien qu'il faut les détruire une à une pour disséquer ce dernier (voy. articul. du coude). L'insertion cubitale se fait à la fosse située au-dessous de la petite cavité sigmoïde ; fosse limitée en arriere par une crête saillante qui la sépare de la surface de l'anconé. La plupart des insertions du court supinateur se font par des fibres tendineuses à cette crête ; pourtant des fibres musculaires, plus ou moins abondantes suivant les cas, s'insèrent en avant de la crête dans la partie postérieure de la fosse ; la partie antérieure est d'ordinaire vierge d'insertions pour laisser le champ libre à la tubérosité bicipitale, dans les mouvements de pronation. De ces insertions, les fibres du muscle descendent, obliques en bas et en avant pour s'enrouler autour du tiers supérieur du radius ; les fibres superficielles s'insèrent à la racine inférieure de la tubérosité bicipitale, obliquement descendante en bas et en dehors, jusqu'à l'insertion du rond pronateur ; c'est sur cette crête que s'insère aussi le chef radial du fléchisseur superficiel. Les fibres profondes, charnues, s'insèrent sur les faces externe et postérieure du tiers supérieur du radius. On conçoit, d'après la direction de ces fibres, quelle force doit avoir ce muscle comme supinateur. Le court supinateur est dédoublé par un canal que traverse la branche profonde du radial.

Le *long abducteur du pouce* est un puissant muscle inséré en haut : 1° à la partie supérieure de la longue surface de la face postérieure du cubitus, située en dehors de la surface de glissement du cubital postérieur ; 2° à la partie supérieure du ligament interosseux ; 3° à la partie supérieure de la face postérieure du radius. Ces insertions forment une pointe supérieure répondant à l'angle formé par l'anconé et le court supinateur. Le muscle, oblique en bas et en dehors, ce qui est d'ailleurs la direction de tous les muscles de la couche profonde, croise superficiellement les radiaux, puis l'insertion inférieure du long supinateur, glisse dans une coulisse ostéo-fibreuse à la face externe de la styloïde radiale, et se termine à la base du premier métacarpien, non sans envoyer une expansion tendineuse au court abducteur du pouce.

Le *court extenseur* n'a pas d'insertion cubitale ; il s'insère surtout au ligament interosseux, au-dessous du précédent, qui le recouvre en partie ; souvent, quelques fibres s'insèrent à la face postérieure du radius. Le tendon du court extenseur suit fidèlement le bord interne du long abducteur, glisse dans une coulisse située immédiatement en arrière de la précédente, forme avec lui le relief externe de la tabatière anatomique et se termine, en s'insérant à la base de la première phalange du pouce.

Le *long extenseur du pouce* s'insère sur la surface postérieure du cubitus, au-dessous du long abducteur, et sur la partie avoisinante du ligament interosseux. Le tendon du muscle glisse dans une profonde gouttière située à la face postérieure de l'extrémité radiale, entre celle des radiaux et celle de l'extenseur commun ; sorti de son canal ostéo-fibreux, le tendon qui forme le relief interne de la tabatière anatomique croise à la face dorsale du carpe, les tendons radiaux, puis l'artère radiale et vient rejoindre le court extenseur pour le dépasser en s'insérant à la base de la deuxième phalange du pouce.

L'*extenseur de l'index* s'insère à la facette cubitale et au liga-

PLANCHE 13. — *Loge postéro-externe de l'avant-bras.*

MUSCLES

Lg. supin. = long supinateur, récliné par une épingle.

Les radiaux sont sectionnés **1"** radial. **ex.**; **2°** radial. **ex.** = leur segment supérieur; **1"** rad. ext.; **2°** rad. ext. = leur segment inférieur.

Ext. comm. = extenseur commun des doigts sectionné et vu par sa face profonde; ses 4 tendons sont sectionnés au poignet, immédiatement au-dessus du ligament annulaire dorsal.

Ext. 5° d. 1. = extenseur du 5° doigt, son segment supérieur; **Ext. 5° d. 2** = son tendon.

Cub. post. = le cubital postérieur, qui glisse sans s'y insérer sur la surface du cubitus [Cubitus (s. du c. p.)].

Cr° supin. = court supinateur.

Lg. abd. pouce = long abducteur du pouce.

Cr° ext. p. = court extenseur du pouce.

Lg. ext. p. = long extenseur du pouce.

Ext° p. ind. = extenseur propre de l'index.

NERFS

Le **Tronc du radial** donne le nerf du long supinateur, invisible, et celui du 1" radial [**N. du 1" radial**].

Rad. (b. ant.) = branche antérieure du radial qui donne **N. du 2° radial** : id. (b. post.) = branche postérieure du radial qui traverse le court supinateur et en ressort pour s'épanouir entre les deux couches musculaires de la loge postéro-externe en innervant : l'extenseur commun, l'extenseur propre du 5°, le cubital postérieur [**N. cub. post.**] et les 5 muscles de la couche profonde. Il envoie le nerf interosseux [**Ram. interos.**] qui descend jusqu'au carpe.

N. cub. (br. cut. d.) = branche cutanée dorsale du nerf cubital.

ARTÈRES

On aperçoit, dans la profondeur, la bifurcation de l'humérale. La radiale [**A. rad.**] qui reparaît dans la tabatière anatomique, au-dessous de la styloïde radiale; avant de plonger dans le premier espace interosseux, elle donne la dorsale du carpe [**Dors. carp.**] et l'interosseuse du 2° espace [**Int. 2° esp.**].

Anast° prof. = anastomoses venant des artères palmaires.

Rec. rad. ant. = récurrente radiale antérieure.

A. cub. = artère cubitale, qui envoie en arrière le tronc interosseux postérieur; ce tronc perfore la partie supérieure de l'espace interosseux, apparaît, sous le court supinateur, près de l'épanouissement du radial et se divise en : [**Rec. rad. post.**] = récurrente radiale postérieure et [**Int. post.**] = interosseuse postérieure qui s'anastomose, à la région dorsale du carpe, avec l'interosseuse antérieure [**Int. ant.**], devenue postérieure.

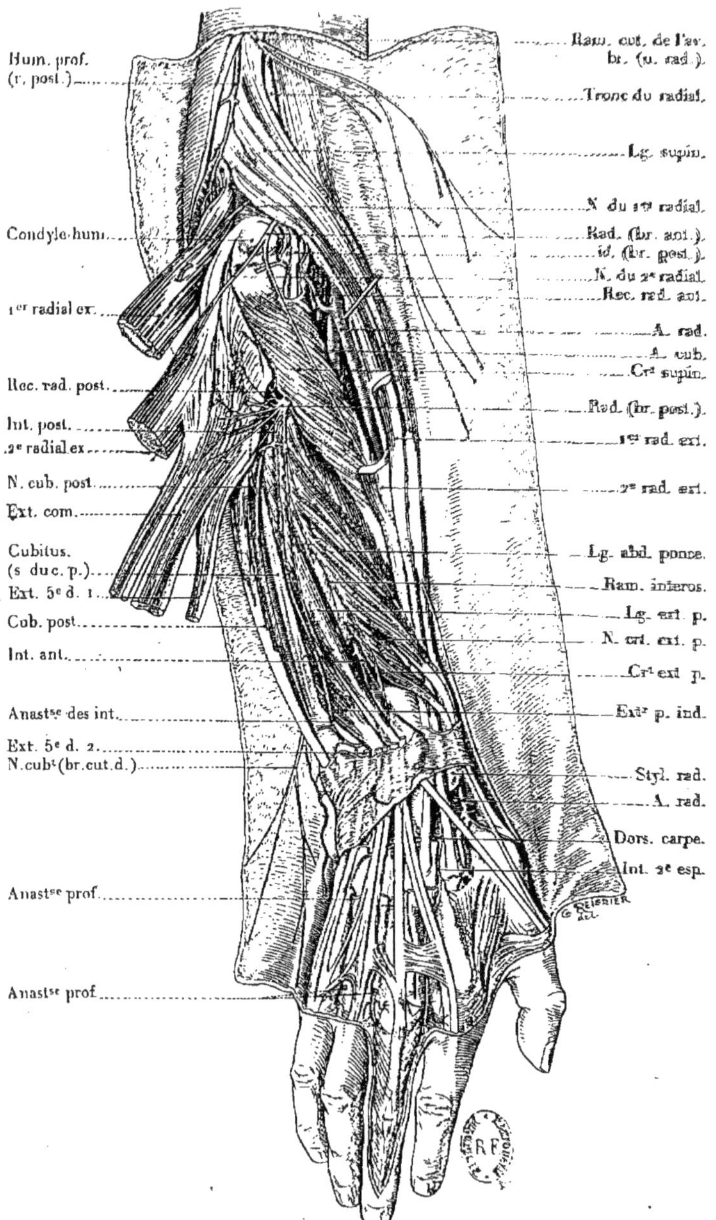

Loge postéro-externe de l'avant-bras

MASSON ET Cie, ÉDITEURS

ment interosseux au-dessous du précédent; il passe dans la coulisse ostéo-fibreuse de l'extenseur commun, dont il croise la face profonde, et se termine à la face postérieure de la main, en s'accolant au bord cubital du tendon extenseur de l'index.

Nerfs. — Les nerfs de cette loge viennent tous du *radial*.

Nous ne dirons qu'un mot du nerf de l'anconé, issu du radial à la région postérieure du bras, où nous l'avons étudié sous le nom de rameau du vaste externe et de l'anconé. Pour le découvrir, il faut fendre en long le tendon du triceps et le chercher dans la moitié externe, presque accolé à l'humérus dans les fibres du vaste interne.

Le *radial*, avant de se diviser, donne, à la partie inférieure du bras, le nerf du long supinateur qui l'aborde par sa face profonde, et le nerf du premier radial qui aborde aussi profondément ce muscle (pl. 9).

Le nerf du second radial vient d'une des branches de bifurcation du nerf radial, tantôt de la superficielle (pl. 10), tantôt de la profonde (pl. 11).

Le nerf radial se divise en deux branches dans la rainure externe du pli du coude. La *branche antérieure* ou *superficielle*, située dans la gaine même du long supinateur, suit ce muscle jusqu'à son tiers inférieur, pour s'en dégager, en passant entre le long supinateur et le premier radial. Devenu sous-cutané, il innerve la peau externe du dos de la main.

La *branche postérieure* ou *profonde* perfore le court supinateur à sa face antérieure; contourne, à l'intérieur du muscle, la face externe du radius, pour s'en dégager, en arrière, un peu au-dessus de son bord inférieur. Avant de s'engager dans le canal musculaire, on voit le nerf donner plusieurs petits rameaux, pénétrant avec lui dans le muscle et s'y distribuant.

A sa sortie du court supinateur, la branche postérieure du radial est aplatie, large, comme lamelliforme; elle s'épanouit presque aussitôt en un grand nombre de branches musculaires :

1° Une grosse branche, bientôt divisée en nombreux filets, dont les supérieurs sont récurrents, pour l'extenseur commun;

2° Un rameau pour l'extenseur du petit doigt;

3° Un autre pour le cubital postérieur qui, né du bord supérieur du tronc du nerf, décrit un léger coude avant de pénétrer dans le muscle, toujours accompagné d'une branche artérielle.

Les nerfs de la couche profonde naissent ordinairement d'un seul tronc qui donne :

1° En dedans un filet pour le long abducteur ;

2° Un second filet, qui donne encore à ce muscle, et vient se distribuer dans le court extenseur, en croisant la face superficielle de l'abducteur, ou en traversant une partie de ce muscle ;

3° En dehors un filet pour le long extenseur et, plus bas, pour l'extenseur de l'index ;

4° Enfin, un filet médian, dit *nerf interosseux*, qui s'applique contre le ligament interosseux et vient se perdre dans les articulations du carpe, en passant profondément dans la gaine de l'extenseur commun. Au poignet, le nerf interosseux postérieur se renfle d'ordinaire en une ou plusieurs nodosités et envoie souvent des filets très longs et grêles, qui, d'après Rauber, viendraient jusqu'aux articulations métacarpophalangiennes. Ces filets sont très difficiles à suivre et à isoler. Ils s'anastomosent avec les rameaux très grêles que la branche profonde du cubital envoie aux interosseux dorsaux.

Artères. — Les artères de la loge postéro-externe viennent en partie de la radiale, mais surtout de la cubitale. La *radiale* donne à son origine la *récurrente radiale antérieure*, qui vascularise la partie supérieure du long supinateur et des radiaux, et s'anastomose dans la rainure externe du pli du coude avec la terminaison de l'humérale profonde. Un rameau de cette récurrente accompagne le radial dans le tunnel du court supinateur.

L'artère radiale descend du milieu du pli du coude à la gouttière du pouls ; le long supinateur est son muscle satellite et la recouvre dans les deux tiers supérieurs de l'avant-bras ; mais l'artère n'est pas dans la gaine du muscle ; elle est intermédiaire aux deux loges de l'avant-bras, comprise dans un dédoublement de l'aponévrose qui va s'insérer au bord antérieur du radius et qui sépare la loge postéro-externe de l'antéro-interne (fig. 4). L'artère radiale donne un certain nombre de rameaux superficiels pour le long supinateur et les radiaux.

L'*artère cubitale* donne le tronc des interosseuses, dont le rameau postérieur, l'artère *interosseuse postérieure*, traverse la partie supérieure du ligament interosseux et entre dans notre loge au-dessous du court supinateur, tout près de la sortie du radial. Cette artère se divise de suite en deux branches :

1° La *récurrente radiale postérieure* qui glisse sous le cubital postérieur et l'anconé, pour s'anastomoser, derrière le coude, avec l'artère de l'anconé ou le rameau postérieur de l'humérale profonde ;

2° L'*interosseuse postérieure* proprement dite qui descend, non pas

accolée au ligament interosseux, mais entre les deux couches musculaires de la loge. Elle donne des rameaux à la plupart de ces muscles
et s'anastomose à la partie inférieure de l'avant-bras avec l'interosseuse
antérieure. Cette dernière traverse en effet la partie inférieure du ligament interosseux, au-dessous du court extenseur du pouce, et, restant
accolée sur ce ligament, envoie un rameau récurrent anastomotique
pour l'interosseuse postérieure ; elle se termine en s'anastomosant avec
la dorsale du carpe. La fin de l'interosseuse antérieure est satellite du
nerf interosseux postérieur ; elle passe avec lui dans la gaine de l'extenseur commun.

CHAPITRE VII

MUSCLES DE LA PAUME DE LA MAIN ET LEURS NERFS

Incisions cutanées. — 1° Incision transversale passant à un centimètre au-dessus du pisiforme, parallèle et sus-jacente au pli de flexion de la main. Cette incision commence en dedans du tendon

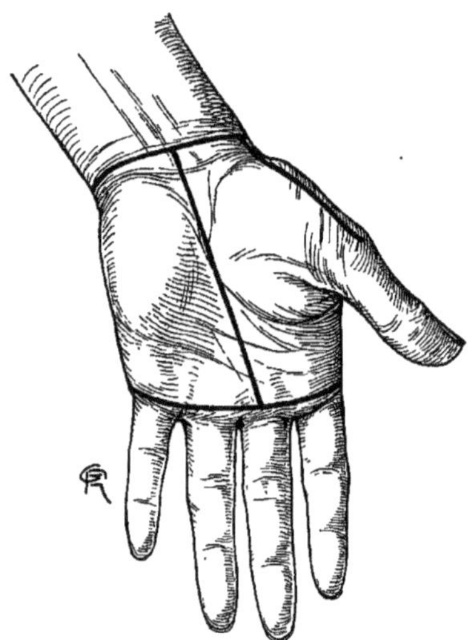

Fig. 5. — Incisions cutanées pour la préparation de la paume de la main.

du cubital antérieur et va jusqu'aux tendons limitant en dehors la tabatière anatomique. Elle pénètre jusqu'à l'aponévrose antibrachiale ;

2° Incision médiane dans l'axe du médius, branchée en T sur la précédente, allant ainsi jusqu'à l'aponévrose ;

3° Incision externe, le long du bord externe du premier métacarpien jusqu'au-dessous de l'articulation métacarpo-phalangienne ;

4° Incision digito-palmaire, un centimètre au-dessus des plis de flexion des doigts.

Dissection de l'éminence thénar. — Creuser l'incision externe jusqu'à ce que, après avoir incisé la mince aponévrose thénarienne, on tombe sur la chair musculaire du muscle superficiel, le *court abducteur du pouce* ou *scapho-phalangien*.

Disséquer d'abord les insertions supérieures. Ménager les expansions tendineuses données à ce muscle en dehors par le tendon du long abducteur du pouce, en dedans par le petit palmaire. L'expansion externe est constante ; plus ou moins forte suivant les sujets, elle se détache assez haut du tendon du long abducteur, plusieurs centimètres au-dessus de son insertion sur l'extrémité supérieure du 1ᵉʳ métacarpien. L'expansion interne est variable, elle peut manquer ainsi que le petit palmaire, d'autres fois elle est assez forte ; mais on ne constate jamais aussi nettement que pour le long abducteur, la continuation de l'expansion avec les fibres du court abducteur. Les insertions du court abducteur se font sur le scaphoïde ; on ne les met bien en lumière, qu'après section du corps musculaire et après avoir relevé le segment supérieur ; d'ailleurs, la plus grande partie des fibres se continue avec celles du ligament annulaire antérieur, dont elles contribuent à former le plan moyen. Les insertions inférieures se font sur le tubercule externe de l'extrémité supérieure de la 1ʳᵉ phalange. Le tendon qui s'y insère adhère plus ou moins au sésamoïde externe. De plus, ce tendon envoie en arrière une expansion fibreuse, qui, après avoir croisé l'articulation métacarpo-phalangienne, se jette sur le tendon du long extenseur du pouce. Cette expansion, anologue à celle des interosseux, vient attester que le court abducteur n'est qu'un interosseux modifié. Lorsqu'on dissèque la face antérieure du corps charnu du court abducteur, il faut de suite songer au filet thénarien du médian qui l'innerve. On l'aperçoit à la partie supérieure du muscle qu'il pénètre par son bord interne ; en exerçant sur lui des tractions, on peut voir le rameau thénarien et le disséquer ; cette dissection est toujours délicate, car le rameau thénarien est toujours entouré d'un tissu fibreux adhérent qui rend sa dénudation difficile. Ce rameau aborde l'éminence thénar, tantôt en croisant le bord inférieur du ligament annulaire, tantôt en le perforant plus ou moins près de ce bord ; mais on reconnaît toujours le nerf à sa direction perpendiculaire aux fibres musculaires thénariennes.

Le rameau thénarien mis en évidence, on sectionne le court abducteur en son milieu et on tombe sur le second plan musculaire formé par l'opposant en dehors, le court fléchisseur en dedans.

L'*opposant*, ou *trapézo-métacarpien*, déborde toujours en dehors le court abducteur, si bien qu'on l'aperçoit déjà avant d'avoir sectionné ce dernier. Il est souvent plus ou moins fusionné avec le court fléchisseur, surtout à son extrémité supérieure. Pour l'en détacher, il faut commencer par en bas et séparer les fibres qui s'insèrent au métacarpien et qui appartiennent à l'opposant, de celles qui s'insèrent au sésamoïde et qui sont au court fléchisseur. Parfois, d'ailleurs, une fente visible sépare les deux muscles. Les insertions supérieures de l'opposant se font dans la profondeur au trapèze; plus superficiellement, ses fibres s'intriquent dans le plan moyen du ligament annulaire. Le rameau thénarien envoie à ce muscle, près de son extrémité supérieure, un ou plusieurs filets qui le pénètrent par sa face antérieure.

Le *court fléchisseur* est un muscle plus complexe. Il forme, surtout dans sa partie supérieure, une sorte de demi-gouttière à concavité interne dans laquelle glisse le tendon du fléchisseur propre du pouce. Ses insertions supérieures se font sur deux plans : le plan superficiel se continue avec les fibres inférieures du ligament annulaire antérieur et peut être suivi jusqu'au crochet de l'os crochu; son plan profond prend des insertions sur l'os trapèze. A la partie inférieure, le muscle se fusionne en un seul tendon qui, situé entièrement en dehors du tendon du fléchisseur, vient se jeter sur le sésamoïde externe (dit scaphoïde) et, de là, au tubercule externe de l'extrémité supérieure de la première phalange du pouce. Ce muscle mérite le nom de *trapézo-sésamoïdien*. Le court fléchisseur a une innervation complexe. Il reçoit à la fois du médian et du cubital. Le médian, par son rameau thénarien, lui envoie toujours un filet qui l'aborde en avant près de ses insertions supérieures ; souvent un autre filet, venu soit du rameau thénarien, soit du collatéral externe du pouce, aborde le muscle par son bord interne; on le coupe souvent en disséquant de près le bord interne du chef superficiel, auquel il s'accole sur une certaine étendue, avant de se perdre à l'intérieur du muscle. Ces filets du médian innervent toujours le chef superficiel; le profond reçoit en général un filet de la branche palmaire profonde du cubital. Nous le décrirons plus tard.

Dissection de l'éminence hypothénar. — Avant de commencer la dissection de l'éminence hypothénar, il convient d'aller découvrir le nerf cubital au-dessus du ligament annulaire. Immédiatement au-dessus du pisiforme, on découvre le tendon du cubital antérieur et, après avoir désinséré de son bord externe l'aponévrose antibrachiale, on trouve, au-dessous d'une seconde aponévrose à fibres transversales, l'artère cubitale entourée de ses veines et, immédiatement en dedans et en arrière, le gros nerf cubital. On dénude soigneusement ce nerf et on le charge sur une sonde cannelée passée transversalement au-dessous de lui pour le tendre et faciliter sa dissection. Nerf et vaisseaux cubitaux passent en avant du ligament annulaire, mais ils sont recouverts par une aponévrose assez forte, expansion du ligament annulaire dorsal qui, après avoir contourné le bord cubital du poignet, vient se perdre sur le ligament annulaire antérieur; il faut détruire ce plan aponévrotique pour suivre le nerf cubital qui déjà se divise en ses deux branches palmaires : branche superficielle et branche profonde. Au-dessous du pisiforme, le cubital, ou du moins sa branche superficielle, passe au-dessous du *palmaire cutané;* ce muscle, toujours formé de plusieurs faisceaux parallèles, s'insère en dehors sur l'aponévrose palmaire et vient se perdre en dedans à la face profonde de la peau du bord cubital de la main. Pour le conserver dans la préparation, il convient de le désinsérer au niveau de l'aponévrose palmaire et de renverser en dehors le lambeau cutané palmaire interne, délimité par les incisions déjà tracées. On aperçoit alors le muscle par sa face profonde et on le voit recevoir 1 ou 2 filets nerveux, qui proviennent : le premier, du cubital avant sa bifurcation; le second, de la branche superficielle du cubital; ces filets, assez volumineux, ne s'épuisent pas d'ailleurs dans le muscle; ils le traversent et vont à la peau.

Le palmaire cutané une fois renversé en dedans, on peut disséquer la branche superficielle du cubital et les muscles hypothénariens. Le nerf cubital donne en dedans un premier nerf qui va former le collatéral interne du petit doigt; et un deuxième rameau plus volumineux, qui formera le tronc interosseux du 4ᵉ espace et se divisera plus bas en collatéral externe du petit doigt, et interne de l'annulaire; il faut prendre bien garde en disséquant le tronc interosseux de ne pas sectionner l'anastomose constante que donne le cubital à la branche la plus interne du médian; cette anastomose, toujours volumineuse, quelquefois multiple, se détache plus ou moins haut du cubital et, oblique en bas et en dehors, atteint le médian immédiatement au-dessous du ligament annulaire. Dans certains cas, cette anastomose affecte une autre forme; elle rejoint un rameau descendant du médian et de la fusion de ces rameaux partent une série de filets cutanés. Nous représentons (pl. 16) un sujet sur lequel l'anastomose avec le médian naissait de très haut, du filet que ce nerf cubital donne à l'artère. Ajoutons que la dissection de cette anastomose est souvent rendue difficile par son adhérence au tissu fibreux de l'aponévrose palmaire. Le filet du cubital qui est sus-aponévrotique doit en effet aller rejoindre le médian sous-aponévrotique, ce qui explique les rapports de l'anastomose avec le tissu fibreux de l'aponévrose palmaire.

Les muscles de l'éminence hypothénar sont au nombre de trois : le superficiel, *pisi-phalangien* ou *court adducteur;* les profonds sont l'*unci-sésamoïdien* ou *court fléchisseur* et l'*unci-métacarpien* ou *opposant.*

Le *court abducteur* s'insère en haut sur le pisiforme et en bas sur le tubercule interne de l'extrémité supérieure de la 1re phalange du petit doigt, non sans envoyer (comme un interosseux qu'il représente et comme le court abducteur du pouce) une expansion dorsale au tendon de l'extenseur du petit doigt. Il reçoit son nerf du cubital par la partie supérieure de son bord externe, peu au-dessous du pisiforme ; ce nerf naît, tantôt haut, avant la division du cubital ; tantôt plus bas, de la branche palmaire profonde, avant qu'elle n'ait pénétré les muscles profonds.

Le muscle *court fléchisseur* s'insère en haut, partie sur l'uncus, partie sur le ligament annulaire, en intriquant ses fibres avec celles des muscles thénariens ; assez souvent, surtout chez les sujets musclés, l'extrémité supérieure s'insère aussi sur une arcade fibreuse tendue du pisiforme à l'uncus. Sous cette arcade passe la branche palmaire profonde du cubital, avant de perforer l'opposant. De là, les fibres descendent se jeter sur un tendon qui se fixe au sésamoïde unique et interne de l'articulation métacarpo-phalangienne. Puis, fusionnant plus ou moins ses fibres avec celles de l'adducteur, il va au tubercule interne de la base de la 1re phalange. Ce muscle est innervé par un filet de la branche profonde du cubital qui l'aborde par son bord interne près de son extrémité supérieure.

L'*opposant* s'insère en haut sur l'uncus, au-dessous du précédent ; il reçoit aussi des fibres du ligament annulaire au niveau de son bord inférieur : de là, il va s'insérer, en passant au-dessous du court fléchisseur, sur le cinquième métacarpien ; ses fibres supérieures courtes sont presque horizontales ; ses fibres inférieures plus longues sont presque verticales. Les insertions sur le métacarpien sont souvent limitées par une arcade fibreuse, tendue d'une extrémité à l'autre de cet os ; on trouve parfois une disposition analogue à l'opposant du pouce.

PLANCHE 14. — *Muscles et nerfs de la paume de la main (plan superficiel).*

La peau a été incisée suivant les lignes indiquées; le palmaire cutané, désinséré au niveau de son insertion à l'aponévrose palmaire, a été retourné avec le lambeau cutané interne, et est vu par sa face profonde; l'aponévrose palmaire est détruite; on voit, en bas, l'origine des gaines fibreuses des fléchisseurs.

Le ligament annulaire antérieur est intact; sur ce sujet, le petit palmaire manque; on a taillé, un peu artificiellement, les deux bords du ligament annulaire. Il est en grande partie constitué par l'entrecroisement en X des muscles thénariens et hypothénariens.

M. crt. abd. p. = court abducteur du pouce, qui reçoit, par son extrémité supérieure, une expansion du long abducteur du pouce dont on voit le tendon (**Tend. lg. abd. p.**).

M. oppos'. = l'opposant qui déborde, en dehors, le précédent.

Crt. fléch. = le court fléchisseur du pouce, dont on aperçoit seulement le faisceau superficiel. On voit sortir, au-dessous de son bord externe, le tendon fléchisseur propre du pouce.

M. add. p. = le muscle adducteur du pouce, dont on aperçoit, dans la profondeur, le chef transverse, issu du 3ᵉ métacarpien.

Parmi les muscles hypothénariens :

Palm. cut. = le palmaire cutané.

Add. 5ᵉ = l'adducteur du petit doigt.

Crt. fl. 5ᵉ = le court fléchisseur.

Au-dessus du ligament annulaire, on voit le tendon du grand palmaire [**Tend. gr. palm.**] qui perfore ce ligament; le tronc du médian [**N. méd.**], longé en dedans par le nerf palmaire cutané sectionné; plus en dedans, les tendons fléchisseurs, puis le nerf cubital [**N. cubit.**], qui longe le tendon du muscle cubital antérieur inséré au pisiforme.

Au-dessous du ligament annulaire, on trouve, sous le plan nerveux, les quatre tendons fléchisseurs superficiels; accolés à leur face profonde, les 4 tendons fléchisseurs profonds qui débordent légèrement en dehors; aux tendons profonds sont annexés les lombricaux.

Les nerfs viennent du médian et du cubital.

N. méd. = le nerf médian donne : le rameau thénarien [**Ram. thén.**] qui, ici, perfore le ligament annulaire, près de son bord inférieur, et se distribue aux trois muscles thénariens superficiels.

Le médian donne successivement : les deux nerfs collatéraux du pouce [**Col. ext. p.**] et [**Col. i. p.**]; le nerf collatéral palmaire externe de l'index [**Coll. ext. ind.**] qui donne au premier lombrical [**N. lombr.**]; le nerf interosseux du 2ᵉ espace qui donne au 2ᵉ lombrical (**N. lombr.**) et se divise en deux nerfs collatéraux palmaires (interne de l'index et externe du médius); on voit, sur la figure, l'origine des rameaux dorsaux de ces nerfs [**R. dors.**] allant à la peau dorsale des 2 dernières phalanges; le nerf interosseux du 3ᵉ espace [**N. int. III**], qui reçoit une anastomose du cubital [**Anast.**], et se termine en donnant deux collatéraux palmaires.

N. cubit. = le nerf cubital avec sa branche superficielle, qui passe en avant du ligament annulaire et donne :

N. palm. c. = le nerf du palmaire cutané, dont plusieurs filets vont à la peau et qui aborde le muscle par sa face profonde.

Col. i. 5ᵉ = le nerf collatéral palmaire interne du 5ᵉ doigt qui envoie, en plus, des filets à la peau de la paume.

N. int. IV = le nerf interosseux du 4ᵉ espace, d'où part l'anastomose avec le médian et qui se divise dans la commissure en deux nerfs collatéraux palmaires.

Br. p. pr. = branche palmaire profonde du nerf cubital.

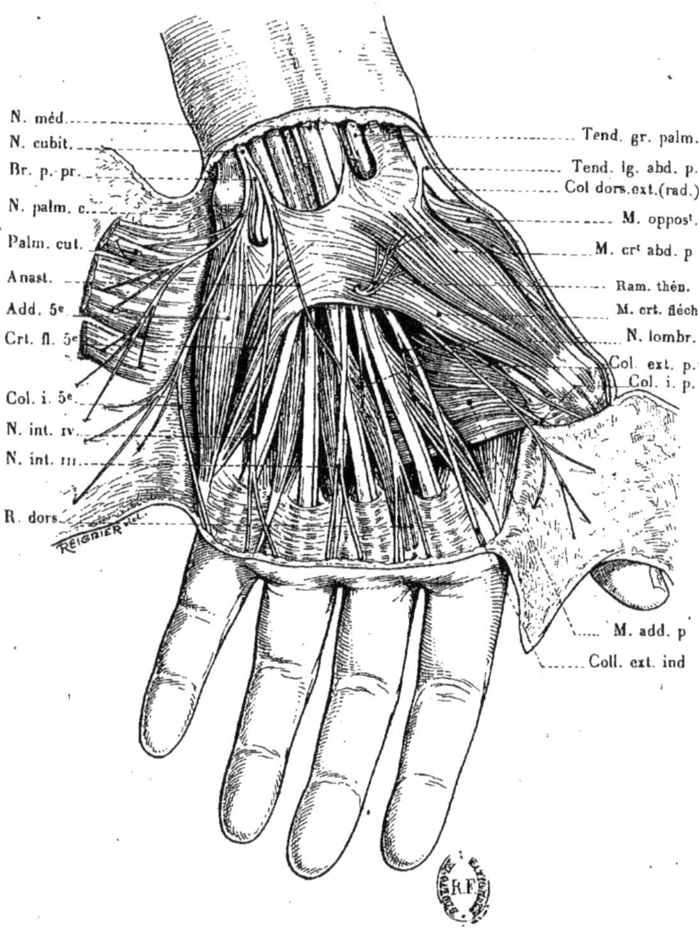

Muscles et nerfs de la paume de la main (plan superficiel)

MASSON ET Cie, ÉDITEURS

Remarquons en passant, la différence qui existe entre l'opposant du pouce qui recouvre un peu le court fléchisseur et l'opposant du petit doigt qui est recouvert par le court fléchisseur du même doigt. Le nerf de l'opposant vient de la branche profonde du cubital, avant que cette dernière ait traversé la partie supérieure du muscle pour pénétrer dans la profondeur.

Dissection du creux de la main. — Cette dissection comprend deux plans : 1° un plan superficiel ; 2° un plan profond.

1° PLAN SUPERFICIEL. — Ce plan comprend deux parties : *a*) dissection de ligament annulaire et de l'aponévrose ; *b*) dissection des nerfs et tendons superficiels.

a) Le *ligament annulaire* est composé de plusieurs couches : une superficielle à fibres verticales, une profonde à fibres transversales. La couche superficielle est formée par l'épanouissement en patte d'oie du tendon du petit palmaire, qui se continue plus bas avec les fibres de l'aponévrose palmaire. Ce plan est fusionné en arrière avec les fibres transversales, si bien qu'on ne peut l'en séparer que par une dissection artificielle. Nous avons déjà parlé de l'expansion que donne le petit palmaire au court abducteur du pouce. C'est en avant du ligament annulaire que passe le nerf palmaire cutané du médian qui se distribue à la peau de la moitié supérieure de la paume. La couche profonde est formée par l'entre-croisement en X des origines des muscles thénariens et hypothénariens; si bien qu'on pourrait dire, sans trop d'exagération, que les muscles thénariens s'insèrent en bonne partie sur le pisiforme et le crochu et que les hypothénariens reçoivent certaines fibres du tubercule du scaphoïde et de la crête du trapèze.

En réalité, le ligament annulaire est encore plus complexe et il est renforcé, en avant, par les fibres du ligament annulaire dorsal, dont nous avons déjà parlé, et qui viennent se fusionner avec lui à peu près en son milieu ; HENLE décrit même, comme normale, une disposition qui n'est qu'exceptionnelle, en admettant un véritable bracelet fibreux circulaire entourant tout le poignet. De plus, profondément, le ligament annulaire, outre des fibres propres transversales, tendues du pisiforme et de l'uncus en dedans au tubercule du scaphoïde et à la crête du trapèze en dehors, comprendrait des fibres qui se réfléchiraient en arrière pour venir doubler la face antérieure des os du carpe et limiter le canal carpien.

Au-dessous du ligament annulaire, nous trouvons la forte *aponévrose palmaire*. Il faut la détruire immédiatement dans la préparation que nous décrivons ; nous allons néanmoins montrer rapidement comment elle se présente.

Elle est formée, presque exclusivement, de fibres verticales, continuant le tendon du petit palmaire ; quand ce muscle n'existe pas, ce qui est fréquent, il en reste comme vestige un petit pinceau fibreux vertical formant en bas l'aponévrose palmaire ; le tendon du petit palmaire vient s'étaler au-dessous du ligament annulaire en un éventail fibreux formé de fibres solides, faciles à disséquer et constituant un beau plan, resplendissant et nacré, dans la partie supérieure du creux de la main ; plus bas la dissection devient plus difficile, car l'aponévrose s'amincit et de plus elle envoie à la face profonde de la peau, des tractus fibreux. Ces tractus existent dans les espaces intertendineux, où ils sont faibles et passent souvent inaperçus, sauf au niveau du repli cutané unissant le pouce à l'index, où vient se fixer une forte expansion de l'aponévrose. Au niveau des métacarpiens, au contraire, existent de vraies languettes, dites *prétendineuses*, venant se fixer à la face profonde du derme, au niveau des articulations métacarpo-phalangiennes ; c'est leur traction qui produit, à ce niveau, de petites fossettes dans l'extension des doigts. Outre les fibres cutanées palmaires, l'aponévrose du creux de la main envoie des fibres verticales descendantes à la peau des doigts ; ces fibres, bien visibles surtout sur les bords des doigts, descendent sur toute la longueur de la 1re phalange. Enfin des fibres, dirigées dans la profondeur, viennent se fixer sur les bords métacarpiens et sur la capsule métacarpo-phalangienne, déterminant ainsi de petits tunnels pour les tendons fléchisseurs. Entre ces tunnels, se trouvent des espaces par où passent les tendons des lombricaux, des interosseux, et les vaisseaux et nerfs.

Outre les fibres verticales, nées du petit palmaire et d'expansions données par le bord inférieur du ligament annulaire, on trouve, dans la partie inférieure de l'aponévrose palmaire, des fibres transversales constituant deux ligaments : le supérieur, toujours bien marqué, situé au-dessus des articulations métacarpo-phalangiennes, constitue le *ligament transverse superficiel ;* l'autre, situé sous la peau des commissures, formé de fibres moins régulières, dissociées par des lobules graisseux, constitue ce que POIRIER a appelé le *ligament palmant interdigital*.

Entre le ligament transverse en haut, le palmant interdigital en bas et les languettes prétendineuses latéralement, on voit de petites fossettes limitées par des bords nets en haut et en bas, fossettes remplies de graisse, dans lesquelles on peut disséquer les nerfs collatéraux des doigts, déjà divisés, et la bifurcation de l'artère interosseuse en ses deux digitales.

b) Dissection des nerfs et tendons superficiels. On détruit l'aponévrose palmaire, en créant artificiellement le bord inférieur tranchant du ligament annulaire ; puis, d'un fort coup de ciseau, on sectionne sur la ligne médiane ce ligament annulaire. On aperçoit alors le tronc du médian, situé entre le fléchisseur propre en dehors, et le fléchisseur superficiel en dedans ; ces muscles sont entourés de leur gaine séreuse et le médian répond à l'interstice, qui les sépare ; parfois même le médian fait saillie à leur intérieur, s'en recouvrant partiellement. Le nerf bien isolé, on le tend en passant sous lui une sonde cannelée, et on dissèque successivement ses branches, de dehors en dedans. Avant de sortir de dessous le ligament annulaire, le médian est déjà divisé en deux gros troncs, le tronc externe et le tronc interne.

Le *tronc externe* donne naissance, par sa face antérieure ordinairement, au *rameau thénarien* qui, suivant un trajet récurrent, va se distribuer comme nous l'avons vu. Le tronc externe donne ensuite le *nerf collatéral palmaire externe* du pouce, qui suit le bord interne du court fléchisseur pour croiser le bord externe de la première phalange, immédiatement au-dessous de l'articulation métacarpo-phalangienne. Le reste du tronc externe constitue le *nerf interosseux du premier espace ;* très court, ce tronc se divise en donnant : 1° le *nerf collatéral interne du pouce* qui vient croiser l'insertion phalangienne de l'adducteur, pour se distribuer à la peau interne du pouce. Ce nerf donne, par son bord interne, des rameaux assez importants pour la peau de la commissure du premier espace ; 2° *le nerf collatéral externe de l'index* qui, longeant en dehors les tendons fléchisseurs de l'index et le premier lombrical, envoie, près de son origine, un filet à ce muscle qui le pénètre par sa face antérieure ; puis le nerf se termine dans la peau externe de l'index.

Le *tronc interne* répond à l'espace qui sépare les tendons fléchisseurs de l'index de ceux du médius. Il se divise bientôt en deux nerfs interosseux. Le *nerf interosseux du deuxième espace* donne un rameau au deuxième lombrical par son bord interne, puis il se divise en *collatéral interne de l'index* et *collatéral externe du médius.* Souvent on voit naître, au niveau de l'articulation métacarpo-phalangienne, le rameau dorsal de la 3° phalange que les nerfs collatéraux des doigts donnent constamment. Le *nerf interosseux du troisième espace,* croisé superficiellement par l'arcade palmaire superficielle croise obliquement en bas et en dedans les tendons du médius. Il se divise assez bas en

PLANCHE 15. — *Muscles et nerfs de la paume de la main (plan profond).*

Cette figure représente la préparation terminée. Le ligament annulaire antérieur [Coupe lig'.ann. ant.] a été sectionné. Les tendons du fléchisseur superficiel.[Tend. fl. sup. 2. 3. 4. 5] ont été sectionnés et rabattus sur les doigts. Les tendons du fléchisseur profond [Tend. fl. prof. 2. 3. 4. 5] sont également coupés et rabattus, avec leurs annexes les lombricaux. Ces derniers sont encore retenus par leurs nerfs. On n'a pas séparé les tendons 4 et 5 pour montrer l'insertion supérieure bipennée du 4e lombrical.

Le court abducteur du pouce [M. crt. abd. p.] est sectionné ; ses deux segments relevés laissent voir : l'opposant [M. oppos'] et le court fléchisseur [Crt. fl. p.].

Le tendon du fléchisseur du pouce [Fl. pouce], sectionné et rabattu, laisse voir la gouttière que lui .forment les deux faisceaux du court fléchisseur. On aperçoit les deux chefs de l'adducteur du pouce : le chef transverse [Ad. tr.] et le chef oblique [Add. obl.] fusionné dans sa partie supérieure avec le faisceau profond du court fléchisseur.

Les muscles hypothénariens : le palmaire cutané, visible par sa face profonde ; le court adducteur ou pisi-phalangien [M. add. 5'] ; le court fléchisseur ou unci-sésamoïdien [M. crt. fl. 5'] ; l'opposant ou unci-métacarpien plus profond [Oppos' 5'].

Les muscles interosseux sont visibles dans la profondeur ; on a détruit la mince aponévrose qui les recouvre. On voit notamment le premier interosseux dorsal [1er int. d.] au-dessous de l'adducteur du pouce.

NERFS

N. méd. = le médian, flanqué à son origine du filet cutané palmaire sectionné, se divise en ses deux troncs primaires. L'externe donne : le rameau thénarien [Ram. thénar] qui va aux trois muscles thénariens superficiels (court abducteur, opposant, faisceau superficiel du court fléchisseur ; le collatéral palmaire externe du pouce ; le collatéral palmaire interne du pouce ; le collatéral palmaire externe de l'index, qui donne au premier lombrical [N. lomb. 1].

Le tronc primaire interne donne : le nerf du 2e espace interosseux qui, après avoir innervé le 2e lombrical [N. lomb. 2], se divise en deux collatéraux digitaux ; le nerf du 3e espace, qui reçoit l'anastomose de la branche superficielle du cubital [An.], et se divise en deux collatéraux digitaux palmaires.

N. cubit. = le nerf cubital se divise en deux : 1° Une branche palmaire superficielle qui donne : le nerf du palmaire cutané [N. palm. cut.] ; le nerf collatéral interne du 5e doigt ; le nerf du 4e espace interosseux, qui fournit l'anastomose au médian et se divise en deux collatéraux digitaux palmaires.

2° Une branche palmaire profonde [Br. palm. pr.] qui donne : le nerf de l'adducteur du 5e doigt [N. add. 5'] ; le nerf du court fléchisseur [N. crt. fl. 5'] ; elle perfore ensuite les insertions de l'opposant, auquel elle donne des filets, avant et après son passage, puis croise la partie supérieure des métacarpiens IV et III [Br. p. pr.], et avant de pénétrer entre les deux chefs de l'adducteur, envoie aux deux lombricaux internes [N. lombr. 3. 4], et aux interosseux des 3e et 4e espaces.

En pénétrant entre les deux chefs de l'adducteur du pouce, la branche palmaire profonde s'épanouit en nombreux filets :

Les uns vont aux deux chefs de l'adducteur, l'un d'eux croise ou perfore le chef oblique, innerve le chef profond du court fléchisseur, et s'anastomose avec le rameau thénarien ; ce filet est ici très net [Anast.] ; les autres filets s'épuisent dans les interosseux des deux premiers espaces.

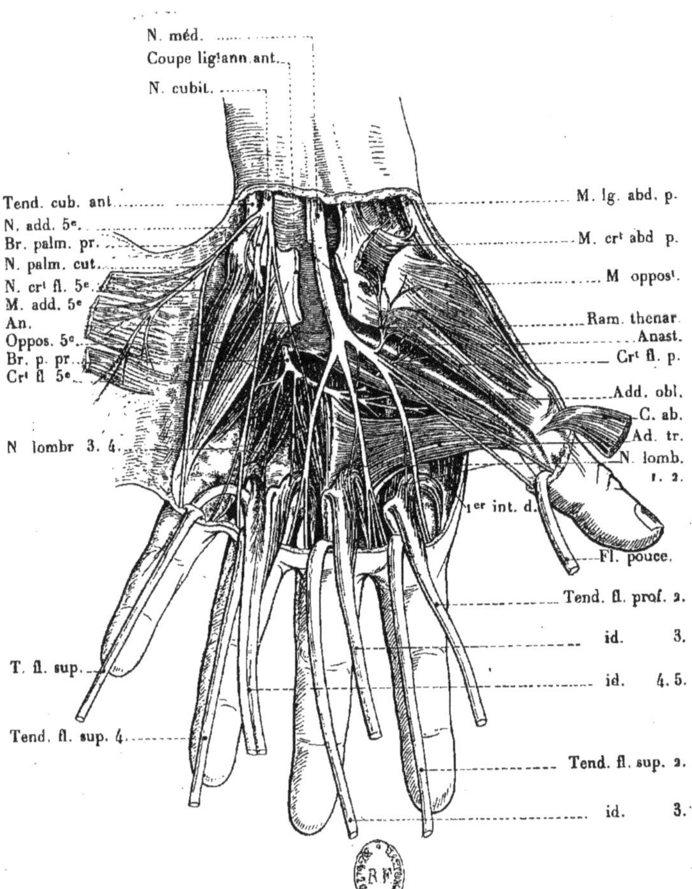

Muscles et nerfs de la paume de la main (plan profond)

MASSON ET Cie, ÉDITEURS

8.

deux nerfs collatéraux, le collatéral interne du médius et externe de l'annulaire. Enfin le tronc interosseux du troisième espace reçoit, par son bord interne, l'anastomose constante que lui envoie le cubital et dont nous avons déjà parlé.

Dans la dissection de ces filets nerveux, on est obligé de sectionner une série de rameaux, qui vont à la peau de la moitié inférieure de la paume. De plus on peut étudier dans la dissection des filets nerveux, leurs rapports avec les vaisseaux. Tandis que l'arcade palmaire superficielle est sur un plan antérieur par rapport aux nerfs, les nefs collatéraux sont antérieurs par rapport aux artères collatérales. Si bien qu'il existe un entre-croisement entre ces organes ; or, parfois, l'artère, pour passer en arrière, traverse une boutonnière nerveuse ; il existe souvent d'autres boutonnières nerveuses à la partie supérieure (voy. pl. 16). Le plan nerveux superficiel est ainsi totalement disséqué ; le *médian donne à trois doigts et demi, le cubital à un doigt et demi.*

Pour terminer la dissection du plan superficiel, il reste les tendons fléchisseurs. On dissèque soigneusement chacun des tendons du fléchisseur superficiel, en les isolant des gaines séreuses ; puis, on les sectionne successivement, au-dessus du ligament annulaire et on les renverse, chacun sur son doigt respectif. On a alors sous les yeux le plan du fléchisseur profond, sur lequel s'insèrent les lombricaux. La caractéristique des lombricaux est de croiser la face externe de l'articulation métacarpo-phalangienne du doigt où ils se terminent ; les deux premiers lombricaux naissent de la face antérieure et du bord radial du tendon fléchisseur profond de l'index et du médius ; nous avons vu le médian les innerver par leur face antérieure. Les 3° et 4° lombricaux s'insèrent comme les barbes d'une plume aux deux tendons de leur espace : ils sont innervés par leur face profonde, qui reçoit un filet de la branche palmaire profonde du cubital. En bas, les lombricaux se terminent en se fusionnant avec l'expansion tendineuse des interosseux qui va renforcer le tendon extenseur des doigts. Une fois disséqués, on sectionne haut les tendons du fléchisseur profond et on les rabat comme ceux du fléchisseur superficiel avec leurs annexes, les lombricaux. Pour les deux derniers lombricaux, on est obligé de détruire la moitié de leurs insertions, de façon à ce qu'ils ne tiennent plus qu'à un seul tendon. En les rabattant, il faut prendre garde de ne pas détruire leur nerf qui vient de la profondeur.

Reste le tendon du fléchisseur propre du pouce : on le sectionne et on le rabat en détruisant la gaine fibreuse qui le fixe solidement devant l'articulation métacarpo-phalangienne, entre les sésamoïdes.

8**

2º PLAN PROFOND. — Pour aborder facilement le plan profond, on sectionne le plus haut possible le cubital et le médian et on les renverse en bas ; plus tard, quand la préparation sera terminée, on pourra les rattacher au bout supérieur. La dissection du plan profond comprend la branche profonde du cubital et les muscles qu'elle innerve, interosseux et adducteur du pouce. On va chercher la branche profonde du cubital à son point d'émergence dans le canal carpien, au-dessous du crochet de l'os crochu ; on le tend au moyen d'une érigne élastique, et on dissèque successivement ses différents filets, enfouis dans une traînée graisseuse ; la branche profonde du cubital décrit une arcade, à concavité supérieure, croisant la partie supérieure du corps des trois métacarpiens du milieu ; pour disséquer le nerf, on détruit l'arcade palmaire profonde qui le croise, superficiellement ou profondément ; le nerf donne toutes ses branches par son bord inférieur. Les premières branches naissent immédiatement à la sortie du nerf ; elles rampent sous une aponévrose qui les applique contre le 5º métacarpien et les muscles qui s'y insèrent. Elles vont à l'opposant du petit doigt, au dernier interosseux palmaire, et au dernier interosseux dorsal ; puis viennent les filets allant aux lombricaux ; on les fait facilement saillir, en renversant doucement les tendons du fléchisseur profond sectionnés ; on dissèque alors les filets allant aux interosseux du 3º espace : la branche palmaire pénètre ensuite dans la fente, qui sépare les deux chefs de l'adducteur du pouce ; là, elle s'épanouit et donne des filets aux interosseux des deux premiers espaces, et de nombreux rameaux aux deux chefs de l'adducteur ; un de ces rameaux traverse le chef carpien de l'adducteur, et, rampant à sa surface, vient s'anastomoser avec le filet du médian qui innerve le court fléchisseur ; ce filet anastomotique passe sous le tendon du long fléchisseur du pouce et s'anastomose avec le médian, soit à la surface, soit dans la profondeur. Pour suivre les dernières ramifications de la branche profonde du cubital, on peut, soit inciser l'adducteur, soit fendre la peau dorsale du 1er espace interosseux, et mettre le pouce en opposition forcée. On aperçoit alors l'adducteur par sa face profonde et l'on peut suivre les derniers filets du nerf.

Ajoutons que cette branche profonde du cubital donne des rameaux descendants allant aux articulations métacarpo-phalangiennes, et quelques filets très grêles, les uns ascendants allant aux articulations du carpe ; les autres anastomotiques perforant la partie supérieure des espaces interosseux pour atteindre le dos de la main.

Nous étudierons les interosseux dans un chapitre spécial ; reste seul l'*adducteur du pouce* qui fait partie des muscles thénariens, mais qu'on ne peut décrire qu'avec les organes profonds du creux de la main. Ce muscle est constitué par deux chefs : l'inférieur, transversal ou métacarpien, s'insère sur le bord antérieur du 3e métacarpien ; plus ou moins développé suivant les sujets, il a une forme triangulaire et converge sur un tendon qui se fusionne avec celui du chef carpien. Le chef supérieur, oblique ou carpien, s'insère sur la seconde rangée des os du carpe (grand os, trapézoïde, trapèze) et sur la face antérieure des bases des 2e et 3e métacarpiens. Le là, ce chef descend se fusionner avec l'inférieur en un tendon qui englobe dans son épaisseur le sésamoïde interne (dit pisiforme) et, de là, se fixe au tubercule interne de la base de la première phalange ; il est très difficile de séparer l'adducteur, du court fléchisseur : pour ce faire, il faut aller de bas en haut ; en bas les deux muscles sont séparés par l'espace intersésamoïdien.

Il convient, à l'exemple de HENLE, de POIRIER, de séparer de l'adducteur un faisceau profond qui constitue le premier interosseux palmaire ; d'ordinaire, la séparation est facilitée par le passage de l'artère radiale, qui se glisse entre les deux (v. chap. IX, les interosseux).

CHAPITRE VIII

LES ARTÈRES DE LA MAIN

Deux artères vascularisent la main, la *cubitale* et la *radiale*. La première décrit, à la paume de la main, une arcade, dite superficielle, en s'anastomosant, sur le bord externe de la main et par des rameaux de petit calibre, avec plusieurs branches de la radiale. Cette dernière aborde la main, en perforant d'arrière en avant le premier espace interosseux, et décrit une arcade, dite profonde, largement anastomosée avec une grosse branche de la cubitale, la cubito-palmaire.

L'*artère cubitale*, profonde à l'avant-bras, devient superficielle pour aborder la main ; elle passe en avant du ligament annulaire antérieur, immédiatement en dehors de la saillie du pisiforme, engaîné en haut par le tendon du cubital antérieur, en bas par l'origine de l'adducteur du petit doigt : l'artère est recouverte à son origine, ainsi que le nerf cubital qui occupe son flanc postéro-interne, par un plan fibreux émané du ligament annulaire postérieur qui, après avoir contourné le bord cubital du poignet, vient se perdre sur la face antérieure du ligament annulaire ; l'artère et le nerf sont compris, à ce niveau, dans une sorte de tunnel fibreux, dans lequel ils glissent, entourés par un tissu cellulaire lâche, séreux, parfois rempli de graisse ; plus bas, l'artère commence à décrire sa courbe ; elle suit, comme direction, la bissectrice de l'angle formé par la réunion du pli d'opposition du pouce et du pli transversal supérieur. Accompagnée à ce niveau par la branche palmaire superficielle du nerf cubital, l'artère est recouverte par le palmaire cutané ; elle repose sur le crochet du crochu et sur les insertions du court fléchisseur du petit doigt. Immédiatement audessous du ligament annulaire, elle perfore l'aponévrose palmaire pour continuer son trajet, en dessous d'elle.

Sous l'aponévrose, l'artère décrit une courbe à concavité supéro-externe, ne descendant pas au-dessous de la ligne d'opposition du pouce, dite ligne de Bœckel ; l'arcade palmaire superficielle qu'elle constitue répond comme niveau à la portion moyenne du 3ᵉ métacarpien ; profondément l'arcade repose sur les rameaux du médian, notamment sur les troncs interosseux du 2ᵉ et du 3ᵉ espace ; elle se termine en s'épanouissant en plusieurs branches grêles, qui, toutes, s'anastomosent avec des branches issues de la radiale. La supérieure est la plus connue, car plusieurs classiques la considèrent comme constituant l'arcade palmaire superficielle elle-même ; elle vient s'anastomoser avec les terminaisons d'une branche de la radiale dite radio-palmaire ; cette artère, née de la radiale dans la gouttière du pouls, descend en général s'épuiser dans les muscles thénariens ; elle s'anastomose avec la cubitale par des rameaux, les uns superficiels croisant le court abducteur, les autres profonds passant entre ce muscle et l'opposant. Parfois cette anastomose sous-musculaire est très développée, elle s'unit à plein canal avec la cubitale ; ainsi se trouve constituée l'arcade palmaire superficielle classique. En réalité, c'est là une disposition, sinon rare, du moins anormale ; en tout cas, il ne faut pas la garder comme typique. Trois autres rameaux terminaux de la cubitale viennent se jeter, l'un dans la collatérale externe du pouce, l'autre dans sa collatérale interne, le dernier dans la collatérale externe de l'index ; ces trois rameaux normalement grêles ne demandent qu'à se développer pour produire un type anormal.

M. Farabeuf a représenté dans un lumineux schéma cette disposition. Nous le reproduisons (fig. 6). C'est une disposition presque exactement semblable que nous avons rencontrée sur le sujet qui nous a servi pour les planches 16 et 17.

L'artère cubitale donne, par sa convexité, un certain nombre de branches. Ce sont :

1º La fausse cubito-palmaire ;

2º La vraie cubito-palmaire ;

3º L'interosseuse superficielle du 4ᵉ espace ;

4º L'interosseuse superficielle du 3ᵉ espace ;

5º L'interosseuse superficielle du 2ᵉ espace.

1º La fausse cubito-palmaire est une petite branche, née du bord interne de la cubitale, immédiatement au-dessous du pisiforme ; elle croise superficiellement la branche palmaire superficielle du cubital et plonge dans les muscles hypothénariens pour devenir satellite de la branche profonde du cubital ; elle s'épuise d'ordinaire dans ces muscles et ne donne à l'arcade palmaire profonde qu'une anastomose

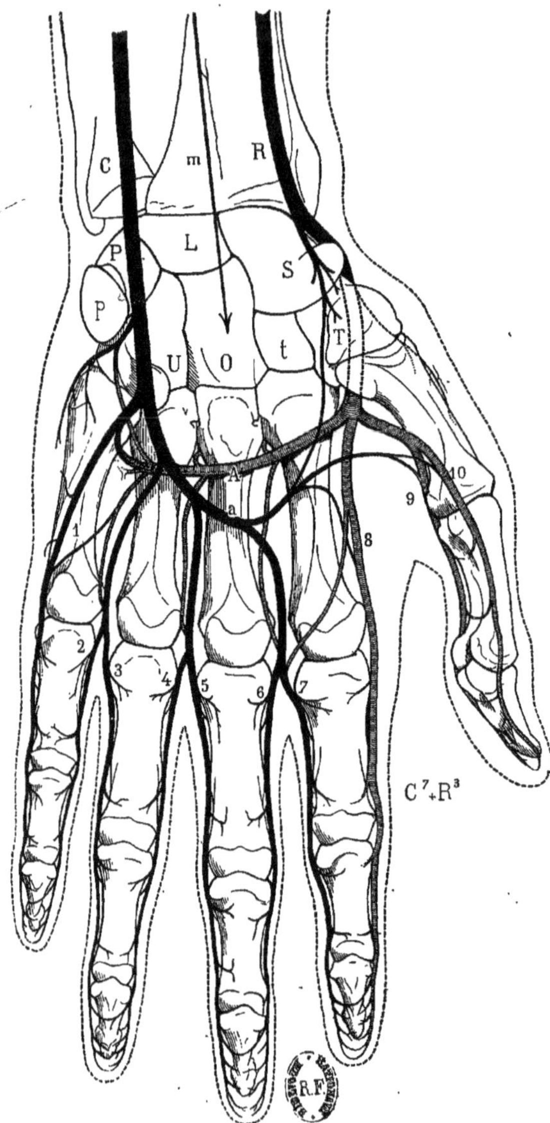

Fig. 6. (d'après Farabeuf).
Pour la légende, voir fig. 6 *bis*

filiforme, sans utilité ; cette anastomose suit exactement la branche profonde du cubital. Il est rare que cette artère, devenue volumineuse, constitue réellement l'arcade palmaire profonde.

2° La vraie cubito-palmaire, volumineuse, naît plus bas, au-dessous du crochu, également du bord interne de la cubitale ; immédiatement après sa naissance, elle décrit un coude qui comprend dans sa concavité externe, le nerf interosseux du 4e espace (nerf cubital) ; puis l'artère plonge dans la profondeur, en croisant le bord externe des muscles hypothénariens ; elle glisse sous la mince aponévrose qui recouvre

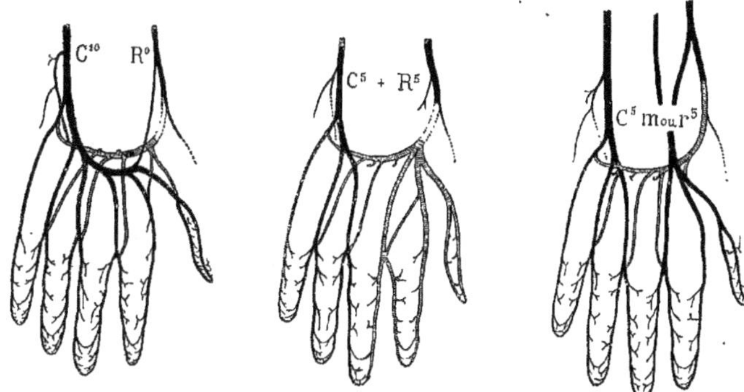

Fig. 6 *bis* (d'après Farabeuf). — Artères de la main, type et genres d'anomalies, paume gauche.

Type (la grande figure $C^7 + R^3$) : la cubitale C donne 7 collatérales digitales et la radiale profonde 3 ; mais *la suppléance est préparée par des anastomoses*.

En effet, les collatérales 8, 9, 10, d'origine radiale profonde, reçoivent trois fines branches de l'arcade superficielle. Viennent ces artérioles à se développer et l'on pourra voir les dix collatérales naître de la cubitale : genre C^{10} R^0 (1re petite figure).

Encore sur le type : de la radiale profonde ou d'une de ses branches 8, une artériole descend au tronc commun des collatérales 6 et 7 ; si elle se développe, la cubitale perd les deux collatérales que gagne la radiale profonde, genre $C^5 + R^5$ (2e petite figure).

Mais la radiale profonde peut ne donner aucune collatérale sans que pour cela la cubitale fournisse les 10 ; alors 3 à 5 naissent d'artères superficielles extraordinairement développées (radio-palmaire, médiane ou l'une et l'autre) ; ex. : $C^5 + m$ ou r^5 (3e petite figure).

les interosseux, et s'anastomosant à plein canal avec la radiale, constitue l'arcade palmaire profonde. C'est Delorme qui a bien mis en lumière cette disposition de la vraie et utile cubito-palmaire. De la convexité de sa courbe, près de son origine, naît la collatérale interne du petit doigt.

3° et 4° Les interosseuses superficielles du 3e et du 4e espace descendent vers la commissure et, passant sur un plan postérieur au nerf, se divisent en deux collatérales.

5° L'interosseuse du 2e espace descend obliquement vers la commissure ; reçoit une anastomose plus ou moins importante de la radiale et se divise en deux collatérales. Aux doigts, les collatérales artérielles sont sur un plan postérieur aux nerfs et, comme l'arcade palmaire est au contraire superficielle, il se produit un entre-croisement des vaisseaux et des nerfs ; or, souvent, les artères perforent les nerfs en passant dans une vraie boutonnière.

Fréquemment l'artère du nerf médian, issue de la cubitale, vient s'anastomoser par un fin rameau avec l'arcade palmaire ; nous verrons aux anomalies l'importance de ce fait.

L'*artère radiale*, superficielle à l'avant-bras, devient profonde à la main. Elle aborde la région en quittant la gouttière du pouls, où elle est superficielle, immédiatement sous l'aponévrose, entre le grand palmaire et le long supinateur, couchée sur le carré pronateur ; l'artère, oblique en dehors et en arrière, passe sous la styloïde radiale, dans une fente limitée en dedans par le ligament latéral externe, en dehors par les tendons du long abducteur et du court extenseur ; l'artère arrive alors à la face dorsale, où elle traverse en diagonale la partie inférieure de la tabatière anatomique. La *tabatière anatomique* est constituée par un espace allongé, situé au-dessous de la pointe de la styloïde radiale, dans l'axe du premier métacarpien. Elle est limitée, en dehors, par les tendons accolés du long abducteur et du court extenseur ; en dedans par celui du long extenseur ; dans la moitié supérieure de la tabatière passent les tendons des radiaux, croisant profondément les tendons qui limitent la tabatière : dans la moitié inférieure passe l'artère oblique en bas et en dedans. Elle repose sur l'os trapèze ; elle est recouverte par l'aponévrose et plus superficiellement par une veine, la céphalique du pouce, et des nerfs sensitifs, branches du radial. L'artère quitte la tabatière comme elle y est entrée, c'est-à-dire profonde, sous-jacente au tendon du long extenseur du pouce ; elle atteint alors la partie supérieure du premier espace interosseux et plonge dans le V, formé par les deux chefs du premier interosseux dorsal.

Arrivée à la paume de la main, l'artère se dirige en dedans ; elle est située en avant des interosseux, en dessous des muscles thénariens, et notamment du chef oblique ou supérieur de l'adducteur. C'est dans cette portion qu'elle donne ses principales branches ; le tronc de la radiale vient croiser l'extrémité supérieure du corps des 2e, 3e et 4e métacarpiens, pour s'anastomoser à plein canal avec la vraie cubito-palmaire. L'artère sort de dessous l'adducteur, soit en profitant de la fente qui sépare les deux chefs de ce muscle, soit en traversant son chef supérieur ; cette dernière disposition est plus rare. L'arcade pal-

PLANCHE 16. — *Paume de la main (plan superficiel).*

MUSCLES

Au-dessus du ligament annulaire antérieur : le muscle cubital antérieur [**M. cub. ant.**], qui se jette sur le pisiforme, puis la coupe des tendons du fléchisseur superficiel, allant aux trois doigts internes [**Tend. fl. sup., 3, 4, 5**] ; le faisceau de l'index n'est pas sectionné [**Faisc. fléch. sup. index**] ; le fléchisseur propre du pouce [**Fl. pr. pouce**] ; le tendon du petit palmaire [**Pet. palm.**], épanoui à la face antérieure du ligament annulaire ; le grand palmaire [**Gr. palm.**] ; le long abducteur du pouce [**Lg. abd. pouce**], qui envoie une expansion au court abducteur [**An. tend. crt. abd.**].

Muscles thénariens : le court abducteur est sectionné [**Crt abd.**] ; son chef supérieur est en place, son chef inférieur rabattu en bas ; au-dessous de lui, l'Opposant. — Le court fléchisseur sectionné [**Crt fléch.**], son segment supérieur forme gouttière au tendon fléchisseur propre du pouce [**Fl. pr. p.**], montrant ainsi son origine en deux faisceaux. Dans la profondeur, on aperçoit les deux chefs de l'adducteur : l'oblique et le transverse.

Muscles hypothénariens : le palmaire cutané a été enlevé ; on aperçoit l'adducteur du petit doigt ou pisi-phalangien, plus en dehors le court fléchisseur ou unci-sésamoïdien.

L'aponévrose palmaire a été détruite et l'on aperçoit au-dessous du ligament annulaire les tendons du fléchisseur superficiel ; les tendons du fléchisseur profond qui débordent en dehors les superficiels [**Tend. fl. pr. 5ᵉ d.**] ; avec leurs annexes les lombricaux, dont le 4ᵉ est seul désigné par une annotation [**4ᵉ lombr.**].

ARTÈRES

Art. cub. = la cubitale descend en avant du ligament interosseux ; puis, passant sous l'aponévrose palmaire, décrit l'arcade palmaire superficielle, en s'anastomosant, d'ordinaire par de fins rameaux, avec la radiopalmaire [**An. r. c. 3**] et avec les deux collatérales du pouce, également branches de la radiale [**Anast. rad. cub. 2**] ; la cubitale donne peu au-dessous du pisiforme, la fausse cubito-palmaire [**Fausse cub-palm.**] qui s'épuise dans les muscles hypothénariens ; plus bas, au-dessous de l'os crochu, elle donne la vraie cubito-palmaire [**Vraie cub.-palm.**] qui plonge dans la profondeur, au-dessous des tendons fléchisseurs, pour constituer l'origine interne de l'arcade palmaire profonde. De la convexité de son coude naissent : une artère pour le palmaire cutané et la peau, ici sectionnée, et surtout un tronc important, qui forme la collatérale interne du 5ᵉ doigt [**Coll. int. 5ᵉ d.**]. De la convexité de l'arcade palmaire superficielle naissent trois troncs interosseux, divisés dans chaque commissure en deux digitales ; celle du 2ᵉ espace reçoit une anastomose de la radiale [**An. r. c. 1**].

Art. rad. = la radiale donne, dans la gouttière du pouls, l'artère radio-palmaire [**Art. radio-palm.**] qui s'épuise presque totalement dans les muscles thénariens, ne donnant qu'une grêle anastomose à l'arcade palmaire superficielle. Puis, la radiale passe à la face dorsale, perfore le 1ᵉʳ espace interosseux, pour former l'origine externe de l'arcade palmaire profonde. Sur cette figure on ne voit que : 1º le tronc des collatérales du pouce, qui donne, sous le court fléchisseur, les deux collatérales du pouce [**A. coll. ext. p.**] et [**A. coll. int. p.**] ; 2º le tronc des collatérales de l'index qui fournit toute la collatérale externe de ce doigt [**Coll. ext. ind.**] et une anastomose déjà signalée [**An. r. c. 1**] à l'interosseuse superficielle du 2ᵉ espace.

NERFS

Les nerfs, déjà étudiés dans les deux planches précédentes, sont : le cubital [**N. cub.**] qui donne la branche cutanée dorsale [**Br. cut. dors.**], le rameau satellite de l'artère cubitale [**Ram. d'a. cub.**], très développée ici, et qui se termine anormalement en donnant l'anastomose du médian [**An. cub. méd.**] et une anastomose au tronc interosseux du 4ᵉ espace.

Le n. cubital se divise en : branche superficielle [**Br. sup. du N. cub.**], qui donne le n. du palmaire cutané [**N. pal. cut.**] le collatéral interne du 5ᵉ doigt [**N. coll. int. 5ᵉ d.**], le tronc interosseux du 4ᵉ espace [**Tr. inter. 4ᵉ esp.**]. La branche palmaire profonde [**Br. palm. prof.**] plonge dans la profondeur, après avoir donné le nerf de l'adducteur du petit doigt [**N. add. p. doigt**].

N. méd. = le médian s'épanouit en donnant le rameau thénarien [**Ram. thénarien**] et en se divisant en deux troncs primaires ; l'externe donne le nerf collatéral externe du pouce [**N. coll. ext. p.**] qui fournit ici au court fléchisseur du pouce un filet accessoire [**Fil. crt. fl.**], le collatéral interne du pouce, le collatéral externe de l'index [**N. col. ext. ind.**] qui donne au 1ᵉʳ lombrical [**N. 1ᵉʳ lomb.**]. Le tronc primaire interne donne le nerf interosseux du 2ᵉ espace [**N. int. 2ᵉ esp.**] qui donne au 2ᵉ lombrical [**N. 2ᵉ lomb.**], se divise en deux collatéraux digitaux ; le nerf interosseux du 3ᵉ espace [**N. int. 3ᵉ esp.**], formant ici boutonnière à une artère, reçoit l'anastomose du cubital et se divise en deux collatéraux digitaux.

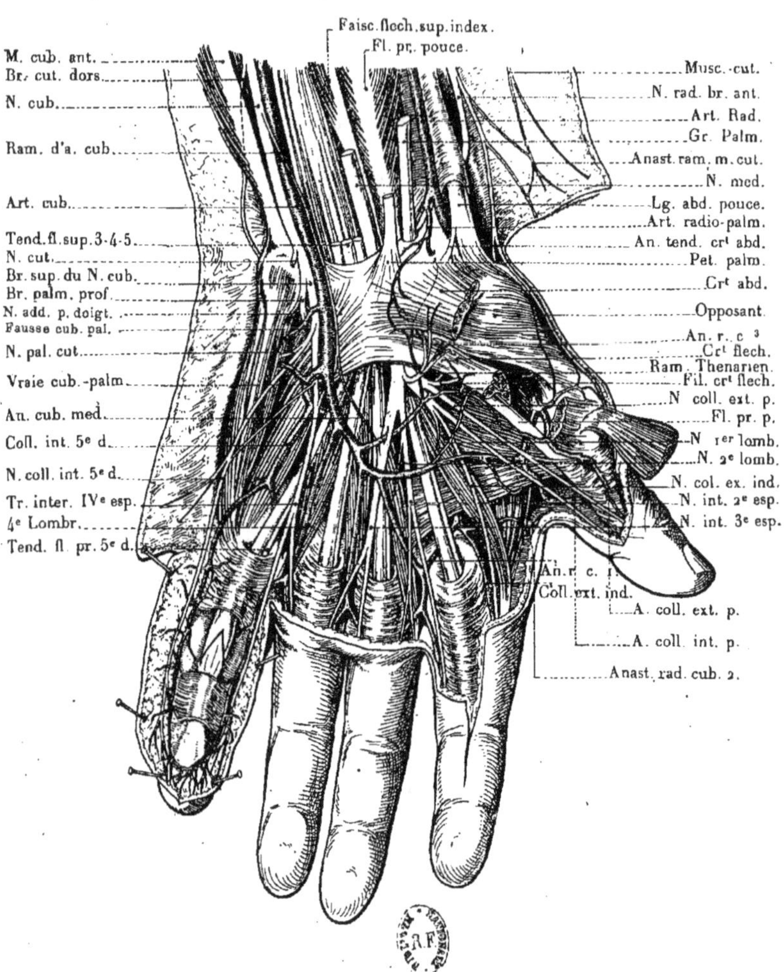

Paume de la main (plan superficiel)

MASSON ET Cie, ÉDITEURS

maire profonde, ainsi constituée, est donc à un niveau plus élevé que l'arcade superficielle ; dans son ensemble, l'arcade profonde est oblique en dedans et légèrement en bas, tandis que la branche profonde du cubital est oblique en sens inverse, c'est-à-dire en dehors et légèrement en bas ; les deux organes se croisent donc à angle aigu ; classiquement on dit que c'est le nerf qui surcroise l'artère, c'est parfois le contraire, ainsi que le montre notre planche.

Les branches de la radiale naissent en trois régions : 1° dans la gouttière du pouls ; 2° dans la tabatière anatomique ; 3° à la paume de la main.

1° *Dans la gouttière du pouls*, à sa partie inférieure, l'artère donne deux branches grêles :

a) L'*artère transverse antérieure du carpe*, qui longe, en dessous des tendons, le bord inférieur du carré pronateur, s'anastomosant à ce niveau avec une branche analogue, issue de la cubitale ; un fin rameau descendant, venu de l'interosseuse antérieure et un autre rameau grêle, ascendant, venu de l'arcade palmaire profonde, constituent un rendez-vous artériel qu'HENLE appelle le réseau antérieur du carpe.

b) L'*artère radio-palmaire* descend verticalement et se divise, au niveau du court abducteur du pouce en deux rameaux : le superficiel croisant superficiellement le muscle sous l'aponévrose, le profond, d'ordinaire plus volumineux, le traversant ou passant sous lui ; nous avons vu ces deux rameaux s'anastomoser, après avoir irrigué les muscles thénariens, avec le bouquet terminal de la cubitale.

2° Les branches nées à la face dorsale sont en général très grêles et très variables ; nous les décrirons, à la fin de ce chapitre, en étudiant la vascularisation du dos de la main.

3° A la *région palmaire*, la radiale donne une série de branches ; les deux premières, nées presque à sa sortie du tunnel de l'interosseux dorsal sont volumineuses, ce sont :

1° Le tronc des collatérales palmaires du pouce ;

2° Le tronc des collatérales de l'index.

Les autres branches de la radiale ou plutôt de l'arcade profonde sont grêles et insignifiantes, du moins dans le type normal.

Elles sont, les unes inférieures (interosseuses palmaires profondes), les autres postérieures (perforantes anastomotiques), les autres supérieures.

1° Le *tronc des collatérales du pouce* naît de la radiale immédiatement à sa sortie du 1ᵉʳ interosseux dorsal ; sur la planche 17, l'ar-

PLANCHE 17. — *Paume de la main (plan profond).*

Le ligament annulaire antérieur est sectionné; on a enlevé l'arcade palmaire superficielle,
le nerf médian; les tendons fléchisseurs superficiels et profonds sont sectionnés près des
articulations métacarpo-phalangiennes, si bien qu'on peut voir dans la profondeur l'arcade
palmaire profonde et la branche palmaire profonde du cubital.

MUSCLES

Éminence thénar. — [**M. crt. abd.**] = le court abducteur sectionné, son extrémité inférieure rabattue [**Crt. abd.**]. — L'opposant [**M. opp.**]. — Le court fléchisseur, sectionné,
avec son segment inférieur [**Crt. fl.**], unique; le segment supérieur, divisé en ses deux
faisceaux : le superficiel [**M. crt. fl. (f. sup.)**], le profond fusionné avec l'adducteur oblique
[**Add. + c. fl. pr.**]. L'adducteur avec sa portion transverse [**Add. p. (ch. tr.)**], et sa portion
oblique, sectionnée pour laisser voir l'arcade palmaire profonde. On a laissé dans la profondeur le premier interosseux palmaire [**1ᵉʳ int. palm.**].

Éminence hypothénar. — **Add. 5ᵉ d.** = muscle adducteur; **Crt. fl. 5ᵉ** = court fléchisseur.

ARTÈRES

A. cub. = la cubitale donne : la fausse cubito-palmaire [**Fausse cub. p.**] qui jette un
filet anastomotique grêle à l'arcade profonde; la vraie cubito-palmaire [**Vraie cub. p.**] qui
passe ici dans une boutonnière nerveuse, donne la collatérale interne du 5ᵉ doigt [**A. coll.
int. 5ᵉ**] et s'anastomose, à plein canal, avec la radiale, pour former l'arcade palmaire profonde [**Arcade palm. prof.**]. Peu après l'origine de la vraie cubito-palmaire, la cubitale est
sectionnée [**Art. cub. (coupe)**].

Art. rad. = la radiale, après avoir donné la radio-palmaire [**A. rad. palm.**], plonge entre
l'articulation radio-carpienne et le tendon long abducteur du pouce [**M. lg. abd. p.**], pour
décrire son trajet dorsal, passer dans la fourche du 1ᵉʳ interosseux dorsal et se diviser immédiatement en deux grosses branches : *l'externe*, ou tronc collatéral du pouce [**Tr. coll.
pouce**] donne les deux collatérales palmaires du pouce, toutes deux anastomosées avec des
branches de la cubitale, sectionnées [**An. 1. 2**]; *l'interne* qui traverse ici les insertions du
1ᵉʳ interosseux palmaire, se divise bientôt en deux branches : 1ᵒ le tronc collatéral de l'index
[**Tr. coll. index**], descend verticalement sous les deux portions de l'adducteur du pouce,
pour se diviser en une branche interne anastomotique [**Ann. r. cub. 3**] et une branche externe,
la collatérale externe de l'index; 2ᵉ l'arcade palmaire profonde, qui passe sous l'adducteur
oblique et sort entre l'adducteur oblique et l'adducteur transverse; elle donne quelques rameaux ascendants dont l'un traverse ici les insertions supérieures de l'adducteur oblique, et
des rameaux descendants très grêles, constituant les interosseuses palmaires profondes. Des
artères perforantes nées, soit de l'arcade palmaire, soit des interosseuses profondes [**Perf.
sup.**], perforent la partie supérieure des espaces interosseux pour s'anastomoser avec les artères
dorsales.

NERFS

Outre les nerfs déjà indiqués à la figure précédente, on voit bien ici la branche palmaire
profonde du cubital [**Br. pal. pr. (cub.)**], qui, après avoir traversé la partie supérieure des
muscles hypothénariens, vient s'entre-croiser avec l'arcade palmaire profonde, en passant
ici sous elle (ce qui n'est pas constant). Cette branche donne aux deux lombricaux internes
[**N. Lombr.**], à tous les interosseux, à l'adducteur du pouce et au faisceau profond du court
fléchisseur.

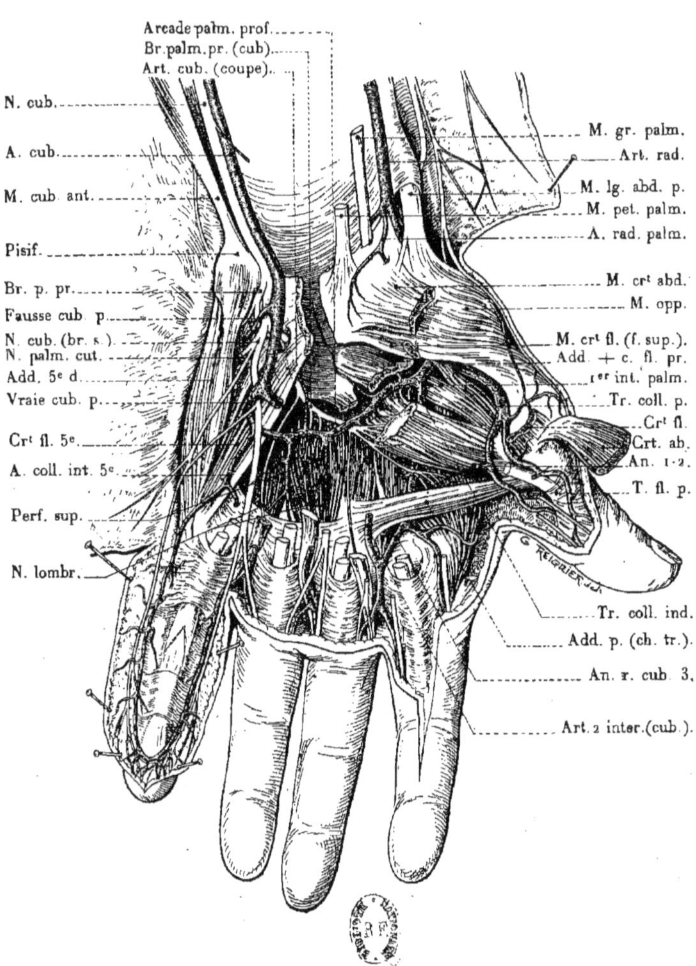

Paume de la main (plan profond)

MASSON ET Cie, ÉDITEURS

tère se glisse entre le métacarpien et le 1ᵉʳ interosseux palmaire, considéré par plusieurs auteurs comme un simple faisceau de l'adducteur. Le tronc se divise, sous le tendon du court fléchisseur, en deux rameaux collatéraux ; l'artère *collatérale palmaire externe du pouce* qui croise la face antérieure de l'articulation métacarpo-phalangienne entre le court fléchisseur et l'abducteur, c'est-à-dire entre les deux os sésamoïdes, restant toujours en dehors du tendon fléchisseur propre. Cette collatérale envoie, sous le court fléchisseur, un rameau anastomotique récurrent avec l'artère dorsale du pouce. La *collatérale palmaire interne du pouce* croise profondément le tendon du long fléchisseur propre du pouce, puis superficiellement la terminaison de l'adducteur et se termine sous la peau. Nous avons déjà vu que ces deux collatérales du pouce s'anastomosaient avec deux artérioles issues de la cubitale (an. 1, 2).

2° Le *tronc des collatérales de l'index* naît de la radiale, un peu plus bas : d'ordinaire volumineux, il descend entre les deux faisceaux de l'adducteur en avant, et l'interosseux dorsal en arrière. Il se divise, au niveau du bord inférieur de l'adducteur en deux branches : l'externe, la plus forte, constitue la *collatérale externe de l'index ;* l'interne, très variable, va se jeter dans la terminaison de l'interosseuse superficielle du 2ᵉ espace (cubitale) en croisant profondément les tendons fléchisseurs de l'index.

Telle est la disposition type, celle que figure FARABEUF, celle que nous avons souvent rencontrée et que nous représentons. POIRIER la considère comme exceptionnelle et fait venir la collatérale externe de l'index du tronc de la collatérale interne du pouce : c'est là une disposition peu rare et l'on voit d'ailleurs une mince anastomose entre ces deux troncs, qui, en prenant de l'importance, donne la disposition signalée par POIRIER.

3° Les *artères interosseuses profondes* sont de petites branches grêles, qui descendent le long des interosseux, cachées par la mince aponévrose qui recouvre ces muscles ; on en compte 3, dans les 2ᵉ, 3ᵉ et 4ᵉ espaces ; elles donnent aux interosseux et se terminent souvent, à leur partie inférieure, en s'anastomosant avec la terminaison des interosseuses antérieures, prêtes à les suppléer en cas d'anomalie.

4° Les *rameaux perforants*, au nombre de 3, naissent tantôt de l'arcade profonde elle-même, tantôt de l'origine d'une interosseuse profonde elles vont s'anastomoser, en passant dans la partie supérieure de l'espace interosseux, avec les artères dorsales pour leur venir en aide en général. Dans certains cas pourtant, rares d'ailleurs, on a pu voir l'arcade palmaire profonde naître de la perforante du 2ᵉ espace interosseux, cette artère suppléant ainsi la radiale.

5° Par son bord supérieur, l'arcade palmaire profonde envoie quelques rameaux ascendants au réseau antérieur du carpe. Enfin la fausse cubito-palmaire, satellite de la branche profonde du nerf cubital, vient souvent s'y jeter, réduite à un diamètre très grêle.

Artères dorsales. — Les artères dorsales de la main ont deux caractères importants (pl. 13) :

1° Ce sont des artères très grêles, comparativement aux artères palmaires.

2° Ce sont des artères profondes, c'est-à-dire sous-jacentes au plan tendineux.

Elles viennent presque toutes de la radiale. Cette dernière donne dans la tabatière anatomique :

1° En dehors, la *dorsale du pouce*, artère *grêle* et variable qui passe sous le court extenseur et longe le bord externe du métacarpien.

2° En dedans, une artère plus volumineuse, dite *dorsale du carpe*. Cette artère croise transversalement en arrière la deuxième rangée du carpe, passant sous tous les tendons de la région (long extenseur, radiaux, extenseur des doigts) et s'anastomose en dedans avec une branche de la cubitale, d'ordinaire peu importante, la *cubito-dorsale ;* cette dernière, passant sous le cubital antérieur, croise l'articulation du poignet et forme avec la dorsale du carpe l'arcade dite *dorsale de la main ;* cette arcade s'anastomose aussi, par un rameau supérieur, avec la fin de l'interosseuse antérieure, devenue postérieure. Par son bord inférieur, cette dorsale du carpe donne une série d'artères interosseuses postérieures ; mais tandis que l'interosseuse du 2ᵉ espace est d'ordinaire forte et atteint la commissure pour donner deux collatérales dorsales, celles du 3ᵉ et du 4ᵉ espace sont très grêles ; souvent elles existent à peine ; elles sont alors renforcées, soit par un rameau de l'interosseuse du 2ᵉ espace, qui envoie une artère transversale, dite *dorsale du métacarpe ;* soit par des rameaux perforants. Ces rameaux arrivent les uns par la partie supérieure des espaces interosseux (v. pl. 13 au 4ᵉ espace), les autres par la partie inférieure.

Ces troncs interosseux postérieurs se divisent dans les commissures en deux collatérales dorsales. On trouve encore parfois une interosseuse du 1ᵉʳ espace, née de la radiale, avant son entrée dans la fourche du 1ᵉʳ interosseux et une collatérale interne du petit doigt, branche de l'interosseuse du 4ᵉ espace ; mais d'ordinaire ces rameaux manquent ou sont insignifiants. Insistons encore sur la très grande variabilité de ces artères dorsales, en somme peu importantes.

Telle est la disposition typique des artères de la main ; fréquentes sont-les variations autour de ce type normal ; mais comme l'enseignait le professeur FARABEUF, toutes les anomalies ne sont qu'apparentes ; il n'y a que des différences de volume. Tel filet anastomotique, d'ordinaire insignifiant, peut se développer anormalement chez un sujet et par contre, telle autre artère normalement importante, devenue inutile, redescend à la valeur d'une anastomose. C'est pourquoi en étudiant les artères de la main, nous avons insisté avec le plus grand soin sur les rameaux anastomotiques, détails pouvant paraître inutiles à l'observateur superficiel, mais qui sont en réalité la clef des anomalies.

Nous ne voulons pas entrer dans le détail des dispositions individuelles, variables à l'infini. Nous donnerons simplement le schéma des dispositions atypiques les plus fréquentes. M. FARABEUF les a d'ailleurs très clairement schématisées (v. fig. 16 *bis*).

Dans le type normal, la cubitale vascularise 3 doigts et demi, elle donne donc 7 collatérales ; la radiale n'en donne que 3. C'est le type C_7R_3.

Souvent, la cubitale prend la prééminence, et les 3 dernières collatérales sont formées par des anastomoses anormalement développées, c'est le type $C_{10} + R_0$.

Un autre type fréquent est $C_5 + R_5$ par développement anormal de l'interosseuse profonde du 2ᵉ espace.

Une disposition plus rare est la suivante : l'arcade palmaire profonde ne donne plus de collatérales, la cubitale donne les 5 internes : les 5 externes, superficielles, viennent de l'artère du nerf médian ou plus fréquemment de la radio-palmaire. C'est le type $C_5 + m_5$ ou r_5.

CHAPITRE IX

RÉGION DORSALE DE LA MAIN

Cette région comprend : un plan superficiel, entre la peau et l'aponévrose, et un plan profond, entre l'aponévrose et le squelette.

Plan superficiel. — Incision dans l'axe du médius, allant de la racine de ce doigt à deux travers de doigt au-dessus de l'interligne radio-carpien. Deux incisions transversales sont branchées aux deux extrémités de la première. L'inférieure, suivant la ligne des articulations métacarpo-phalangiennes, devient en dehors obliquement ascendante, de l'articulation de l'index à l'articulation du pouce. Ces incisions doivent être prudentes pour ménager les organes superficiels ; en relevant les deux volets latéraux on est toujours obligé de détruire un certain nombre de filets nerveux se distribuant à la face profonde de la peau.

On trouve au-dessous de la peau, des veines et des nerfs ; les nerfs sont presque tous au-dessous du plan veineux : ce ne sont que les filets très tenus, allant à la peau du dos de la main qui croisent superficiellement les veines.

Veines. — Le type veineux dorsal de la main est tellement variable qu'il est impossible de le décrire en détail. Les veines qui constituent ce réseau dorsal viennent toutes des espaces interdigitaux ; il y a là un rendez-vous veineux constant, tandis qu'au niveau des têtes métacarpiennes il y a toujours absence de veines. Les veines des espaces interdigitaux proviennent des arcades dorsales de la première phalange formant une concavité supérieure et envoyant aux espaces interdigitaux le sang des veines dorsales des doigts ; dans l'espace interdigital arrivent encore des veines, issues du réseau palmaire, et des veines anastomotiques avec le système profond. Dans chaque espace interdigital, on voit une ou deux veines qui montent former un réseau à la face dorsale de la main. Une seule chose est presque constante dans ce réseau, c'est ce qu'on peut appeler la veine *dorsale oblique du poignet*. Toujours volumineuse, mais d'une obliquité très variable, cette veine dorsale oblique, draine la plus grande quantité du sang du dos de la main, vers l'origine de la grosse veine radiale qui est la veine principale de la circulation veineuse superficielle de l'avant-bras.

La veine oblique dorsale se dirige donc en haut et en dehors, pour recevoir au-dessus de la styloïde radiale, la veine dite *céphalique du pouce*. Cette veine, qui résume la circulation dorsale du pouce, longe le bord externe du poignet en recevant des branches venues de la paume de la main. Elle se jette dans la veine oblique dorsale pour constituer l'origine de la *veine radiale*. En dedans, la collatérale interne du petit doigt, grossie d'affluents dorsaux et d'affluents palmaires croisant le bord cubital de la main, vient contourner l'extrémité inférieure du cubitus pour devenir antérieure et former une veine assez volumineuse, bien qu'inférieure toujours à la radiale ; c'est l'origine de la *veine cubitale*. A l'origine de cette veine cubitale, vient toujours converger une veine, plus ou moins importante, drainant une partie du sang dorsal de la main.

Sur le trajet des veines superficielles et notamment au poignet, on voit toujours plusieurs anastomoses avec les veines profondes perforant l'aponévrose.

Nerfs. — Deux nerfs se partagent, également, l'innervation de la peau dorsale de la main. En dedans, c'est le cubital, en dehors, c'est le radial.

Le cubital envoie sa *branche cutanée dorsale*, qui devient postérieure en passant entre le cubitus et le cubital antérieur, au tiers inférieur de l'avant-bras. Ce nerf traverse l'aponévrose, au-dessus de l'extrémité inférieure du cubitus, et, après avoir envoyé des filets cutanés en avant et en arrière, se divise en deux branches. L'interne suit le bord cubital de la main et vient former le *nerf collatéral dorsal interne du petit doigt*. L'externe, divisée d'une façon variable, vient en définitive former les nerfs collatéraux dorsaux suivants : externe du petit doigt; interne de l'annulaire, externe de l'annulaire ; interne du médius. Mais, tandis que les deux collatéraux dorsaux du petit doigt innervent la totalité de la peau dorsale de ce doigt, les collatéraux dorsaux des autres doigts, moins importants, n'innervent que la peau de la première phalange ; le reste est innervé par le filet dorsal des collatéraux palmaires.

Enfin la branche cutanée dorsale du cubital, s'anastomose d'ordinaire avec le filet radial le plus interne ; l'anastomose étant en général comme les autres nerfs, au-dessous du plan veineux.

Le *nerf radial* concourt à l'innervation du dos de la main par la terminaison de sa branche antérieure ou superficielle. Cette branche, pour devenir postérieure, passe entre le radius et le long supinateur ; ce passage se fait d'habitude plus bas que celui de la branche cutanée dorsale du cubital ; arrivée derrière l'extrémité inférieure du radius, la branche cutanée dorsale du radial donne de dedans en dehors : 1° un gros rameau oblique en bas et en dedans, qui reçoit généralement l'anastomose du cubital et donne successivement les collatéraux dorsaux suivants : externe du médius, souvent grossi par un filet du cubital ; interne et externe de l'index ; interne du pouce ; 2° le nerf collatéral dorsal externe du pouce ; 3° un filet qui devient antérieur, le filet thénarien du radial. Ce filet, variable comme volume, fréquemment anastomosé avec le musculo-cutané, innerve la peau de l'éminence thénar et donne parfois un filet au court abducteur du pouce.

L'*aponévrose* du dos de la main, mince sur presque toute son étendue, se renforce au niveau de l'articulation du poignet pour constituer le *ligament annulaire dorsal*. Ce ligament n'est pas une formation isolée ; de même qu'il se continue par son bord inférieur avec l'aponévrose du dos de la main, son bord supérieur se continue avec l'aponévrose antibrachiale ; quand on veut isoler ce ligament, on est obligé de tailler artificiellement ses bords. La direction de ses fibres est assez régulièrement oblique en bas et en dedans ; il est constitué par des fibres superficielles longues et des fibres profondes courtes, qui transforment en canaux ostéo-fibreux les gouttières osseuses creusées à la face postérieure des os de l'avant-bras, au niveau de leur extrémité inférieure. Son extrémité externe s'insère sur le bord de la styloïde radiale, en avant de la gouttière du long abducteur du pouce ; ses fibres longues croisent en bracelet la face postérieure du poignet ; arrivé au bord interne de ce poignet, le ligament annulaire, loin de s'y insérer, le contourne ; il glisse même par une petite bourse séreuse sur la partie inférieure du cubitus, puis il recouvre les vaisseaux et nerfs cubitaux et vient se perdre sur la face antérieure du ligament annulaire antérieur.

Quant à l'aponévrose dorsale de la main, c'est une mince toile, fixée en dehors au bord externe du 1er métacarpien, en dedans au bord interne du 5°. Au niveau des doigts cette aponévrose se continue avec la gaine des extenseurs.

VEINES

V. céphal. pouce = veine céphalique du pouce.

Salvat. pet. d. = veine salvatelle du petit doigt.

V. obl. dors. = veine oblique dorsale du poignet, principal collecteur du réseau dorsal, qui se continue, à l'avant-bras, avec la veine radiale superficielle [**V. rad. sup.**].

V. cub. sup. = origine de la veine cubitale superficielle.

An. pr.-Anast. pr. = anastomoses avec les veines profondes.

NERFS

Br. ant. rad. = terminaison de la branche antérieure ou superficielle du radial qui donne : R. thén. = le rameau thénarien ; les collatéraux dorsaux du pouce = [Col. d. ex. 1''], [Col. d. i.]; les collatéraux dorsaux de l'index = [Col. d. ext. ind.] et [Col. d. int. ind.], le collatéral dorsal externe du médius = [Col. d. ext. med.].

Br. cut. dors. (n. cub.) = branche cutanée dorsale du cubital, qui se partage avec le radial, l'innervation du dos de la main, en donnant les cinq nerfs collatéraux dorsaux internes.

An. rad. cub. = anastomose radio-cubitale.

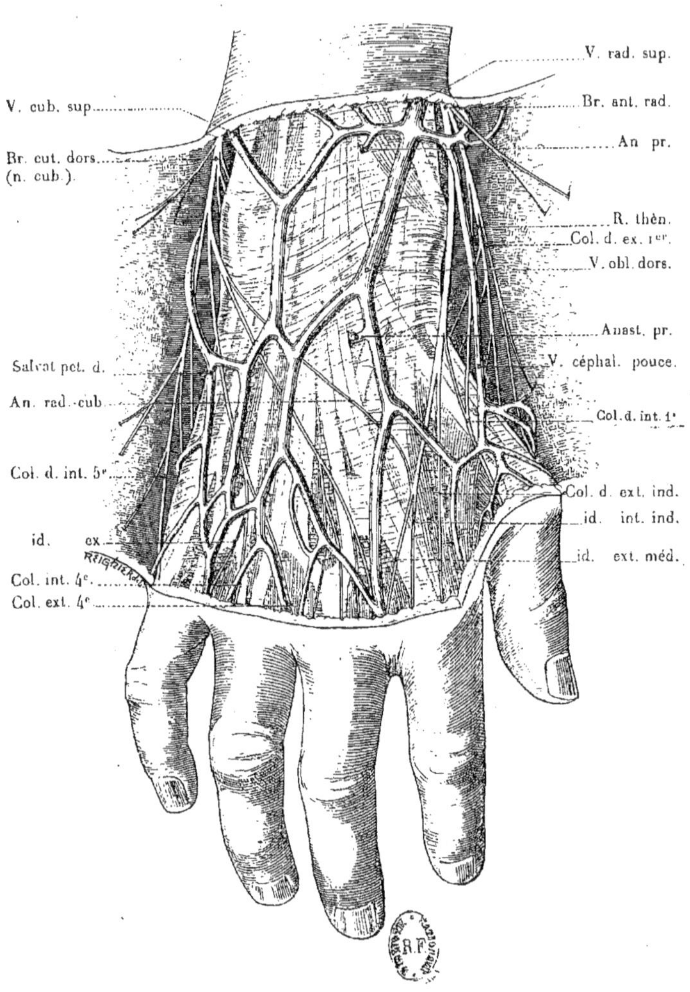

Région du dos de la main (plan superficiel)

MASSON ET Cie, ÉDITEURS

Plan profond. — Le plan profond du dos de la main comprend, sur un premier plan, des tendons entourés de gaines synoviales, sur un deuxième plan un réseau artériel ; ce dernier, décrit avec les artères de la main, ne nous occupera pas. Nous décrirons simplement ici les tendons et leurs synoviales.

Si l'on examine la face postérieure du squelette d'un poignet on voit successivement de dehors en dedans les gouttières suivantes (v. pl. 28) :

1° A la face externe de la styloïde radiale une gouttière subdivisée en deux par une crête légère ; c'est là que passent les tendons du long abducteur du pouce en avant, du court extenseur en arrière ;

2° A la face postérieure du radius, une large gouttière subdivisée en deux par une crête ; c'est la gouttière du 1er et du 2e radial ;

3° Plus en dedans, une gouttière profonde limitée par deux saillies très nettes ; c'est la gouttière du long extenseur du pouce ;

4° Plus en dedans encore, une large gouttière pour les tendons de l'extenseur commun et, à sa face profonde, de l'extenseur propre de l'index ;

5° Entre le radius et le cubitus, il n'y a pas de gouttière, mais à l'état frais, un canal fibreux par où passe l'extenseur propre du petit doigt ;

6° Entre la tête et la styloïde cubitale, se trouve la gouttière du cubital postérieur.

Nous avons déjà vu que les fibres profondes du ligament annulaire dorsal transformaient ces gouttières en canaux ostéo-fibreux : à leur intérieur les tendons glissent au moyen d'une gaine synoviale.

Le *long abducteur du pouce* vient s'insérer à la base du 1er métacarpien ; le *court extenseur* qui longe son bord interne descend jusqu'à la base de la 1re phalange ; chacun de ces tendons possède une gaine synoviale propre ; toutes deux commencent au-dessous du point où les radiaux sont croisés par ces tendons ; elles descendent, la première presque jusqu'à l'insertion de l'abducteur (1), la seconde un peu plus bas empiétant sur l'extrémité du 1er métacarpien. D'ordinaire chez l'adulte ces deux gaines communiquent largement dans leur portion moyenne.

Les *radiaux*, croisant profondément les tendons de la tabatière anatomique, vont s'insérer à l'extrémité supérieure des 2e et 3e métacarpiens dans leur partie externe. Chaque radial présente une gaine syno-

---

(1) Poirier a signalé une bourse séreuse fréquente, située plus bas que la gaine synoviale de l'abducteur, immédiatement au-dessus de son insertion, entre le tendon et le trapèze,

viale primitivement indépendante. Chez l'adulte les gaines communiquent toujours en arrière des tendons. Elles s'étendent du point de croisement avec l'abducteur et le court extenseur jusqu'à 1 centimètre au-dessus des insertions métacarpiennes.

Les tendons des radiaux sont croisés en haut par le long abducteur et le court extenseur, en bas par le long extenseur. Des organes séreux facilitent les glissements. En haut c'est une bourse séreuse inconstante qui existe entre l'abducteur et le court extenseur d'une part et les radiaux de l'autre. En bas la gaine synoviale du long extenseur communique, par un large trou, avec la gaine du second radial ; les deux tendons frottent donc directement l'un sur l'autre à cet endroit ; s'ils sont rugueux, il se produit un bruit spécial caractéristique de l'aï crépitant.

Le *long extenseur* forme la limite interne de la tabatière anatomique ; il se dirige obliquement en bas et en dehors, croise superficiellement les radiaux et s'insère à la base de la deuxième phalange du pouce. Sa gaine synoviale naît à peu près à la hauteur de celle des radiaux et se termine près de l'extrémité supérieure du premier métacarpien. Nous avons décrit la communication avec la gaine du second radial.

L'*extenseur commun des doigts* est déjà divisé en 4 tendons, avant de franchir le canal ostéo-fibreux du poignet. Au dos de la main, les tendons divergent vers leurs doigts respectifs ; ces tendons sont larges, étalés, séparés, par une ou deux stries longitudinales, en faisceaux accolés ; ils échangent, à la partie inférieure des métacarpiens, des anastomoses. Entre le tendon de l'index et celui du médius existe une anastomose à fibres transversales, parallèles, pénétrant dans chaque tendon, au niveau d'une des stries qui les divisent. Au contraire, le tendon de l'annulaire envoie à celui du médius une forte anastomose, oblique en bas et en dehors. Quant au tendon du 5ᵉ doigt, d'abord accolé à celui de l'annulaire, il se divise, à la partie inférieure, en deux languettes tendineuses, l'une allant au 4ᵉ, l'autre au 5ᵉ doigt ; des fibres arciformes adoucissent l'angle de bifurcation.

Au doigt, le tendon extenseur envoie au niveau de l'articulation métacarpo-phalangienne, un certain nombre d'expansions. L'une grêle, parfois difficile à mettre en évidence, part de la face profonde du tendon et, se fusionnant avec la partie dorsale de la capsule, va à la base de la première phalange. On a beaucoup grossi cette expansion, en raison de l'importance physiologique que lui accorde Duchenne. Les expansions latérales sont plus fortes ; elles se jettent sur les parties latérales de l'articulation, certaines fibres croisent même excentriquement les tendons des interosseux et des lombricaux.

Le tendon extenseur continue son chemin et se divise en 3 languettes ; la médiane se fixe à la base de la 2e phalange, les latérales se rejoignent plus bas pour se fixer à la base de la phalange unguéale. Les lombricaux et les interosseux envoient des expansions au tendon extenseur : au niveau de la 1re phalange, ce sont des fibres arciformes, formant dossière ; plus bas ces muscles viennent puissamment renforcer les bandelettes latérales de l'extenseur.

Le tendon *extenseur propre de l'index* croise profondément les tendons extenseurs des doigts internes, pour venir se fusionner avec le bord cubital du tendon de l'extenseur commun allant à l'index.

La large gaine synoviale qui entoure ces tendons extenseurs commence légèrement au-dessus du ligament annulaire dorsal et se termine à la partie supérieure des métacarpiens en se bifurquant autour des tendons qui divergent ; c'est le cul-de-sac interne, entourant les tendons réunis des deux derniers doigts qui descend le plus bas.

L'*extenseur propre du petit doigt* possède une gaine propre ; elle commence au même niveau que la précédente et se bifurque en bas autour de la division que présente d'ordinaire le tendon du muscle.

Le *cubital postérieur* se fixe en bas au tubercule du 5e métacarpien ; il possède une courte gaine synoviale allant du bord supérieur du ligament dorsal, presque jusqu'à l'insertion inférieure du muscle.

Outre les organes séreux que nous venons de signaler, il existe encore un certain nombre de bourses séreuses, la plupart inconstantes, aux points où les tendons frottent sur des surfaces osseuses.

Dans la profondeur, notre région est limitée par une mince aponévrose qui recouvre les interosseux et adhère à la face postérieure des métacarpiens.

CHAPITRE X

LES MUSCLES INTEROSSEUX DE LA MAIN ET LEURS NERFS

Pour exécuter cette préparation, il faut sacrifier rapidement tous les
plans superficiels antérieurs, jusqu'aux tendons fléchisseurs qu'on conserve, avec les lombricaux insérés sur les fléchisseurs profonds. Il est
inutile de conserver les nerfs des deux premiers lombricaux, issus du
médian. Les lombricaux disséqués, on les rabat avec les tendons fléchisseurs sectionnés haut; on prend garde de ne pas détruire les deux
filets nerveux que la branche profonde du cubital donne aux deux lombricaux internes.

On va chercher la branche profonde du cubital à son origine ; on la
tend par une érigne élastique et on la dissèque soigneusement, car c'est
elle qui innervera tous les interosseux. On n'hésitera pas à sacrifier les
muscles de l'éminence hypothénar pour suivre la branche nerveuse de
son origine à sa terminaison. Elle donne, de dedans en dehors, les
nerfs des interosseux des deux derniers espaces et ceux des deux lombricaux correspondants. Puis la branche profonde du cubital pénètre
entre les deux faisceaux de l'adducteur du pouce. On sectionne le chef
métacarpien et on peut alors disséquer les nerfs allant aux interosseux
des deux premiers espaces ; on n'hésitera pas à sacrifier, pour peu qu'ils
soient gênants, les rameaux multiples que donne toujours la branche
profonde du cubital à l'adducteur du pouce. Le nerf disséqué jusqu'à la
pénétration de ses filets dans les interosseux (et cette pénétration se
fait toujours dans la partie supérieure des muscles), on cherchera à
détruire les liens fibreux, qui réunissent les diverses articulations
métacarpo-phalangiennes ; en ce faisant, on ouvre parfois de véritables
bourses séreuses séparant les interosseux d'un doigt de ceux du doigt
voisin ; cette dissection palmaire accomplie, on retournera la main et
on disséquera rapidement les tendons extenseurs jusqu'à l'extrémité

PLANCHE 19. — *Muscles interosseux et leurs nerfs (face antérieure).*

Cette figure représente la préparation des muscles interosseux, terminée. On a pratiqué la désarticulation carpo-métacarpienne, sauf au niveau du pouce, où on a conservé le **Trapèze**. Cette désarticulation n'a été pratiquée qu'après avoir sectionné les tendons fléchisseurs et avoir recherché la branche palmaire profonde du cubital, à sa sortie des muscles hypothénariens. La désarticulation effectuée, on a sectionné les liens fibreux qui rattachent entre elles les bases des métacarpiens ; de même, au niveau des articulations métacarpo-phalangiennes, on a détruit les connexions fibreuses qui les unissent. On peut ainsi écarter les métacarpiens les uns des autres et mettre en évidence l'architecture des muscles interosseux.

MUSCLES

Les muscles thénariens ont été sectionnés et rabattus.

M. cr' abd. p. = le court abducteur du pouce.

M. cr' fl. p. = le court fléchisseur, dont on voit l'attache au sésamoïde externe [**Sésam. ext.**], grâce à l'ouverture pratiquée à l'articulation métacarpo-phalangienne.

Oppos. pouce = l'opposant.

M. add. p. = l'adducteur, sectionné ; son insertion inférieure englobe le sésamoïde interne [**Sésam. int.**] ; l'insertion du chef horizontal au bord antérieur du 3ᵉ métacarpien [**Int. add. p.**]. En coupant le chef oblique, on a conservé le premier interosseux palmaire.

Il y a quatre interosseux palmaires ou rapprocheurs.

1ᵉʳ int. palm. = le premier inséré au trapèze et au flanc interne du premier métacarpien, présente ici un petit chef accessoire [**B**] inséré à la face antérieure du premier interosseux dorsal.

2ᵉ int. palm. = le deuxième présente ici deux anomalies ; outre son insertion normale au flanc interne du 2ᵉ métacarpien, il s'insère, en plus, au 3ᵉ métacarpien, constituant un muscle bipenné ; de plus, il naît aussi d'un tendinet, d'origine carpienne [**A**]. Son insertion inférieure présente une attache phalangienne, et l'expansion au tendon extenseur.

3ᵉ int. palm. et 4ᵉ int. palm. = le troisième et le quatrième interosseux palmaires.

Les interosseux dorsaux ou écarteurs sont au nombre de quatre :

1ᵉʳ int. dors. = le premier, volumineux, présente à son attache inférieure une insertion phalangienne et l'expansion au tendon extenseur.

2ᵉ int. dors. = le deuxième, avec une insertion phalangienne nette [**Insert. phal.**].

3ᵉ int. dors. = le troisième.

4ᵉ int. dors. = le quatrième.

Les muscles hypothénariens ont été sectionnés.

M. add. 5ᵉ = l'adducteur.

M. crt. fl. 5ᵉ = le court fléchisseur, dont on voit l'attache au sésamoïde [**Sésam. 3**] grâce à l'ouverture de l'articulation métacarpo-phalangienne.

M oppos' = l'opposant du petit doigt.

NERFS

Br. palm. prof. (cub.) = la branche palmaire profonde du cubital, qui donne successivement à l'opposant [**N. oppos'**], puis aux interosseux palmaire et dorsal du 4ᵉ espace, aux deux muscles lombricaux internes. Le 4ᵉ lombrical [**Lombr. 4**] est normal ; le 3ᵉ [**Lombr. 3**] présente, à son extrémité inférieure, une bifurcation anormale.

Le nerf donne ensuite aux interosseux palmaire et dorsal du troisième espace, puis à ceux du deuxième ; enfin au premier interosseux dorsal. On voit la coupe du gros nerf de l'adducteur du pouce [**N. add. p.**].

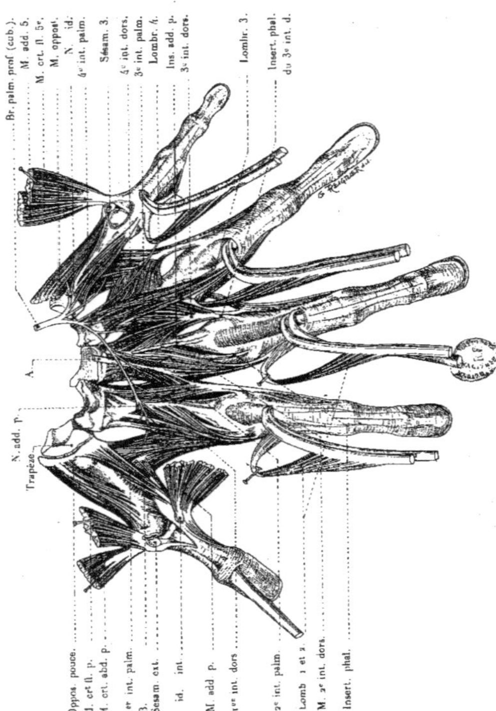

Muscles interosseux et leurs nerfs (face antérieure)

10e

des doigts ; cela est facile, car un plan de clivage presque séreux sépare les tendons de la peau. On dépouille entièrement la main et les doigts de la peau. Puis on pratique, de dedans en dehors, une désarticulation carpo-métacarpienne ; au niveau du pouce on laisse le trapèze. Ceci fait, on cherche à détruire les liens fibreux qui réunissent les bases des métacarpiens les unes aux autres. Au niveau du premier espace on ouvre par en haut le canal de pénétration de l'artère radiale. Les métacarpiens ne sont plus réunis que par les interosseux ; on peut alors étaler la main en éventail sur un liège et nettoyer successivement sur les deux faces les muscles interosseux.

Il existe huit interosseux : quatre dorsaux, quatre palmaires. On peut encore, avec Farabeuf, les diviser en interosseux écarteurs : ce sont les dorsaux ; et en interosseux rapprocheurs : ce sont les palmaires. Le médius, qui forme l'axe de la main, ne peut pas être rapproché, aussi n'a-t-il pas d'interosseux palmaire.

Les interosseux écarteurs ou dorsaux s'insèrent toujours, sur leur doigt, du côté externe, par rapport à l'axe de la main ; les interosseux palmaires ou rapprocheurs s'insèrent au contraire sur le côté interne, par rapport à l'axe.

Interosseux dorsaux. — Ce sont les plus volumineux. On sait que les faces latérales des métacarpiens sont séparées par une crête longitudinale en deux champs : l'un palmaire, l'autre dorsal ; les interosseux dorsaux s'insèrent sur les faces latérales des deux métacarpiens qui limitent leur espace ; mais, tandis qu'ils s'insèrent sur toute la face latérale du métacarpien du doigt sur lequel ils se terminent, ils ne s'insèrent que sur le champ dorsal du métacarpien opposé, laissant le champ palmaire pour l'insertion de l'interosseux palmaire du même espace ; si bien qu'on peut poser comme règle qu'un interosseux quelconque a toujours sa principale insertion sur le métacarpien du doigt auquel il se rend.

On voit très bien, par la face dorsale, cette double insertion de l'interosseux dorsal ; ses fibres affectent la disposition des barbes d'une plume ; à la partie supérieure, entre l'origine de ses deux chefs, se voit un espace angulaire, dans lequel passent les rameaux perforants de l'arcade palmaire profonde (la radiale pour le premier espace) et quelques filets extrêmement grêles venus de la branche profonde du cubital ; parfois, un interosseux dorsal pousse un tendon d'origine jusque sur un os du carpe. A la partie inférieure, le muscle se jette sur un tendon qui se divise en deux parties : l'une profonde, arrondie, va

On voit sur cette figure les quatre muscles interosseux dorsaux avec leur constitution bipennée et l'expansion dorsale qu'ils donnent à l'extenseur.

Au niveau du pouce, on aperçoit le court abducteur du pouce [**M. crt. abd. p.**] qui donne lui aussi une expansion dorsale [**Exp. crt. abd.**].

Le muscle adducteur [**M. add. p.**] donne, lui aussi, une expansion dorsale.

T. lg. abd. p. = tendon du muscle long abducteur du pouce. Une bourse séreuse le sépare de la base métacarpienne.

Les tendons extenseurs sont coupés : le court extenseur du pouce [**T. crt. ext. p.**] inséré à la base de la première phalange; le long extenseur [**L. lg. ext. p.**] inséré à la phalange unguéale.

On voit la terminaison des lombricaux et des interosseux palmaires, avec leurs expansions aux tendons extenseurs.

Au niveau du petit doigt : **M. add. 5ᵉ** = muscle court adducteur, qui donne une expansion dorsale à l'extenseur; **M. crt. fl. 5ᵉ** = muscle court fléchisseur.

On voit les 4 interosseux dorsaux, la terminaison des interosseux palmaires et des lombricaux, avec les expansions que tous ces muscles envoient au tendon extenseur.

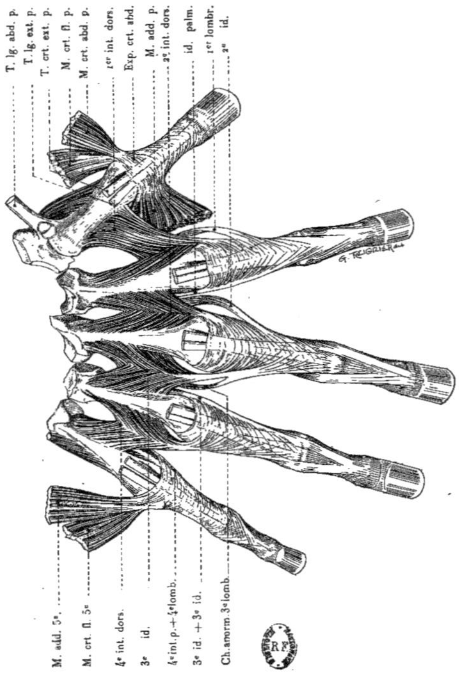

Muscles interosseux (face postérieure)

MASSON ET Cie, ÉDITEURS

se fixer au tubercule latéral de l'extrémité supérieure de la première phalange ; cette partie du tendon, variable, puisqu'elle manquerait souvent pour certains anatomistes, adhère toujours assez intimement à l'articulation métacarpo-phalangienne ; la partie superficielle du tendon, aplatie, lamelliforme glisse souvent par une petite séreuse sur la saillie du nœud articulaire métacarpo-phalangien et se dirige en bas et en arrière pour se fusionner avec le tendon de l'extenseur. Les fibres supérieures de l'expansion deviennent transversales, forment dossière sur la première phalange, croisent superficiellement le tendon extenseur, paraissant se continuer avec celles du côté opposé. Ces fibres fléchissent la première phalange ; c'est là une action importante des interosseux. Les fibres inférieures forment un bord épais et se fusionnent en partie avec la languette du tendon extenseur qui se fixe à la base de la deuxième phalange, en partie avec les deux languettes bientôt réunies de l'extenseur qui se fixent à la base de la troisième phalange ; ce sont ces fibres des interosseux qui étendent avec force les deux dernières phalanges.

Interosseux palmaires. — Les interosseux palmaires s'insèrent sur le champ palmaire de la face latérale du métacarpien du doigt auquel ils vont. Ce sont donc des muscles unipennés ; on voit pourtant, parfois, un de ces muscles envoyer un faisceau au métacarpien opposé, le muscle devenant ainsi bipenné. Sur la planche 18, le deuxième interosseux palmaire présente cette disposition ; on le voit aussi recevoir un petit tendon d'origine carpienne, anomalie assez fréquente.

L'interosseux du premier espace mérite une description particulière ; confondu par beaucoup de classiques avec l'adducteur du pouce, il en est pourtant assez nettement séparable ; pour bien le voir, il faut couper faisceau par faisceau le chef carpien de l'adducteur ; on arrive à trouver ainsi le plan de clivage séparant l'adducteur de l'interosseux ; assez souvent, une branche de l'artère radiale passe entre l'adducteur et l'interosseux facilitant la tâche. Cet interosseux s'insère sur la face palmaire du premier métacarpien, dans sa partie interne, sur le trapèze et souvent sur la face antérieure de la base du deuxième métacarpien, formant ainsi une sorte d'arcade dans laquelle passe quelquefois la radiale ; nous avons trouvé et représenté (pl. 17) cette disposition. Nous avons aussi représenté un petit faisceau inséré sur la face antérieure du chef externe du premier interosseux dorsal. En bas, le premier interosseux palmaire se fusionne avec le tendon sésamoïdien de l'adducteur, envoyant à la face dorsale une mince expansion à l'extenseur du pouce.

Les autres interosseux palmaires se terminent en bas exactement comme les interosseux dorsaux, avec cette seule différence que le chef phalangien est plus grêle et plus inconstant que pour les interosseux dorsaux. Le tendon du lombrical vient se fusionner avec le bord inférieur épais de l'expansion tendineuse des interosseux et va particulièrement se terminer sur la 3⁰ phalange. On sait que les 4 lombricaux croisent le bord externe des 4 derniers doigts; c'est donc tantôt un interosseux dorsal, tantôt un interosseux palmaire qu'ils viennent renforcer. Il n'est d'ailleurs pas rare de voir un ou plusieurs lombricaux, surtout les deux internes, se terminer en se bifurquant pour se rendre à deux doigts voisins (v. pl. 18).

Je tiens à répéter en terminant ce chapitre l'action si importante des interosseux.

Tous les interosseux fléchissent la première phalange et étendent les deux autres; et ils produisent ces mouvements avec beaucoup plus de force que les tendons fléchisseurs et extenseurs qui, pratiquement, n'agissent pas dans ces mouvements.

Les interosseux palmaires sont des muscles rapprocheurs par rapport à l'axe de la main. Les interosseux dorsaux sont des écarteurs.

CHAPITRE XI

ARTICULATION DE L'ÉPAULE

Pour préparer l'articulation de l'épaule, on désarticule la clavicule en dedans et on détache en bloc toute l'articulation de la paroi thoracique, en sectionnant en avant les pectoraux, en haut le trapèze; en arrière, les muscles insérés au bord spinal de l'omoplate. On pratique, en somme, une désarticulation interscapulo-thoracique.

La dissection de l'articulation de l'épaule comprend trois temps :

1º Dissection du deltoïde et des muscles à insertion péri-articulaire (muscles coracoïdiens, muscles de la coulisse bicipitale);

2º Dissection des muscles formant une vraie capsule active à l'articulation (sous-scapulaire, sus-épineux, sous-épineux, petit rond, long triceps);

3º Dissection de la capsule articulaire.

1ᵉʳ Temps. — Disséquer la face superficielle du deltoïde en enlevant en même temps peau et aponévrose : le deltoïde, comme le grand fessier, est un muscle formé de faisceaux musculaires, entre lesquels pénètre un prolongement de l'aponévrose d'enveloppe du muscle; il faut enlever ensemble toutes ces parties fibreuses pour avoir un muscle proprement disséqué; le deltoïde forme dans son ensemble un premier manchon musculaire à l'articulation, il s'insère en haut : 1º au bord antérieur de la clavicule dans son tiers externe, par des fibres charnues ; 2º en dehors, sur le bord externe de l'acromion qu'il remanie par ses insertions; on voit, en effet, sur ce bord, des échancrures séparées par des crêtes ; dans les échancrures s'insèrent des fibres charnues, sur les crêtes des lames aponévrotiques pénétrant dans le muscle, donnant naissance par leurs deux faces à des fibres musculaires; 3º en arrière, le deltoïde s'insère, par une aponévrose de plus en plus mince, à la

PLANCHE 21. — *Articulation de l'épaule (face antérieure).*

LIGAMENTS

Lig. coraco-hum. = ligament coraco-huméral.
Les trois ligaments gléno-huméraux :
Lig. sus-gl. sus-hum. = ligament sus-gléno sus-huméral allant à la petite tubérosité.
Lig. sus-gl. préhum. = ligament sus-gléno préhuméral limitant, avec le précédent, la boutonnière du sous-scapulaire.
Lig. pré-gl. sous-hum. = ligament pré-gléno sous-huméral.
Voûte acr. cor. (f. sup.) = voûte acromio-coracoïdienne, face supérieure.
Les ligaments coraco-claviculaires :
L. trapéz. = ligament trapézoïde.
L. conoïde = ligament conoïde.

MUSCLES

Le deltoïde sectionné avec ses deux segments [**M. deltoïde 1 et 2**].
Du sommet de la coracoïde naissent : le petit pectoral [**P. pect.**] et le coracobiceps [**Cor. b.**].
Lg. tric. = long triceps.
Sous-scap. = le muscle sous-scapulaire, sectionné et relevé, dont la partie supérieure, épaisse et tendineuse, passe dans la boutonnière capsulaire, et dont la partie inférieure, mince et musculaire, descend sur le col huméral.
M. anormal = un muscle anormal huméro-capsulaire.
Les muscles de la coulisse bicipitale :
Gr. pect. = le grand pectoral avec son tendon en V, son frein supérieur.
Gr. dors. = le grand dorsal.
Gr. rond = le grand rond avec ses étages tendineux. L'arcade de Struthers [**Ar. Struth.**] croise l'origine de ces deux derniers muscles.
Coulisse bic. = la coulisse bicipitale, qui reçoit le tendon du long biceps [**T. lg. bic.**] entouré du prolongement de la synoviale [**Pr. syn.**], qu'on a fenêtré sur la figure.
(1) Nous avons fait représenter planche 21 un petit muscle anormal assez rare, c'est un muscle huméro-capsulaire.

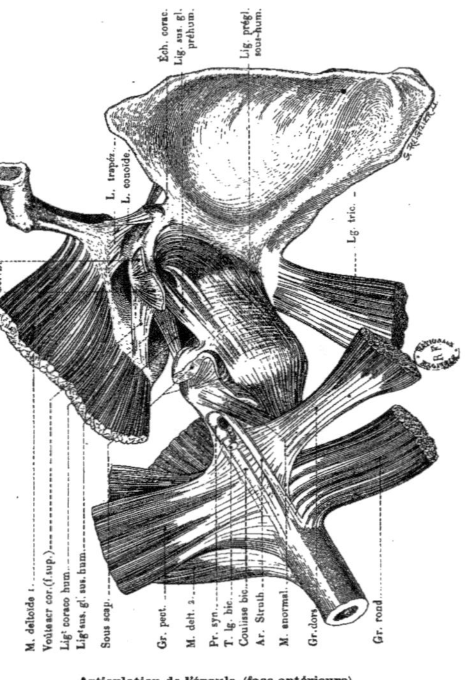

Articulation de l'épaule (face antérieure)

lèvre inférieure du bord postérieur de l'épine de l'omoplate. Cette aponévrose d'insertion du deltoïde adhère intimement à l'aponévrose sous-jacente du sous-épineux.

En bas, les trois faisceaux du deltoïde se jettent sur un fort tendon, qui vient s'insérer aux deux lèvres du V deltoïdien. En arrière, l'insertion inférieure est contiguë à celle du vaste externe, en avant à celle du grand pectoral.

On dissèque ensuite rapidement les muscles grand pectoral, grand rond, la longue portion du biceps ; ces insertions sont figurées (pl. 21) et ont déjà été décrites avec le creux axillaire.

On sectionne enfin le deltoïde en son milieu ; on rabat en haut et en bas ses deux chefs ; on tombe alors sur un plan musculo-fibreux, qui vient former coiffe à l'articulation.

Ce plan est constitué par la voûte acromio-coracoïdienne formée d'un fort ligament triangulaire, tendu entre le bec de l'acromion et le bord externe ou acromial de l'apophyse coracoïde ; le bord antérieur de cette voûte se continue insensiblement avec une aponévrose, dite sous-deltoïdienne, qui vient coiffer l'articulation, en venant se perdre, devenue celluleuse, aux environs du col ; cette aponévrose se continue, en avant, avec le plan musculaire, né du bec coracoïdien, c'est-à-dire le chef coraco-biceps ; c'est le même plan qui se continue dans le creux de l'aisselle sous le nom d'aponévrose clavi-coraco-axillaire. En dessous de cette coiffe fibreuse, entre elle et la capsule articulaire doublée de ses muscles, se trouvent des bourses séreuses, dues aux mouvements de l'articulation ; l'une, volumineuse, s'étend presque sous l'acromion, c'est la bourse sous-acromiale ; mais elle déborde toujours sous le deltoïde, d'où le nom de bourse sous-deltoïdienne sous lequel on la désigne ; en réalité, c'est une *bourse sous-acromio-deltoïdienne*.

Sous la coracoïde se trouve une nouvelle bourse séreuse plus petite, due aux frottements du sous-scapulaire sur l'os : c'est la *bourse sous coracoïdienne*, pouvant quelquefois communiquer avec la synoviale articulaire.

2ᵉ Temps : dissection du manchon musculaire capsulaire. — Si nous détruisons cette coiffe fibreuse, en taillant artificiellement un bord tranchant à la voûte acromio-coracoïdienne et en sectionnant le tendon coraco-biceps et le petit pectoral, nous tombons sur une série de muscles qui, des deux faces de l'omoplate, viennent converger vers la tête articulaire et s'y insérer sous forme de tendons aplatis.

11

Ces muscles sont : en arrière, le petit rond et le sous-épineux ; en haut le sus-épineux, en avant le sous-scapulaire. Enfin, en bas, le long chef du triceps s'accole à la partie inférieure de l'articulation, en venant s'insérer au tubercule sous-glénoïdien, par un fort tendon.

Le *petit rond*, inséré à la face postérieure de l'omoplate, sur la petite surface quadrangulaire longeant le bord axillaire, au-dessus du grand rond, vient se jeter sur la facette inférieure de la grosse tubérosité par un tendon résistant, et, par une lame musculaire de plus en plus mince, sur une ligne descendant verticalement de la facette de la grosse tubérosité. Ce muscle adhère à la capsule, peu dans la moitié interne de cette dernière, plus dans sa moitié externe. Cette fusion du muscle et de la capsule est plus ou moins intime ; sur le sujet que représente la planche 22, nous avons pu arriver à le disséquer jusqu'à ses insertions osseuses.

Le *sous-épineux*, inséré aux deux tiers internes de la fosse sous-épineuse et aux aponévroses qui limitent cette fosse, se résout en un fort et large tendon qui s'accole à la capsule ; l'adhérence est de plus en plus intime, à mesure qu'on se dirige en dehors, et l'on ne peut, en général, à moins de sectionner à plein tranchant les adhérences, suivre le tendon jusqu'à son insertion à la facette moyenne de la grosse tubérosité.

Le *sus-épineux*, inséré aux deux tiers internes de la fosse du même nom et à l'aponévrose qui ferme la loge, atteint la partie supérieure de l'articulation en passant sous la voûte ostéo-fibreuse formée par l'acromion et la voûte acromio-coracoïdienne. Pour compléter la dissection de ce muscle, il faut, après l'avoir sectionné dans la fosse sus-épineuse, le faire passer sous la voûte acromio-coracoïdienne, et le renverser en dehors ; comme pour le sous-épineux, on peut détacher le muscle de la moitié interne de la capsule, mais dans la moitié externe la fusion est intime et on ne peut séparer le muscle jusqu'à son insertion à la facette supérieure de la grosse tubérosité. Ainsi l'adhérence des muscles à la capsule est de plus en plus intime à mesure qu'on monte ; le petit rond adhère relativement peu, le sous-épineux davantage, le sus-épineux encore plus.

Le *sous-scapulaire* forme en avant un renforcement à la capsule, analogue à celui constitué en arrière par le sous-épineux et le petit rond (pl. 21). Il s'insère, par des fibres musculaires, à toute la face antérieure de l'omoplate ; à l'intérieur du muscle se trouvent des lames aponévrotiques insérées sur les crêtes obliques plus ou moins visibles à cette face de l'omoplate. De là, le sous-scapulaire se condense à la face antérieure de l'articulation en un épais tendon large de 5 centimètres qui vient s'insérer sur une large facette de la petite tubérosité et sur une petite crête verticale sous-jacente, arrivant jusqu'au col huméral. La partie supérieure du sous-scapulaire se fixe par un gros et fort tendon à la petite tubérosité; sa portion inférieure mince, en partie musculaire, s'insère à la crête sous-jacente. Le sous-scapulaire a donc une insertion plus forte, mais absolument analogue à celle du petit rond. Si l'on sectionne le sous-scapulaire et qu'on le renverse en dehors, on trouve entre le muscle et l'articulation une bourse séreuse volumineuse, primitivement indépendante de l'articulation, due aux frottements du sous-scapulaire sur le bord antérieur saillant de la glène; cette bourse communique le plus souvent, chez l'adulte, avec l'articulation et paraît être un prolongement de la synoviale faisant hernie par une fente située à la partie antérieure de la capsule. Si l'on ouvre cette bourse séreuse, on voit qu'elle tapisse, non seulement la face profonde, mais encore le bord supérieur du tendon du sous-scapulaire; ce bord pénètre dans la partie externe de la fente capsulaire pour gagner son insertion, d'où le nom de *boutonnière du sous-scapulaire* donné à cette fente. La partie inférieure du sous-scapulaire adhère assez intimement à la capsule, moins cependant qu'au niveau des muscles postérieurs. Le bord supérieur du corps musculaire, en glissant sous la coracoïde, est recouvert d'une bourse séreuse : la *bourse sous-coracoïdienne;* parfois, cette séreuse communique avec la bourse du sous-scapulaire et, par elle, avec l'articulation.

3º *La capsule*, qu'il nous reste à décrire, forme un cône tronqué, à base humérale, à sommet glénoïdien; elle est relativement mince, surtout si on la compare à l'articulation de la hanche; c'est qu'au membre supérieur, la mobilité prime la solidité; aussi, est-ce l'articulation de l'épaule qui est le siège de prédilection des luxations. L'articulation de l'épaule a une capsule assez lâche pour permettre sur le cadavre un écart des surfaces articulaires de plusieurs centimètres. (C'est dans cette position qu'ont été figurées les planches 21 et 22.)

La face superficielle de la capsule est presque totalement disséquée, une fois qu'on a relevé au maximum les muscles qui entourent l'articulation. Elle est constituée, en grande partie, par des fibres longitudinales gléno-humérales. Néanmoins, il existe un certain nombre de fibres circulaires, surtout visibles en avant (pl. 21).

(Nous avons fait représenter planche 21 un petit muscle anormal assez rare, c'est un muscle huméro-capsulaire.)

PLANCHE 22. — *Articulation de l'épaule (face postérieure).*

Caps. = la face postérieure de la capsule.
Voûte acr. cor. = la voûte acromio-coracoïdienne,. vue par sa face inférieure.

MUSCLES

Le deltoïde sectionné et relevé [**M. deltoïde 1 et 2**], le long triceps sectionné [**Lg. tric. 1 et 2**], le vaste externe, dont les fibres supérieures se continuent avec la capsule [**M. vaste ext.**].

Les trois muscles renforçant la capsule en arrière : le petit rond [**M. pet. rond**], le sous-épineux [**M. sous-épin.**], le sus-épineux [**M. sus-épin.**]. Ces deux derniers fusionnés avec la partie externe de la capsule.

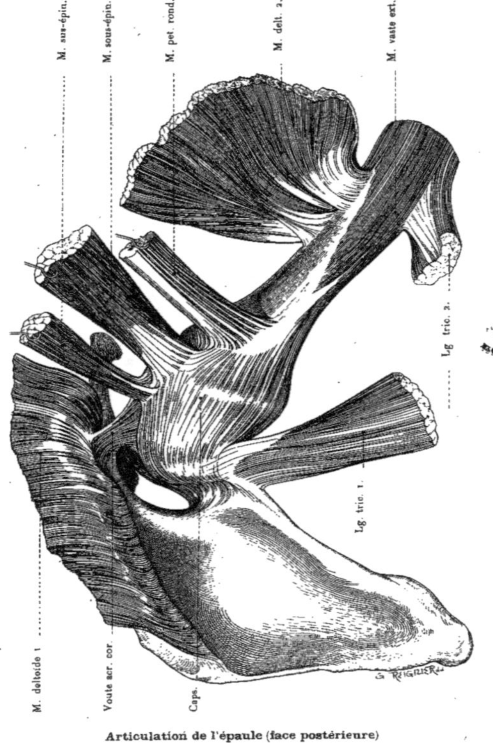

Articulation de l'épaule (face postérieure)

MASSON ET Cie, ÉDITEURS

Nulle part la capsule ne présente de plan tendineux resplendissant et nacré. La surface de la capsule est irrégulière, de petits lobules adipeux viennent en dissocier les fibres superficielles ; au niveau des insertions osseuses, on voit de petits fascicules tendineux empiéter sur la surface osseuse, se continuant avec le périoste ; ces petits prolongements se voient surtout au niveau de la partie inférieure du col huméral, où les fibres les plus superficielles se continuent même avec la partie supérieure du vaste externe. De même, en avant, au niveau de l'insertion glénoïdienne on voit parfois un petit procès synovial venir faire une saillie plus ou moins marquée ; nous reviendrons sur ce prolongement qui peut dans certains cas communiquer avec la bourse du sous-scapulaire.

Pour étudier l'insertion de la capsule, la synoviale et les surfaces articulaires, il faut ouvrir la capsule, la préparation classique consiste à tailler un volet postérieur, à base glénoïdienne ; par l'orifice postérieur, on luxe la tête humérale et on la scie au niveau du col anatomique ; on peut ainsi apercevoir par transparence la paroi capsulaire antérieure avec les faisceaux de renforcement qu'on y a décrit. Nous conseillons une préparation qui permet d'étudier l'intérieur de l'articulation sans détruire autant la capsule. Elle consiste à inciser à fond la partie inférieure de la capsule, de l'humérus à la glène, en passant en avant de l'insertion du long triceps ; en désinsérant un peu la capsule à la partie inférieure du col huméral, on arrive à luxer la tête et à la sectionner ; on aperçoit ainsi l'intérieur de l'articulation, en n'ayant intéressé la capsule que par une seule incision (pl. 23).

La tête humérale, encroûtée de cartilage, a la forme d'un tiers de sphère ; elle regarde normalement en dedans, en arrière et en haut ; le cartilage s'arrête au niveau d'un sillon qui délimite le col anatomique.

La cavité glénoïde a une forme ovalaire à petite extrémité supérieures ; elle regarde en dehors, en avant et légèrement en haut ; le bord antérieur de la glène présente, dans sa moitié supérieure, une petite échancrure. Il y a disproportion entre le volume de la tête humérale et celui de la glène. Un fibro-cartilage péri-articulaire, le bourrelet glénoïdien, vient légèrement augmenter la surface de réception ; ce bourrelet, triangulaire à la coupe, adhère à la périphérie de la glène ; en haut le bord libre est séparé de la glène par un sillon qui bâille légèrement si l'on tire sur la longue portion du biceps, insérée au tubercule sus-glénoïdien ; en bas, le bourrelet envahit le tiers inférieur de la glène et se fusionne avec le cartilage hyalin, qui tapisse cette dernière ; là, pas de sillon séparateur, un simple changement de coloration et de transparence indique plus ou moins nettement la limite du fibro-cartilage et du cartilage hyalin; en avant, le bourrelet passe en pont au-dessus de l'échancrure glénoïdienne et c'est par l'orifice ainsi formé que sort quelquefois le prolongement synovial dont nous avons déjà parlé. Le tendon du biceps en haut, le tendon du triceps en·bas, insérés aux tubercules sus et sous-glénoïdiens, envoient une bonne partie de leurs fibres au fibro-cartilage qu'ils contribuent à former. On voit très nettement les deux tendons présenter une sorte de bifurcation de leurs fibres, les unes allant à la partie antérieure du bourrelet, les autres à la partie postérieure.

L'insertion de la capsule se fait, du côté de la glène, à tout le rebord de cette glène et à la face externe du bourrelet glénoïdien; en bas, la capsule se fusionne avec le tendon du triceps; en haut, elle s'insère au-dessus du tubercule sus-glénoïdien, par conséquent au-dessus du bourrelet et du tendon du biceps, presque à la base de la coracoïde.

Sur l'humérus, la capsule s'insère en dehors du sillon du col anatomique, longeant les insertions des muscles qui se fusionnent avec elle; en bas et aussi en arrière, la capsule s'insère à un centimêtre de la surface encroûtée de cartilage; ceci explique que chez l'enfant la partie interne du cartilage de conjugaison soit intra-articulaire, notion importante en pathologie. L'insertion capsulaire se fait sur une ligne un peu épaisse; les fibres superficielles sont directes; les plus profondes se réfléchissent à l'intérieur de l'articulation formant ainsi une série de petites brides saillantes soulevant la synoviale; cette disposition est surtout marquée au niveau de la partie inférieure du col huméral.

La capsule, mince en arrière, est assez épaisse en avant et en bas. Elle est renforcée par une série de ligaments, auxquels on a souvent attaché beaucoup plus d'importance qu'ils ne méritent, et qui, sur la plupart des sujets, se distinguent assez imparfaitement du reste de la capsule.

On les divise en coraco et gléno-huméraux.

Le *ligament curaco-huméral*, appelé quelquefois *suspenseur de la tête*, s'insère au bord externe de la coracoïde, au-dessous de l'insertion de la voûte acromio-coracoïdienne. De là, il se jette sur la capsule, pour aller en définitive s'insérer à la grosse tubérosité de l'humérus; son bord antérieur reste libre et tranchant, tandis que son bord postérieur se fusionne avec la capsule; ce large ligament est toujours bien visible; il n'en est pas de même des ligaments gléno-huméraux.

On décrit classiquement trois ligaments *gléno-huméraux :* le supérieur, *sus-gléno-sus-huméral* (FARABEUF), va de la partie supérieure de la glène à la petite tubérosité de l'humérus ; le second ou moyen, est le *sus-gléno-préhuméral* (Farabeuf) ; le troisième, *prégléno-sous-huméral* (Farabeuf), est le plus fort et le plus résistant.

En réalité, voici ce qu'on voit sur la plupart des sujets : la capsule est, près de son insertion humérale, percée des deux orifices ; par le supérieur, pénètre le long biceps, entre la grosse et la petite tubérosité ; par l'inférieur, entre le sous-scapulaire, qui va se fixer à la petite tubérosité. L'orifice du biceps est limité en arrière par le coraco-huméral, inséré sur la grosse tubérosité ; le sus-gléno-sus-huméral le limite en avant en se fixant à la petite tubérosité ; encore ces ligaments sont-ils unis les uns aux autres par des fibres tendineuses qui viennent cacher le tendon du biceps, si bien que par l'extérieur les limites des ligaments sont peu nettes ; tellement, que certains auteurs décrivent le sus-gléno-sus-huméral comme bifurqué en dehors et allant s'insérer aux deux berges de l'origine de la coulisse bicipitale. Si l'on regarde l'intérieur de l'articulation, les choses sont plus nettes ; le tendon du biceps, libre dans l'articulation jusqu'à son insertion au tubercule sus-glénoïdien, se trouve logé dans une sorte de gouttière limitée en avant par la saillie intra-articulaire du sus-gléno-sus-huméral, en arrière par la saillie moins nette du coraco-huméral.

De même, la boutonnière du sous-scapulaire, encore appelée *foramen ovale* (Weitbrecht) est constituée par une perte de substance triangulaire à base humérale ; le bord supérieur est limité par le sus-gléno-sus-huméral ; le bord inférieur par le sus-gléno-préhuméral. En somme le sus-gléno-sus-huméral, loin d'être un faisceau de renforcement, n'est que la portion de la capsule intermédiaire aux deux trous percés dans l'articulation ; il est constitué par des fibres peu solides et n'a aucune importance comme renforcement de la capsule.

Le sus-gléno-préhuméral, dont le bord supérieur, bordant le foramen ovale est net, se continue le plus souvent sans distinction avec le pré-gléno-sous-huméral ; chez quelques sujets, on voit par transparence au niveau du tiers supérieur de la glène un point faible ; c'est à ce niveau que sortirait dans certains cas le petit prolongement séreux inconstant déjà signalé. C'est la seule trace de séparation du sus-gléno-préhuméral et du pré-gléno-sous-huméral. En réalité, la capsule va en s'épaississant de haut en bas, jusqu'à la partie inférieure ; aussi dit-on que le pré-gléno-sous-huméral est plus fort que le sus-gléno-préhuméral ; et Poirier trouve-t-il que le pré-gléno-sous-huméral est autant sous-gléno que pré-gléno ; la seule chose à retenir est ce renfor-

Cette figure représente la face inférieure de l'articulation de l'épaule du côté droit, le bras étant mis en abduction forcée. On a incisé la capsule, du tubercule sous-glénoïdien à la portion inférieure du col huméral. On a fait saillir la tête par l'ouverture et on l'a réséquée. La fente capsulaire permet de voir le bourrelet glénoïdien, dont la partie inférieure [Bourrel' gl. (p. inf.)] est formée par la bifurcation du long triceps [M. lg. tric.]. Le tendon du long biceps [Tend. biceps] contribue à former sa partie supérieure. On aperçoit le foramen ovale (Foram. ov.], par où pénètre le sous-scapulaire [T. sous-scap.], dont on n'aperçoit que le bord supérieur épais. Grâce à la coupe capsulaire, on voit la réflexion des fibres profondes [Fibr. caps. réfl.], qui soulèvent la synoviale à la partie inférieure du col.

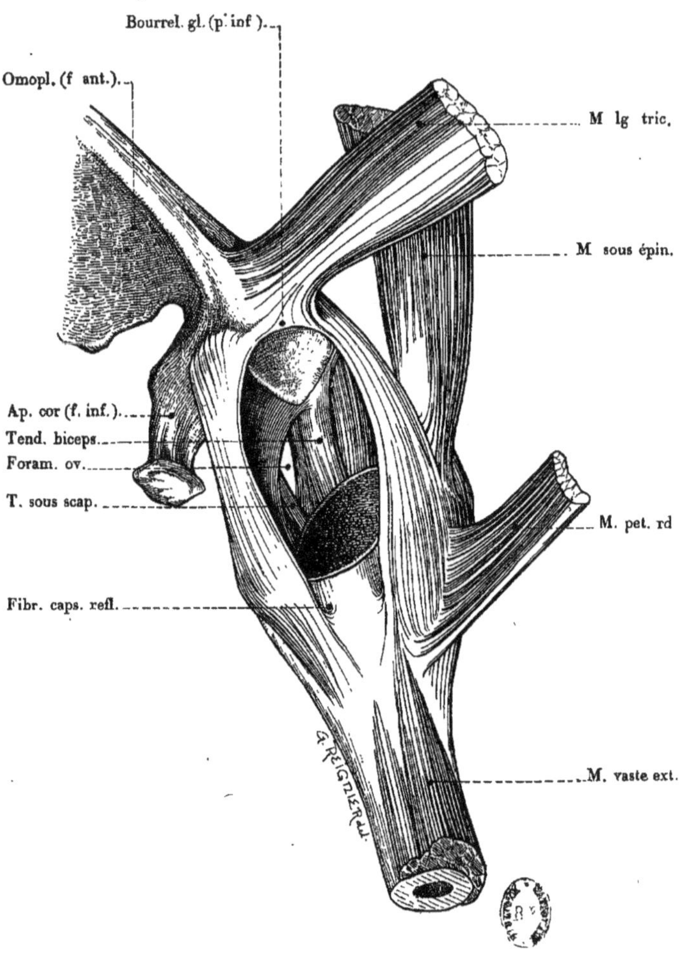

Articulation scapulo- humérale. Côté droit (vue antérieure)

MASSON ET Cie, ÉDITEURS

cement capsulaire, maximum à la partie inférieure de l'articulation et diminuant petit à petit, jusqu'à la boutonnière du sous-scapulaire ; la capsule restant toujours plus forte en avant qu'en arrière.

Quant à la synoviale, elle s'insère à la limite du cartilage et vient tapisser la face profonde de la capsule ; lorsque la capsule s'insère à une certaine distance du cartilage, la synoviale revêt à ce niveau le périoste ; c'est ce qui existe notamment au-dessous de la tête humérale, là où nous avons déjà vu les petites brides fibreuses soulevant la séreuse. La synoviale présente des prolongements dont nous avons déjà parlé ; le prolongement sous-scapulaire, fusionné chez l'adulte avec la bourse séreuse située sous ce muscle ; il ne reste d'ordinaire comme vestige de cette fusion que des franges synoviales assez volumineuses.

Autour du long biceps, la synoviale envoie une gaine cylindrique permettant les glissements du tendon ; la face postérieure du tendon est d'ordinaire rattachée par un méso au fond de la coulisse bicipitale ; mais dans l'intérieur de l'articulation le tendon est absolument libre et ce n'est qu'anormalement qu'on peut le voir rattaché par un méso à la capsule ; cette disposition qui existe chez certains animaux est encore visible sur le fœtus humain vers le quatrième mois (WELCKER).

Nous ne ferons que citer les prolongements anormaux suivants :

1° Frange de l'échancrure du bord antérieur de la glène ;

2° Le prolongement coracoïdien ;

3° Le prolongement du sous-épineux.

Ces deux derniers sont absolument exceptionnels.

CHAPITRE XII

ARTICULATION DU COUDE

Cette articulation est des plus simples à préparer ; comme toujours, on doit garder, non seulement la capsule et les ligaments passifs de l'articulation, mais encore les muscles péri-articulaires, vrais ligaments actifs.

Préparation de la face antérieure. — Enlever la peau, disséquer le tendon du biceps, après avoir sectionné son expansion aponévrotique ; mettre en lumière son insertion à la moitié postérieure de la tubérosité bicipitale, et la bourse séreuse qui lui permet de glisser sur la partie antérieure de cette tubérosité ; en dedans la corde ligamenteuse de WEITBRECHT.

On tombe alors, après avoir détruit les vaisseaux et les nerfs, sur le brachial antérieur, largement étalé à la face antérieure de l'articulation. Après avoir sectionné ce muscle, on le rabat en bas, et on aperçoit la face antérieure de l'articulation. Le brachial antérieur adhère légèrement à la capsule et parfois même lui envoie quelques fibres ; puis, il descend s'insérer, par un large tendon, à l'apophyse coronoïde ; son bord externe, très épais, se fixe sur la facette rugueuse de la face antérieure de la coronoïde ; sa partie interne forme une lame, insérée sur la crête qui réunit la facette d'insertion principale au tubercule coronoïdien.

La ligne d'insertion supérieure de la capsule se fait, sur l'humérus, au-dessus des cavités coronoïdienne et sus-condylienne ; en bas, sur l'apophyse coronoïde et sur le ligament annulaire du radius. Cette capsule est mince, en avant ; elle est constituée par des plans fibreux incomplets, croisant obliquement la face antérieure de l'articulation, dissociés par des lobules de graisse ; sur la ligne médiane et en haut, la capsule est constituée par de petits tendinets, entre lesquels font

Planche 24. — *Articulation du coude (face antérieure).*

Cette figure représente la face antérieure de la capsule avec ses faisceaux entre-croisés en X.

Les muscles périarticulaires sont conservés.

En avant. Le tendon du biceps [**T. bic.**], avec la corde ligamenteuse de Weitbrecht [**Corde u. W.**]. Le tendon du brachial antérieur [**Br. ant.**].

En dedans. La masse des muscles épitrochléens dans laquelle on distingue :

M. rd. pr. = le rond pronateur, avec son chef coronoïdien [**Rd. pr.** (**ch. coron.**)] dont une partie a été réséquée.

Gr. p. = le grand palmaire.

P. palm. = le petit palmaire.

Fl. sup. = le fléchisseur superficiel.

A. = un fort faisceau de la masse épitrochléenne qui vient se fixer au tubercule coronoïdien du cubitus.

L'aponévrose intermusculaire interne se résout, en bas, en une corde ligamenteuse fixée à l'épitrochlée [**Corde épitr.**].

En dehors les muscles épicondyliens :

Lg. sup. = le long supinateur.

1er rad. = le 1er radial.

2e rad. = le 2e radial.

Ext. com. = l'extenseur commun des doigts.

Ext. pr. 5e = l'extenseur propre du 5e.

Cub. post. = le cubital postérieur.

C. sup. = le court supinateur, qui vient s'enrouler autour de l'extrémité supérieure du radius.

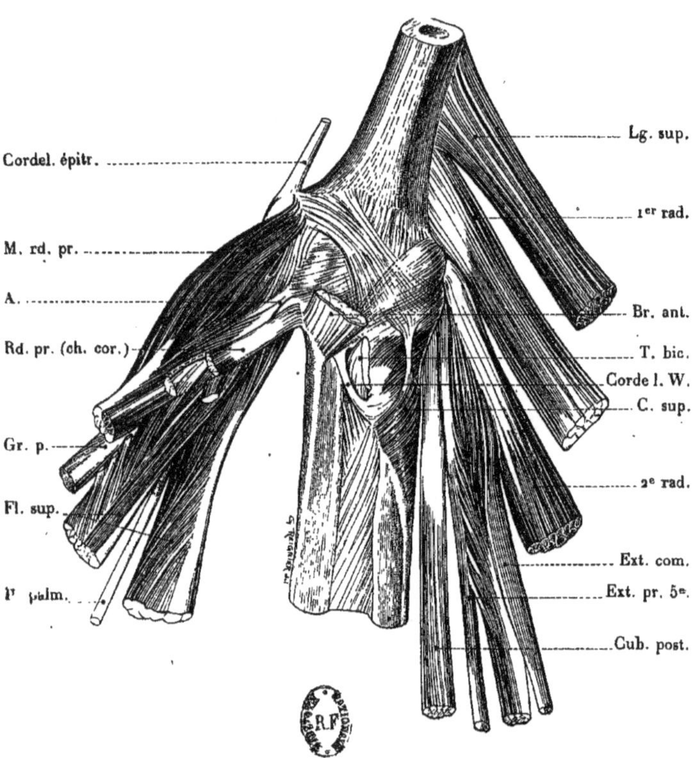

Articulation du coude (face antérieure)

MASSON ET Cie, ÉDITEURS

saillie des lobules graisseux doublant la synoviale ; à la partie inférieure, la capsule est cachée, en dehors, par les fibres du court supinateur, nous y reviendrons.

Face postérieure. — La face postérieure de l'articulation du coude est recouverte et cachée par le tendon du triceps ; ce muscle une fois sectionné, on dissèque ses insertions, jusque sur la crête qui limite, en arrière, la face supérieure de l'olécrâne ; en dedans, le bord du tendon vient se fixer, par une expansion, sur le bord interne de l'olécrâne, dans sa partie supérieure ; en dehors, le muscle se continue, presque sans distinction, avec l'anconé et on l'en sépare artificiellement ; entre le tendon tricipital et la partie postérieure de l'articulation, on trouve du tissu cellulo-adipeux, en assez grande abondance ; c'est après l'avoir enlevé, qu'on aperçoit la partie postérieure de la capsule ; encore, pour la voir, faut-il placer l'articulation dans l'extrême flexion ; en arrière, comme en avant, la capsule est faible ; elle est constituée par des fibres ligamenteuses, tendues entre les bords de la cavité olécranienne (derrière les saillies épitrochléenne et épicondylienne), et le rebord olécranien antérieur ; ces fibres forment un plan peu résistant, elles s'entre-croisent légèrement à leur insertion olécranienne ; quelques fibres même sont tendues d'une des berges à l'autre, fibres huméro-humérales ; le tout forme comme un couvercle à la cavité olécranienne ; au-dessus des fibres huméro-humérales, présentant un bord net, tranchant, on voit une masse graisseuse plus ou moins exubérante ; ce n'est pas là la graisse articulaire, on peut l'enlever sans ouvrir l'articulation ; et l'on voit dans la profondeur, insérés au fond de la dépression olécranienne, quelques fascicules tendineux allant jusqu'au bec olécranien ; entre ces fascicules fait hernie la synoviale, presque à nu en cet endroit. Souvent, ces tendinets verticaux sont si peu développés, qu'on ne les voit pas et qu'on ouvre la synoviale dans le fond de la dépression olécranienne ; cette synoviale est toujours épaisse à cet endroit, elle a le type pariétal, doublée d'une couche adipeuse, d'épaisseur variable.

Face interne. — La dissection de la face interne de l'articulation est rendue difficile par l'insertion des muscles épitrochléens, qui, par leurs tendons, adhèrent intimement au ligament latéral interne. Ces muscles, que nous avons étudiés plus haut, s'insèrent aux trois faces de l'épitrochlée, au-dessus des insertions du ligament latéral interne : mais, ce qui rend la dissection difficile, c'est que, de la face profonde de la masse commune des muscles épitrochléens, part un gros faisceau tendineux qui va se fixer au tubercule coronoïdien ; une partie de ces fibres s'insère sur l'os ; l'autre, la superficielle, ne fait qu'y adhérer et de là monte, accolée au ligament latéral jusqu'à l'insertion épitrochléenne. Ce sont ces fibres qu'il faut détruire pour apercevoir le ligament latéral interne, surtout son faisceau moyen ; et comme ces fibres tendineuses adhèrent souvent intimement au tendon, c'est fibre à fibre qu'il faut les détruire.

Le ligament latéral interne rayonne de son insertion supérieure à l'épitrochlée en trois faisceaux.

Le *faisceau antérieur*, assez large, peu épais, naît du bord antérieur de l'épitrochlée et vient se fixer sur la coronoïde, de son bec au tubercule coronoïdien ; tendu dans l'extension, ce faisceau est au contraire relâché dans la flexion. Le *faisceau moyen*, fort et résistant, part de la partie inférieure de l'épitrochlée et vient en bas se terminer en coiffant le tubercule coronoïdien ; en dehors de lui, entre son insertion et celle du brachial antérieur, on voit l'origine du chef coronoïdien du rond pronateur. Ce fort faisceau moyen limite l'abduction. Le *faisceau postérieur* s'insère à la partie postérieure de l'épitrochlée, sur une assez grande hauteur ; il vient se fixer au bord interne de l'olécrâne, près de la surface articulaire ; ce faisceau, large, peu épais, est constitué de fibres parallèles, laissant assez souvent passer entre elles des pelotons adipeux, doublant la synoviale. Ce ligament est appelé quelquefois du nom de BARDINET, cet auteur ayant bien mis en lumière son rôle dans les fractures de l'olécrâne. Ce ligament postérieur, tendu dans la flexion, se relâche dans l'extension.

On a décrit sous le nom de ligament de COOPER, des fibres cubito-cubitales, tendues entre le tubercule coronoïdien et l'olécrâne et venant recouvrir la partie inférieure du ligament de BARDINET. Ces fibres sont très variables suivant les sujets, comme force et comme disposition. Elles sont constituées par des fibres propres et aussi par des fibres du faisceau coronoïdien des muscles épitrochléens, spécialement du cubital antérieur. Ces fibres se réfléchissent en arrière, pour s'insérer à l'olécrâne ; sur la planche 25, cette disposition est très nette. Presque toujours, au-dessous des fibres du ligament de COOPER, entre son bord inférieur et l'angle coronoïdo-olécranien, fait saillie un processus synovial, surtout visible dans la flexion.

Face externe. — La face externe de l'articulation est recouverte d'un double plan musculaire.

Le premier est constitué par les sept muscles épicondyliens, le second par le court supinateur.

On dissèque d'abord le premier plan jusqu'à ses insertions supérieures. Le long supinateur et le premier radial s'insèrent sur le bord externe de l'humérus; le second radial et les deux extenseurs (extenseur commun et extenseur du petit doigt) s'insèrent, par un tendon commun, à la face antérieure de l'épicondyle; le cubital postérieur, par un tendon propre, à la face postérieure de l'épicondyle; l'anconé, large et triangulaire, s'insère plus en arrière encore et continue ses insertions avec celles du vaste interne; il recouvre directement le faisceau postérieur du ligament latéral externe.

Au-dessous de ce plan superficiel, on tombe sur le court supinateur. Ce muscle a des insertions à l'épicondyle et des insertions au cubitus, à la surface située au-dessous de la petite cavité sigmoïde et surtout à la crête qui limite en arrière cette surface. Il descend de ces insertions, pour s'enrouler autour de l'extrémité supérieure du radius, en adhérant intimement au ligament latéral externe; si bien que, pour voir ce dernier, il faut détruire fibre à fibre le court supinateur et que la surface disséquée du ligament latéral externe, n'est jamais resplendissante et nacrée, mais présente au contraire un aspect velouté dû aux restes des insertions du court supinateur.

On peut aussi distinguer trois faisceaux au ligament latéral externe; mais ils sont bien moins nets qu'en dedans, on pourrait presque dire que, de la partie inférieure de l'épicondyle, part une coiffe fibreuse qui englobe la tête du radius, pour aller se fixer au cubitus et au ligament annulaire qui enserre la tête radiale (v. pl. 26).

Le *faisceau antérieur* est constitué par des fibres peu fortes, allant se fusionner avec la partie antérieure du ligament annulaire et, de là, à la partie antérieure de la petite cavité sigmoïde près du bec coronoïdien.

Le *faisceau moyen* se dirige en bas et en arrière, croise le ligament annulaire auquel il adhère et vient s'insérer sur la crête qui limite en arrière la petite cavité; son insertion se fait un peu au-dessous de l'insertion postérieure du ligament annulaire.

Le *faisceau postérieur*, large et quadrangulaire, s'insère en arrière de l'épicondyle et va, de là, par des fibres parallèles, s'insérer au bord externe de l'olécrâne, exactement au-dessus des insertions du ligament annulaire. Ce ligament n'est pas très résistant, il est dissocié par des lobules adipeux qui viennent faire hernie à travers ses fibres.

Le *ligament annulaire*, qui fait plus exactement partie de l'articula-

PLANCHE 25. — *Articulation du coude (face interne).*

LIGAMENTS

Le ligament latéral interne présente ses trois faisceaux :
Lig. lat. int. (f. ant.) = l'antérieur.
    Id.   (f. moy.) = le moyen.
    Id   (f. post.) = le postérieur.
Lig^t Cooper = le ligament de Cooper, traversé par des franges synoviales est en partie constitué par des fibres réfléchies du tendon des muscles épitrochléens, fixé au tubercule coronoïdien [Ch. coron. des épitr.], spécialement du cubital antérieur.

MUSCLES

M. rd. pron. = le rond pronateur, avec son chef coronoïdien [Rd. pron. (ch. cor.)], qui se glisse entre le faisceau ligamenteux moyen et le tendon du brachial antérieur [Tend. br. ant.].

Les autres muscles épitrochléens sont relevés en masse, il est impossible de les séparer jusqu'à leur insertion osseuse.

M. triceps = le muscle triceps brachial.

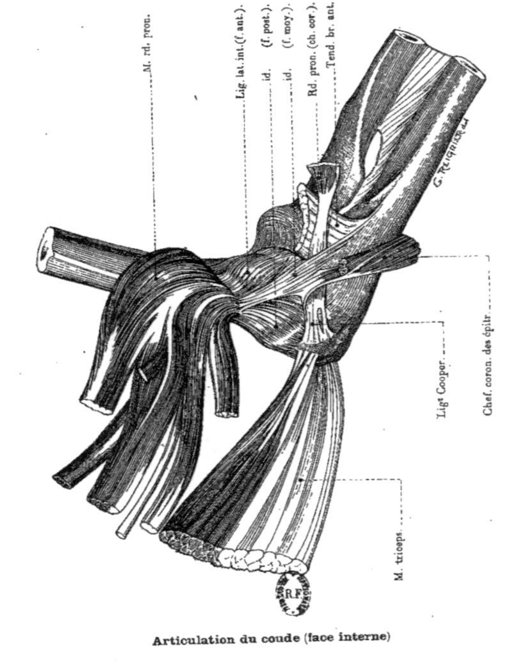

Articulation du coude (face interne)

tion radio-cubitale supérieure, est constitué par un fort demi-anneau fibreux, enserrant, non pas le col, mais le pourtour de la tête radiale, revêtue de cartilage pour faciliter les glissements. Ce ligament annulaire est constitué par de très fortes fibres propres, allant de la partie antérieure de la petite cavité sigmoïde, à la crête qui la limite en arrière; à ces fibres propres, viennent s'ajouter un certain nombre de fibres du ligament latéral externe, surtout de son faisceau antérieur; mais nous ne pouvons souscrire à l'opinion du professeur POIRIER, qui admet que la majeure partie des fibres du ligament annulaire sont des fibres réfléchies du ligament externe de l'articulation. Les fibres propres du ligament annulaire sont bien visibles entre le faisceau antérieur et le faisceau moyen, et aussi en arrière, entre le faisceau moyen et le faisceau postérieur, où on les voit prendre une forte insertion sur la crête rétro-sigmoïdienne (voir pl. 26).

DENUCÉ a décrit, sous le nom de *ligament carré*, des fibres cubito-radiales, rattachant le bord inférieur de la petite cavité sigmoïde au col radial; ces fibres existent, elles doublent la synoviale; mais il ne saurait y avoir à ce niveau de ligament solide qui briderait absolument les mouvements de pronation et de supination; on ne voit que des fibres lâches et peu importantes.

La *synoviale* de l'articulation du coude, qu'on ne peut étudier qu'en ouvrant largement l'articulation, forme un manchon, doublant la capsule; nous avons déjà étudié ses principales particularités; en avant et en arrière elle est doublée d'une couche adipeuse faisant hernie à travers les éraillures de la capsule, faible sur ces deux faces. La sortie ou la rentrée de ces pelotons adipeux est réglée par les mouvements de flexion et d'extension.

De chaque côté de la grande cavité sigmoïde existent aussi des pelotons adipeux sous-synoviaux dont nous avons signalé l'interne au-dessous des fibres de COOPER.

Le professeur POIRIER a insisté sur une émanation de la synoviale, au niveau de l'interligne, surtout marquée en dehors, entre la tête radiale et le condyle, c'est une ébauche de ménisque auquel il donne le nom de *bourrelet falciforme*.

Enfin, la synoviale envoie un prolongement, qui entoure toute la tête du radius et qui vient faire saillie en bourrelet circulaire, au-dessous du ligament annulaire. Ce cul-de-sac est toujours revêtu par quelques fibres grêles de la capsule; quand on l'ouvre, on voit, surtout à sa partie interne, au-dessous de la petite cavité sigmoïde des villosités synoviales en général assez développées.

LIGAMENTS

Le court supinateur enlevé laisse voir le ligament latéral externe avec ses trois faisceaux ;
Lig. lat. ext. (f. ant.) = le faisceau antérieur ou épicondylo-coronoïdien.
    id.   (f. moy.) = le faisceau moyen ou épicondylo-rétrosigmoïdien.
Lig. lat. ext. (f. post.) = le faisceau postérieur ou épicondylo-olécranien.
Lig. annul. = le ligament annulaire de l'articulation radio-cubitale, qui reparaît, en arrière du faisceau moyen du ligament latéral externe, pour se fixer à la crête rétrosigmoïdienne. Au-dessous du ligament annulaire vient faire saillie un bourrelet synovial [Bour. synov.].

MUSCLES

Triceps = le muscle triceps.
Anconé 1 et 2 = l'anconé sectionné avec son segment inférieur qui se continue avec le triceps ; son segment supérieur relevé.
M. cub. post. = le cubital postérieur est disséqué jusqu'à son insertion épicondylienne. Les trois muscles sous-jacents sont fusionnés en un tendon unique.
M. ext. com. = l'extenseur commun.
M. ext. 5ᵉ = l'extenseur du 5ᵉ.
2ᵉ rad. = le 2ᵉ radial.

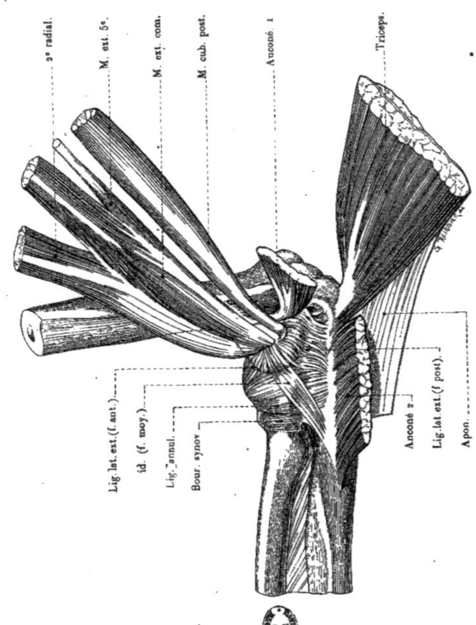

Articulation du coude (face externe)

MASSON ET Cie, ÉDITEURS

CHAPITRE XIII

ARTICULATION DU POIGNET

L'articulation du poignet est une préparation qu'on peut exécuter rapidement, mais qu'il est assez difficile de rendre démonstrative. La cause en est à la difficulté qu'on éprouve à tomber sur le plan des ligaments. Ces derniers sont recouverts par les gaines des tendons qui entourent l'articulation ; ils adhèrent à ces gaines, si bien qu'il est très difficile de les disséquer proprement. De plus, les fibres qui constituent les ligaments antérieur et postérieur s'étalent sans présenter de bords nets et, de plus, s'entre-croisent avec des fibres venues en sens inverse, conditions rendant la dissection délicate ; il serait plus facile d'étudier ces ligaments par leur face profonde, car la synoviale vient accuser leurs contours en envoyant des prolongements entre eux.

Face antérieure. — C'est en avant que siègent les ligaments les plus solides ; pour les disséquer, il faut fendre le ligament annulaire et même en réséquer la plus grande partie. Puis, on enlève les fléchisseurs et le médian ; on aperçoit alors la paroi postérieure du canal carpien ; on n'est pas encore sur les ligaments, le feuillet profond des gaines carpiennes les recouvre encore, ainsi que les fibres réfléchies du ligament annulaire. Ce sont ces fibres qu'il faut détruire pour tomber sur le plan du ligament antérieur, mais elles y adhèrent assez intimement et l'on sait combien il est difficile de se reconnaître au milieu de plans fibreux. Le meilleur guide est la direction bien connue des fibres du ligament antérieur, ou du moins de son principal faisceau, le faisceau radio-carpien. Elles sont obliques en bas et en dedans.

Le ligament antérieur est formé de deux principaux faisceaux : le faisceau *radio-carpien* et le faisceau *cubito-carpien*. Le premier, épais et résistant, s'insère sur une facette bien marquée sur le bord antérieur de la styloïde radiale et sur la moitié externe du bord antérieur de l'extrémité de cet os. De là, les fibres viennent s'épanouir sur la face antérieure du carpe. Or, on voit à ce niveau deux saillies superposées et situées dans l'axe de la main; c'est en haut la saillie du semi-lunaire; immédiatement au-dessous, celle du grand os. C'est sur ces deux saillies que viennent se fixer la majeure partie des fibres du faisceau radio-carpien. Les fibres radio-semi-lunaires forment un important faisceau (pl. 27); les plus internes constituent un fascicule séparé, formé de fibres grêles, allant se fixer à la partie la plus élevée du semi-lunaire et même se continuer avec des fibres d'origine cubitale. D'ordinaire ce petit faisceau est séparé des fortes fibres radio-semi-lunaires par une fente, où fait saillie la synoviale.

Les fibres radio-grand-os constituent un très fort faisceau, plus vertical que le précédent, et dont les insertions inférieures sont recouvertes en partie par les fibres qui irradient du grand os vers tous les os du carpe, formant un véritable soleil. Une fente, plus ou moins bien marquée, sépare ce faisceau du radio-semi-lunaire en haut, du ligament latéral externe en dehors. Dans la première de ces fentes vient souvent faire saillie un prolongement synovial.

Telles sont les insertions principales du ligament radio-carpien; leur description est un peu théorique, car, par ses fibres superficielles, ce ligament va s'étendre jusqu'au pyramidal et au crochu.

Le faisceau *cubito-carpien*, beaucoup moins fort que le précédent, est constitué par des fibres, qui, nées du bord antérieur du ligament triangulaire et surtout de l'échancrure qui sépare la tête du cubitus de son apophyse styloïde, descendent, presque verticalement, et vont s'insérer, les supérieures au semi-lunaire, les inférieures au grand os. D'ordinaire, les faisceaux supérieurs passent au-dessous des fibres du radio-carpien; cette disposition se voit surtout lorsqu'après avoir ouvert l'articulation, on examine le ligament antérieur par sa face profonde.

Avant de quitter la face antérieure, il nous faut dire un mot des insertions de deux muscles qu'on doit conserver dans la préparation; nous voulons parler du grand palmaire et du cubital antérieur,

Le *grand palmaire* passe dans un dédoublement de l'insertion externe du ligament annulaire; il glisse dans la gouttière du trapèze s'insérant sur sa lèvre externe par un faisceau assez solide; puis il vient se fixer, recouvert par l'origine de l'adducteur du pouce, sur la face antérieure de la base du deuxième métacarpien, envoyant une expansion, presque à angle droit, sur la base du troisième métacarpien.

Le *cubital antérieur* vient coiffer le pisiforme en s'y insérant; mais il se fixe en réalité au crochet de l'os crochu et à la base du quatrième et surtout du cinquième métacarpien, grâce aux ligaments que le pisiforme envoie à ces saillies osseuses et qui ne sont que des expansions tendineuses. En réalité, c'est le cubital antérieur qui remplit le rôle efficace de ligament latéral interne; ce dernier ligament, comme nous le verrons, étant assez faible.

Face postérieure. — Pour disséquer le ligament postérieur, il convient de mettre la main en flexion pour tendre ce ligament; puis, on dissèque les différents tendons, qui glissent dans leur coulisse séreuse, en imprimant leur trace sur la face postérieure du radius et du cubitus; on fend les gaines pour pouvoir rabattre les tendons; ce sont, de dehors en dedans, le long abducteur du pouce, le court extenseur, sur la face externe de la styloïde; puis, le premier et le second radial; le long extenseur propre du pouce dans sa gouttière profonde, oblique en bas et en dehors; les tendons extenseurs commun et propre de l'index; l'extenseur propre du petit doigt passant au niveau de l'interligne; enfin le cubital postérieur glissant dans la gouttière du cubitus, en dehors de l'apophyse styloïde.

Les tendons rabattus, il faut, pour voir le ligament postérieur, détruire la partie profonde des gaines, qui adhère au ligament; ces gaines sont épaisses, infiltrées d'un tissu ayant la consistance du cartilage, dans lequel il faut sculpter les fibres du ligament postérieur. Ces fibres sont presque toutes radio-carpiennes, mais elles sont beaucoup moins fortes que celles du ligament antérieur. Elles s'insèrent en haut sur le rebord postérieur de l'extrémité radiale; de là, les fibres, obliques en bas et en dehors, viennent se fixer comme suit : les internes se fusionnent avec le ligament latéral interne; les moyennes, les plus longues, s'insèrent à la face postérieure du pyramidal et du crochu; les fibres externes, nées près de l'apophyse styloïde, sont sur un plan plus postérieur, elles sont courtes et s'insèrent sur le scaphoïde, quelques unes atteignent le semi-lunaire. Nous avons représenté (pl. 28) un faisceau qui, venu du pyramidal, sort entre les fibres moyennes et les externes et vient se perdre sur les fibres externes en s'insérant au scaphoïde.

De plus, on voit naître, du cubitus et du ligament triangulaire, un plan de fibres profondes allant au pyramidal. Comme le fait remarquer Poirier, ce faisceau est trop grêle et trop inconstant pour le décrire à part comme un ligament cubito-carpien.

Sur la ligne médiane, au-dessous du radius, on aperçoit deux saillies osseuses, sur lesquelles viennent converger les fibres ligamenteuses. Ce sont : 1° la saillie du **Semilunaire** ; 2° la saillie du grand os [**Gr. os**].

Le ligament antérieur comprend deux groupes de fibres.

Le premier, d'origine radiale, forme le ligament radio-carpien. Les fibres supérieures [**L. rad. carp. 1**] se continuent en partie avec les fibres supérieures du ligament cubito-carpien ; les moyennes plus fortes sont radio-semi-lunaires [**L. rad. carp. 2**], les inférieures sont radio-grand-os [**L. rad. carp. 3**). Entre ces divers faisceaux, la synoviale fait souvent hernie.

Le deuxième groupe de fibres, d'origine cubitale, forme le ligament cubito-carpien, moins fort que le précédent. Ses fibres supérieures vont au semi-lunaire [**Lig. cub. carp. 1**], ses fibres inférieures au pyramidal et au grand os [**Lig. cub. carp. 2**].

Les ligaments latéraux sont visibles :

Lig. lat. int. = l'interne va de la styloïde cubitale [**Ap. styl. cub.**] au pisiforme [**Pisif.**] ; on l'aperçoit, car le tendon du cubital antérieur est rabattu [**T. cub. ant.**].

Le ligament externe va de la styloïde radiale au scaphoïde.

On aperçoit, entre le radius et le cubitus, la saillie de la synoviale [**Syn. rad. cub.**].

Gr. palm. = le tendon du grand palmaire, dont les insertions sont mises en évidence : une petite expansion à la crête du **trapèze**, un gros faisceau à la base du deuxième métacarpien ; un petit faisceau à la base du 3°.

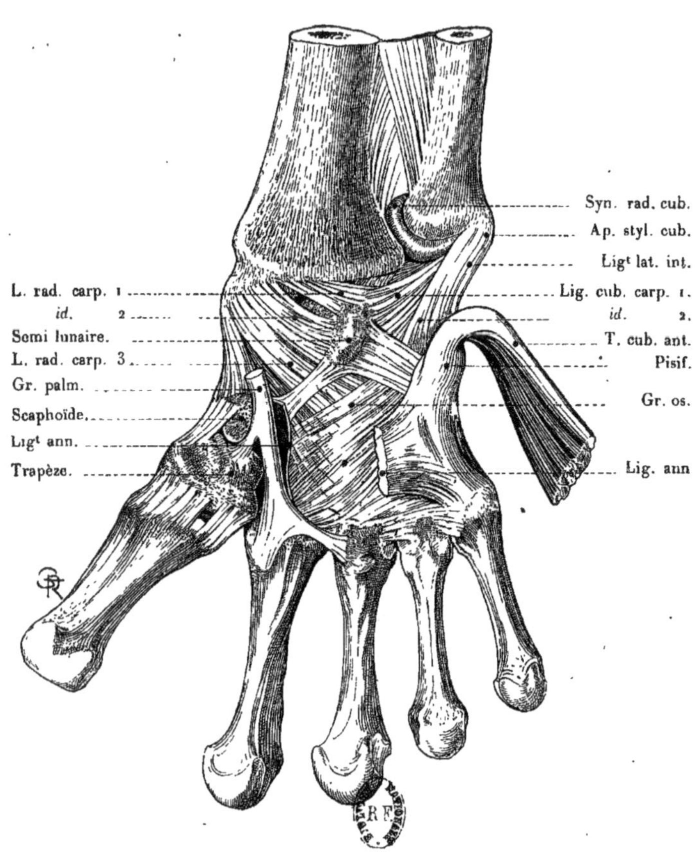

Articulation radio-carpienne (face antérieure)

MASSON ET Cⁱᵉ, ÉDITEURS

Le ligament postérieur n'est pas un ligament continu; entre ses différents faisceaux existent des fentes par où viennent faire saillie des prolongements de la synoviale, origine fréquente des kystes arthro-synoviaux de la face dorsale du poignet.

Restent à étudier les *ligaments latéraux*. Pour les disséquer, il faut les tendre en mettant la main dans l'abduction ou l'adduction suivant le côté.

Le *ligament latéral externe* est recouvert par la gaine du long abduc-teur du pouce qui lui adhère ; il est formé par un assez fort faisceau triangulaire, dont la pointe s'insère au sommet de la styloïde radiale, et dont la base se fixe sur le scaphoïde : les fibres antérieures sur le tubercule de cet os, les postérieures immédiatement au-dessous de la surface encroûtée de cartilage.

Le *ligament latéral interne* s'insère sur l'apophyse styloïde du cubi-tus, de sa base à son sommet; parfois, il ne s'insère qu'à la base entou-rant, comme un manchon, l'apophyse styloïde. Poirier a bien montré que ce n'était pas là la disposition habituelle et qu'en général le liga-ment naissait de toute l'apophyse, sauf de sa face antérieure recou-verte par un prolongement de la synoviale. De là, le ligament latéral interne descend s'insérer par ses fibres postérieures sur le pyramidal, par ses fibres antérieures sur le pisiforme ; ce ligament n'est pas très résistant ; il est constitué par des fibres lâches, souvent dissociées par des lobules adipeux ; le cubital antérieur qui le double en avant lui sert de renforcement.

La synoviale de l'articulation radio-carpienne présente plusieurs détails intéressants. Elle s'insère autour des surfaces encroûtées de cartilage et tapisse la face profonde de la capsule; elle tend à s'insi-nuer entre les différents ligaments ou les différents faisceaux d'un même ligament. Sur une synoviale injectée, on voit très nettement ces prolongements. Nous les avons étudiés à la face antérieure et à la face postérieure de l'articulation ; mais la synoviale du poignet com-munique de plus, très souvent, avec les articulations voisines ; si, l'articulation ouverte, on regarde la partie supérieure de l'article, on aperçoit la face inférieure de l'extrémité radiale, divisée, par une crête mousse antéro-postérieure, en deux parties : la surface externe, triangulaire, répond au scaphoïde ; l'interne, quadrangulaire, répond au semi-lunaire; quant au cubitus il ne prend pas part directement à l'articulation; il est caché par l'épais ligament, dit *triangulaire*, qui s'insère en dedans sur l'angle séparant la styloïde cubitale de la tête du même os et de là vient se fixer au bord interne de la face inférieure

LIGAMENTS

Lig. post. = ligament postérieur presque entièrement constitué par des fibres d'origine radiale, allant, obliques en bas et en dedans, vers le pyramidal et le crochu. Entre les différents faisceaux se font des hernies de la synoviale.

Lig. lat. ext. = ligament latéral externe.

Lig. lat. int. = le ligament latéral interne.

Syn. rad. cub. = le bourrelet de la synoviale radio-cubitale.

GOUTTIÈRES TENDINÉUSES

A la face postérieure des os de l'avant-bras, les tendons impriment leur passage ; ce sont de dehors en dedans :

G. lg. abd. p. = gouttière du long abducteur du pouce.

G. crt ext. p. = gouttière du court extenseur.

G. 1ᵉʳ rad. et G. 2 rad. = gouttières des muscles radiaux dont on voit les insertions à la dent externe de la fourche du deuxième métacarpien [1ᵉʳ rad.] et à la base de l'apophyse styloïde du 3ᵉ métacarpien [2ᵉ rad.].

G. lg. ext. p. = gouttière du long extenseur du pouce, oblique et profonde.

G. extens = gouttière de l'extenseur commun et de l'extenseur propre de l'index.

G. cub. post. = gouttière du cubital postérieur.

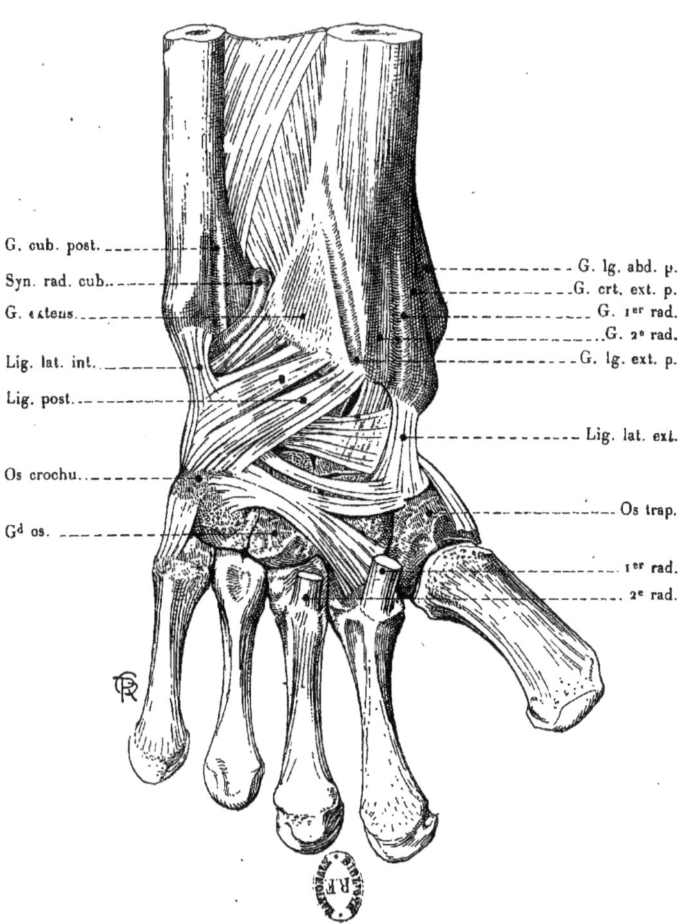

Articulation radio-carpienne (face postérieure)

MASSON ET Cie, ÉDITEURS

de l'extrémité radiale ; fort souvent, le ligament triangulaire n'adhère pas au milieu de ce bord, si bien que la synoviale communique par une fente étroite avec la séreuse de l'articulation radio-cubitale inférieure ; cette dernière séreuse vient toujours former un cul-de-sac saillant entre le radius et le cubitus à la partie inférieure de l'espace interosseux ; la face inférieure du ligament triangulaire répond en partie au semi-lunaire qui déborde toujours la facette radiale, en partie au pyramidal qui prend peu part à la formation du condyle carpien.

Nous avons signalé le petit prolongement préstyloïdien qui quelquefois forme un vrai cylindre autour de la styloïde cubitale.

A la partie inférieure, l'articulation communique dans un tiers des cas avec la synoviale pisiforme-pyramidale et, dans des cas tout à fait exceptionnels, avec l'articulation médio-carpienne.

MEMBRE INFÉRIEUR

CHAPITRE PREMIER

TRIANGLE DE SCARPA

On désigne sous le nom de triangle de SCARPA, une région située à la face antérieure de la racine de la cuisse. Cette région, très importante par les nombreux organes qu'elle renferme et les multiples opérations qu'on y pratique, a été décrite en détail par tous les anatomistes.

Pour la préparer, il convient de pratiquer une incision en T, dont la branche horizontale va, comme l'arcade crurale, de l'épine du pubis à l'épine iliaque antéro-supérieure, et dont la branche verticale, suivant à peu près le trajet de l'artère, descend verticalement du milieu de la ligne précédente, sur une longueur de 15 centimètres environ ; elle se termine à peu près à l'endroit où nous verrons, dans la profondeur, le couturier surcroiser le moyen adducteur.

Organes superficiels. — Ces incisions doivent être prudentes, pour ne pas sectionner les organes superficiels compris entre la peau et l'aponévrose ; entre ces deux couches, le tissu cellulaire sous-cutané offre la disposition suivante. Il se clive en deux plans : le superficiel, que j'appellerai couche cellulo-adipeuse sous-cutanée, est très variable suivant le degré d'embonpoint des sujets ; sur les sujets maigres, il est relativement mince, constituant ce que les auteurs appellent feuillet de dédoublement superficiel du fascia superficialis ; chez les sujets gras, il forme une couche, d'épaisseur notable, nullement assimilable à un fascia. Cette première couche se distingue par deux caractères particuliers : 1° elle ne contient aucun organe important ; 2° elle se continue, sans séparation, avec la couche cellulo-adipeuse des régions environnantes ; notamment, elle n'adhère pas à l'arcade crurale.

La couche profonde constitue, à proprement parler, le fascia superficialis ; c'est une condensation de la partie profonde du tissu cellulaire sous-cutané ; en réalité, ce fascia superficialis ne constitue pas un feuillet net et individis ; c'est une lame feuilletée, dans laquelle un habile scalpel pourrait dissocier plusieurs couches, ce qui d'ailleurs n'aurait aucun intérêt. La caractéristique de ce fascia superficialis est qu'il contient peu de graisse, qu'il est surtout celluleux, et que c'est à son intérieur que se trouvent les organes superficiels qui rampent sous la peau. M. Guyon avait très bien nommé cette couche, couche cellulo-ganglionnaire. A la partie supérieure, le fascia superficialis adhère assez intimement à l'arcade crurale.

En pratiquant les incisions en T dont nous avons parlé, on peut donc inciser toute la couche cellulo-adipeuse et s'arrêter au fascia superficialis. On peut alors relever la peau en deux lambeaux triangulaires (v. pl. 29).

Dans le fascia superficialis nous avons à disséquer des veines, des artères, des ganglions et des nerfs.

Vaisseaux. — Avant toute chose, on doit chercher, dans la partie inférieure de l'incision verticale, la grosse *veine saphène interne ;* presque toujours, on trouve deux gros troncs veineux ascendants ; c'est le plus volumineux qui constitue la veine saphène. Ces deux troncs convergent bientôt et le tronc de la saphène se termine, à une hauteur variable (3 à 4 centimètres en général au-dessous de l'arcade), en décrivant une crosse, qui plonge dans la profondeur, dirigée en haut, en arrière et en dehors, vers la veine fémorale. Mais, avant de perforer l'aponévrose, la veine saphène reçoit, à l'origine de sa crosse, nombre de veines collatérales, variables suivant les sujets. Ce sont, en dedans, une ou deux veines honteuses externes, les unes superficielles, les autres sous-aponévrotiques, satellites des artères du même nom. D'ordinaire, avec ces veines, arrive la veine dorsale superficielle de la verge. En haut, on voit des veines sous-cutanées abdominales, les unes satellite des artères, les autres indépendantes. En dehors, on trouve parfois une veine sous-cutanée, satellite de la circonflexe iliaque superficielle. Toutes ces veines convergent vers la crosse de la saphène, formant à ce niveau une véritable étoile veineuse ; parfois, comme sur la planche 29, les veines forment un ou plusieurs anneaux veineux.

Parmi les artères superficielles, on trouve : en dedans, les artères *honteuses externes ;* classiquement on en distingue deux : l'une, superficielle ou sus-aponévrotique : l'autre profonde ou sous-aponévrotique, qui passe dans la concavité de la crosse de la saphène. Cette disposition est bien rarement celle que l'on rencontre sur le sujet. Rien n'est variable comme les artères honteuses externes. Souvent, elles passent toutes deux sous la crosse de la saphène, parfois on en trouve trois. En haut, l'artère *sous-cutanée abdominale* perfore l'aponévrose, plus ou moins près de l'arcade crurale, puis elle devient ascendante et se dirige vers l'ombilic. La *circonflexe iliaque superficielle* est une petite artère, née souvent avec la précédente, et se dirigeant vers l'épine iliaque antéro-supérieure, parallèle et sous-jacente à l'arcade crurale ; cette artère est d'ordinaire dans un feuillet de dédoublement de l'aponévrose. La plupart de ces artères donnent, à leur origine, des rameaux grêles pour les ganglions lymphatiques de la région.

Lymphatiques. — Des ganglions lymphatiques nombreux sont disséminés sur presque toute la surface du triangle de Scarpa ; leur disposition est excessivement irrégulière et défie toute description rigoureuse. En général pourtant, les ganglions sous-jacents à l'arcade crurale ont un grand axe parallèle à cette arcade, et les ganglions qui accompagnent la saphène ont un grand axe vertical. De là vient la division classique en ganglions supérieurs ou inguinaux et ganglions inférieurs ou cruraux ; les premiers recevant, de dedans en dehors, les lymphatiques des organes génitaux externes, de l'anus, de la paroi abdominale, de la fesse : les inférieurs recevant les lymphatiques du membre inférieur. Cette ancienne description est par trop schématique, et il faut bien savoir : que les ganglions sont distribués plus ou moins irrégulièrement autour de l'embouchure de la saphène ; que, bien souvent, on ne sait à quel groupe, crural ou inguinal, rattacher certains d'entre eux. Aussi adopte-t-on, en général, la classification proposée par Quénu. Deux axes, l'un vertical, l'autre horizontal, se croisent au niveau de l'embouchure de la saphène ; d'où 4 territoires : supéro-interne et supéro-externe ; inféro-interne et inféro-externe. Tel groupe déterminé ne reçoit pas toujours les mêmes afférents, et il est impossible de déduire sûrement de la position d'un ganglion engorgé, le siège de la lésion initiale ; néanmoins, pour la pratique, on peut admettre les propositions suivantes qui sont celles de Poirier et Cunéo :

1° Les lymphatiques du membre inférieur aboutissent aux deux groupes inférieurs.

PLANCHE 29. — *Triangle de Scarpa (plan superficiel)*.

Cette planche représente le premier temps de la dissection du triangle de Scarpa. On
a gardé les organes superficiels.

Le fascia cribriformis a été enlevé avec le fascia superficialis. On voit nettement la fosse
ovale, dont le rebord externe [Fosse ov. (b^d .ext .)] remonte jusqu'à l'arcade crurale [Arc.
crurale]; le rebord interne [F. ov. (b^d int.)] se perd sur l'aponévrose du pectiné.

Cordon sp. = le cordon spermatique qui pénètre dans le canal inguinal entre ses deux
piliers [Pil. ing. ext.] et [Pil. ing. int.] ce dernier inséré à l'épine du pub i s [Ep. pub.].
Le cordon repose sur la concavité supérieure du ligament de Gimbernat [L. Gimbernat].

VAISSEAUX

V. saph. int. = veine saphène interne, qui, grossie des veines honteuses externes [V.
hont. ext.] décrit sa crosse pour se jeter dans la veine fémorale, qu'on aperçoit dans la moitié externe de la fosse ovale ; en dedans de la veine, un espace libre, l'infundibulum crural [Infun. cr.], chemin de la hernie crurale.

A. hont. ex. = les artères honteuses externes, passant ici, toutes deux, sous la crosse
de la saphène, fait anormal. Une de ces artères traverse un anneau veineux.

A. s.-cut. abd. = artère sous-cutanée abdominale, naissant par un tronc commun avec
la circonflexe iliaque superficielle [Circ. il. sup.] comprise dans un dédoublement du
fascia lata.

Deux axes, vertical et horizontal, passant par l'embouchure de la saphène, divisent les
ganglions de l'aine en quatre groupes :

Gr. ggl. sup. ext. = groupe ganglionnaire supéro-externe.

Gr. ggl. sup. int. — groupe ganglionnaire supéro-interne.

Gr. ggl. inf. ext. = groupe ganglionnaire inféro-externe.

Gr. ggl. inf. int. = groupe ganglionnaire inféro-interne.

NERFS

N. fém. cut. = nerf fémoro-cutané, passant dans un dédoublement de l'arcade crurale ;
se divise, toujours compris dans un dédoublement du fascia lata, où on le voit s'anastomoser [Anast.] avec un filet du musculo-cutané externe, branche du crural.

(1) Les lymphatiques du gland et du clitoris n'aboutissent pas aux ganglions superficiels,
mais à un ganglion crural profond (voie crurale) et au ganglion rétro-crural externe (voie
inguinale) (Cunéo et Marcille).

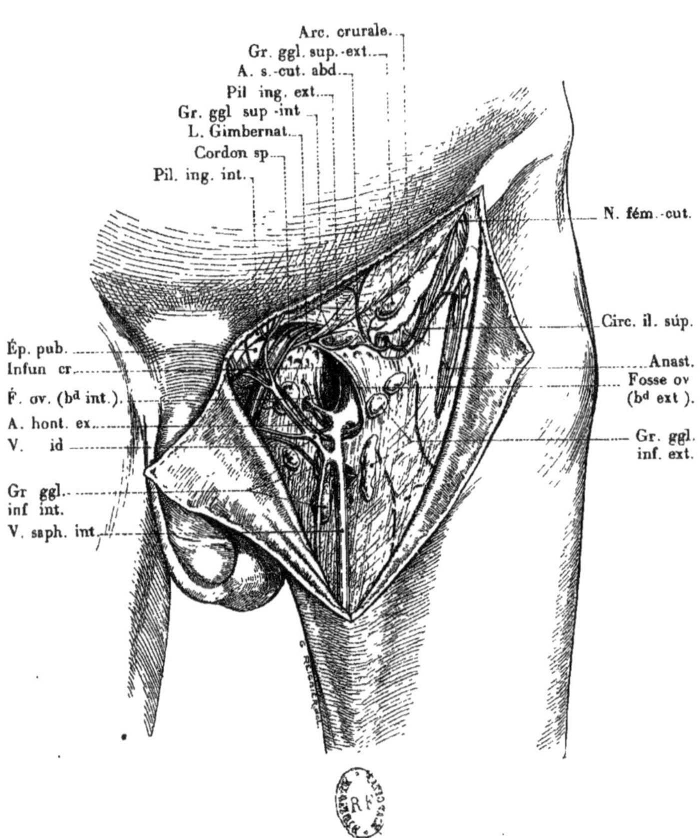

Triangle de Scarpa (plan superficiel)

MASSON ET Cⁱᵉ, ÉDITEURS

2° Les lymphatiques du scrotum et du fourreau de la verge (1),
ceux des grandes lèvres et du capuchon clitoridien, ceux de l'anus, se
rendent, en général, au groupe supéro-interne, mais souvent aussi au
groupe inféro-interne.

3° Les lymphatiques de l'ombilic et de la portion sous-jacente de la
paroi vont aux deux groupes supérieurs.

4° Les lymphatiques de la fesse se jettent d'ordinaire dans le groupe
supéro-externe et souvent dans le groupe inféro-externe.

Nerfs. — Les seules branches nerveuses superficielles de la région
sont des filets de la branche crurale du *génito-crural* qui perforent
l'aponévrose en dehors de l'artère et se distribuent à la peau ; il est
assez difficile de conserver ces filets en renversant les deux volets
cutanés.

Le fascia lata. — Les organes superficiels une fois disséqués, on
nettoie l'aponévrose de la cuisse ou fascia lata. Cette aponévrose
s'insère : en haut, sur l'arcade crurale ; en dehors, elle recouvre le
muscle couturier en formant la paroi antérieure de sa gaine ; en
dedans, elle recouvre le moyen adducteur en formant également le
feuillet antérieure de sa gaine. Le fascia lata est une aponévrose assez
dense, facile à disséquer sur la plus grande partie de son étendue ;
mais en haut, au niveau de la pénétration de la saphène, elle présente
un point faible ; il est facile de voir, au-dessous de la crosse de la
saphène, l'aponévrose, limitée par un bord tranchant à concavité
supérieure ; c'est le repli dit de HEY ou d'ALLAN BURNS ; si on poursuit, en haut, les cornes de ce repli, on voit la corne externe monter
jusqu'à l'arcade crurale, en décrivant un arc à concavité interne ; la
corne interne remonte également, en décrivant une courbe à concavité
externe, mais elle ne remonte pas jusqu'à l'arcade crurale, elle se perd
plus bas, sur un plan plus profond, en se jetant sur l'aponévrose du
pectiné ; ainsi se trouve délimitée une fosse, dite *fosse ovale* par les
anciens anatomistes. Cette fosse est limitée par un bord aponévrotique tranchant ; ce bord est incomplet ; comme la corne interne est sur
un plan postérieur à celui de l'externe, on a très justement comparé ce
rebord aponévrotique à un anneau brisé : dans l'aire de la fosse ovale,
on aperçoit la moitié interne de la veine fémorale et l'embouchure de
la saphène dans cette veine. Plus en dedans, se trouve un espace

(1) Les lymphatiques du gland et du clitoris n'aboutissent pas aux ganglions superficiels ;
mais à un ganglion crural profond (voie crurale) et au ganglion rétro-crural externe (voie
inguinale) (Cunéo et Marcille).

PLANCHE 30. — *Triangle de Scarpa (plan superficiel).*

1. Nerf fémoro-cutané.
2. Artère circonflexe iliaque.
3. A. circonflexe iliaque superficielle.
4. Nerf génito-crural.
5. Artère sous-cutanée abdominale.
6. Artère épigastrique.
7. Pilier inguinal externe.
8. Épine du pubis.
9. Infundibulum crural.
10. Veine fémorale.
11. Artère fémorale.
12. Muscle pectiné.
13. Nerf obturateur.
14. Artères honteuses externes.
15. Muscle petit adducteur.
16. Veine saphène interne.
17. Muscle moyen adducteur.
18. Aponévrose fémorale.
19. Muscle psoas-iliaque.
20 Nerf crural (plan superficiel).
21. Aponévrose fémorale.
22. Nerf crural (plan profond).
23. N. musculo-cutané externe (filets anas-
motiques).
24. N. musculo-cutané externe (1ᵉʳ rameau
musculo-cutané).
25. N. musculo-cutané interne (filets du
pectiné).
26. N. musculo-cutané externe (2ᵉ rameau).
27. N. musculo-cutané externe (3ᵉ rameau).
28. Anastomose du musculo-cutané externe
avec le fémoro-cutané.
29. Nerf du quadriceps fémoral.
30. Anastomose du musculo-cutané externe
avec le fémoro-cutané.
31. M. droit antérieur de la cuisse.
32. Anastomose du musculo-cutané externe
avec le fémoro-cutané.
33. Artère fémorale profonde.
34. Artère circonflexe postérieure.
35. Muscle couturier.
36. Nerf accessoire du saphène interne.
37. Artère du quadriceps.
38. Nerf saphène interne.
39. Nerf long du vaste interne.
40. Nerf satellite de la veine saphène.
41. Paroi antérieure de la gaine des vaisseaux.

Cette figure représente une préparation terminée du triangle de Scarpa ; on a détruit tous les plans aponévrotiques et isolé tous les organes.

A remarquer : l'ascension de l'arcade fémorale, qui découvre la fin de l'iliaque externe et ses deux branches, la circonflexe iliaque et l'épigastrique, qui n'occupent plus leurs rapports normaux.

Noter l'épingle qui soulève le bord interne du pectiné et permet de voir le nerf obturateur.

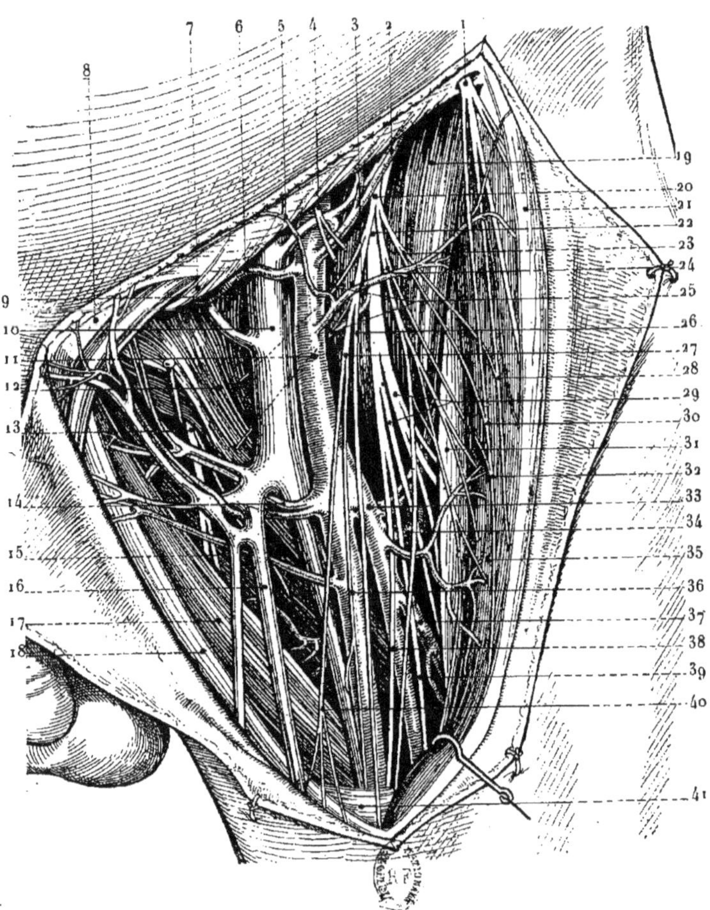

Triangle de Scarpa (plan superficiel)

MASSON ET Cie, ÉDITEURS

libre souvent comblé à sa partie supérieure par le ganglion dit de
Cloquet ; c'est par cet espace libre que sort la hernie crurale. Dans
notre description nous n'avons pas parlé de la formation dite *fascia cribriformis ;* nous croyons en effet qu'il faut revenir aux anciennes descriptions de la fosse ovale. Aucun plan solide ne bouche cette fosse ;
ce qu'on décrit comme fascia cribriformis n'est que le fascia superficialis plus ou moins adhérent à l'aponévrose à ce niveau ; c'est faire
une dissection absolument artificielle que d'isoler au scalpel une lamelle
conjonctive fermant la fosse ovale ; le fascia superficialis est à ce niveau
particulièrement lâche, dissocié par des lobules adipeux, traversé par
des lymphatiques unissant les ganglions superficiels aux ganglions profonds. Cette absence de tout plan fibreux fermant la fosse ovale se constate
avec la plus grande netteté à la partie interne de la fosse : si on suit à
ce niveau l'aponévrose de dedans en dehors, avec le manche du scalpel, on isole très facilement la fosse ovale et le manche du scalpel peut
remonter sans obstacle jusque dans la partie la plus interne du canal
crural, en dedans de la veine, parcourant ainsi en sens inverse le chemin de la hernie crurale. Le bord externe de la fosse ovale est moins
net que le bord interne ; à ce niveau, le fascia lata présente un aspect
éraillé spécial ; par les points faibles du fascia lata sortent soit quelques
lobules adipeux, soit quelque ramification vasculaire ou nerveuse ; la
planche 29 représente très nettement la disposition de la fosse ovale,
telle que nous l'avons toujours vue sur le cadavre.

Organes profonds. — Pour aborder les organes profonds du
triangle de Scarpa, il faut absolument détruire le fascia lata ; si l'on
veut, par des artifices de dissection, conserver cette aponévrose et
notamment la fosse ovale, on est gêné pour nettoyer les organes sous-
jacents et l'on peut montrer beaucoup moins de détails dans la profondeur. De plus, certains organes, tel le fémoro-cutané, étant intra-
aponévrotiques, ne sauraient être facilement conservés en même temps
que l'aponévrose.

Mais, avant d'étudier les organes du triangle de Scarpa, nous allons
donner la description des muscles et aponévroses, qui constituent
comme le squelette de la région ; nous placerons après, plus facilement
les vaisseaux et les nerfs.

Le triangle de Scarpa est limité en dehors par le *muscle couturier*
qui, inséré à l'épine iliaque antéro-supérieure, descend croiser en
écharpe la face antérieure de la cuisse pour se terminer à la jambe à
la partie supérieure de la face interne du tibia. On ne peut juger de

14*

l'aspect de ce muscle, une fois qu'il est disséqué, car il se rétrécit considérablement ; normalement l'aponévrose qui l'enveloppe l'étale largement à la face antérieure de la cuisse.

En dedans, le triangle est limité par le *moyen adducteur ;* ce muscle s'insère par un fort tendon à la face antérieure de la surface angulaire du pubis et de là, s'étale en bas et en dedans pour s'insérer à la ligne âpre du fémur ; le bord supéro-externe de ce muscle est croisé superficiellement par le couturier ; et c'est cet entre-croisement qui forme la limite inférieure du triangle de Scarpa.

En haut, on trouve l'arcade crurale qui, loin d'être tendue comme une corde entre l'épine iliaque antéro-supérieure et l'épine du pubis, décrit une courbe en S allongé ; la partie externe, concave en bas, à cause de la saillie du muscle psoas-iliaque ; la partie interne, concave en haut, se creuse en gouttière à concavité supérieure pour recevoir le cordon ; cette arcade presque entièrement constituée par l'aponévrose du grand oblique, dont les fibres s'enroulent autour d'un axe idéal, donne insertion par son bord inférieur au fascia lata qui la sous-tend ; aussitôt que l'on désinsère le fascia lata, l'arcade tend à redevenir rectiligne et ne garde plus sa disposition typique (v. pl. 30).

Ainsi limité, le triangle de Scarpa est tapissé dans la profondeur par deux muscles ; le pectiné en dedans, le psoas-iliaque en dehors. Le *pectiné*, souvent considéré comme le premier des adducteurs, s'insère à la crête dite pectinéale qui naît de l'épine du pubis et se dirige horizontalement en dehors. De là le muscle, large, se dirige, comme tous les adducteurs, en bas et en dehors pour venir se fixer sur la ligne de trifurcation moyenne de la ligne âpre, qui vient mourir sur le petit trochanter ; le bord inférieur du pectiné est contigu au bord supérieur du moyen adducteur, mais situé sur un plan légèrement plus profond.

Le *psoas-iliaque* comble toute la partie externe de l'espace compris entre l'arcade crurale et le bord antérieur de l'os iliaque jusqu'à l'éminence dite iléo-pectinée ; le muscle se rétrécit de plus en plus, ses fibres musculaires se jetant sur un volumineux tendon visible à la face antérieure ; ce tendon, contournant la partie inférieure de l'articulation coxo-fémorale, vient prendre une forte insertion sur le petit trochanter immédiatement au-dessus des fibres supérieures du pectiné. Le bord externe du psoas est normalement caché par le couturier ; son bord interne, accolé dans sa partie inférieure au pectiné, en est séparé, à la partie supérieure, par un espace d'autant plus large que le sujet est moins musclé ; au niveau du bord antérieur de l'os iliaque, les deux muscles sont séparés par la saillie de l'éminence iléo-pectinée ; plus bas, dans la fente qui sépare les deux muscles, on aperçoit un peu la capsule de la hanche.

Il nous reste à préciser la disposition des aponévroses ; nous avons vu le fascia lata tendu entre le couturier et le moyen adducteur ; on peut dire qu'en dedans et en dehors le fascia lata se dédouble pour englober ces deux muscles ; ainsi se trouve constitué le premier plan musculo-aponévrotique. Mais, du bord interne du couturier, part dans la profondeur un second feuillet qui, rencontrant le psoas, le recouvre en se fusionnant avec la gaine de ce muscle ou en constituant le feuillet antérieur, suivant les conceptions ; ce feuillet profond arrivé au niveau du bord interne du psoas tapisse la face superficielle du pectiné, fusionné encore avec la gaine de ce muscle ; puis ce feuillet se termine au niveau du bord externe du moyen adducteur en se fusionnant avec la face profonde du fascia lata, qui va se dédoubler pour former la gaine du moyen adducteur.

Entre les deux feuillets ainsi constitués se trouve un espace libre : c'est le *canal crural*, dont nous étudierons tout à l'heure le contenu ; sur une coupe horizontale, il est formé par un espace ovalaire dont la paroi antérieure est constituée par la fascia lata et la paroi postérieure par le feuillet fibreux tapissant le psoas et le pectiné.

Pour prendre une connaissance complète de ce canal crural, il faut étudier son orifice supérieur et son orifice inférieur.

L'*orifice supérieur*, quelquefois appelé *anneau crural*, est l'espace par où les vaisseaux abordent la cuisse. Cet espace est triangulaire. En avant, il est constitué par l'arcade crurale ; en arrière et en dehors, par la saillie du psoas, recouvert de son aponévrose, ou fascia iliaca. Ce fascia iliaca se fusionne avec la partie externe de l'arcade crurale, là où elle décrit une concavité inférieure moulée sur le psoas ; à un certain moment, le fascia iliaca se sépare à angle aigu de l'arcade crurale et vient se fixer à l'éminence iléo-pectinée ; à ce niveau le fascia iliaca est légèrement renforcé, constituant la *bandelette ilio-pectinée*, que certains auteurs ont décrite comme une dépendance de l'arcade crurale.

En arrière et en dedans, l'anneau crural est limité par la crête pectinéale ; sur cette crête s'insèrent le pectiné, son aponévrose et le fascia transversalis, d'où la formation d'une crête fibreuse assez épaisse, dite ligament de Cooper.

Des trois angles de l'anneau crural, l'un est obtus : c'est le postérieur, au niveau de l'éminence iléo-pectinée; c'est précisément à ce niveau que repose l'artère fémorale. Les deux autres angles sont aigus; l'externe, formé par la séparation de l'arcade crurale et de la bandelette iléo-pectinée, est adouci par des fibres comblant le sommet de l'angle. L'angle interne est aussi comblé par des fibres spéciales, qui constituent le ligament de GIMBERNAT. Ce ligament est formé par des fibres réfléchies du grand oblique, qui, au lieu de venir s'insérer, avec l'arcade, à l'épine du pubis, se contournent autour de l'arcade et remontent s'insérer sur la crête pectinéale, immédiatement en dehors de l'épine pubienne, sur une étendue variable suivant les sujets. Ce ligament de GIMBERNAT, bien mal décrit par beaucoup d'auteurs, forme, dans son ensemble, une gouttière à concavité supérieure, recevant le cordon; il présente deux faces : l'une supérieure, concave; l'autre inférieure, convexe, dont la partie postérieure s'accole à l'aponévrose du pectiné et se fusionne avec elle jusqu'à la crête pectinéale. Son bord externe, concave en dehors, est tranchant et limite en dedans le canal crural. Telle est la description réelle du ligament de GIMBERNAT; c'est celle qu'a toujours enseignée le professeur FARABEUF. C'est la disposition qu'on constate toutes les fois qu'on étudie ce ligament par sa face supérieure, après avoir largement ouvert l'anneau inguinal; si, au contraire, on étudie ce ligament par en bas après avoir désinséré le fascia lata, l'arcade crurale remonte, devient rectiligne; le ligament de GIMBERNAT perd sa forme et son orientation normales; de concave il devient plan, sa face inférieure devient antérieure et le cordon qui, normalement couché sur la face supérieure concave du ligament de GIMBERNAT passait sur le pubis en *dehors de l'épine du pubis*, se porte alors en dedans de cette épine dans une situation absolument anormale.

L'anneau crural est comblé par une série d'organes qui sont, de dehors en dedans, l'artère fémorale, que nous avons déjà vue, répondant à l'éminence iléo-pectinée; plus en dedans, la grosse veine fémorale; enfin, plus en dedans encore, un espace libre, parfois comblé par un ganglion lymphatique, le ganglion de CLOQUET, parfois rempli de tissu adipeux lâche. C'est cette partie interne, à laquelle certains auteurs attachent plus particulièrement le nom de canal crural, que nous appellerons avec d'autres l'*infundibulum crural;* elle donne passage à la hernie crurale. D'ailleurs, le canal crural est en outre fermé par un plan fibreux, tendu entre l'arcade crurale et le bord antérieur de l'os iliaque. Considéré par certains auteurs comme la continuation du fascia transversalis, ce plan fibreux, plus ou moins résistant, vient combler tous les vides qui existent entre l'anneau crural et les organes qui le traversent; c'est ainsi qu'en dehors de l'artère est fermé l'angle externe de l'anneau crural; entre la veine et l'artère existe une cloison, fibreuse, formée en partie par le *septum crural*, en partie par les gaines propres des deux vaisseaux; en dedans, enfin, au niveau de l'infundi-bulum crural, qu'on appelle quelquefois la loge lymphatique, le septum crural ferme l'espace libre; en dehors, il se fusionne avec la gaine vei-neuse; en dedans, il se continue avec le bord libre du ligament de GIMBERNAT; si bien que c'est toujours un peu artifiellement qu'on taille un bord tranchant à ce ligament.

A la partie inférieure du triangle de Scarpa, les parois aponévro-tiques qui forment le canal crural serrent de plus près les vaisseaux, et au-dessous du point où pénètre la saphène interne, leur constituent une gaine vasculaire, accolée aux vaisseaux comme dans les autres ré-gions; si bien qu'on a pu comparer le canal crural à un entonnoir, dont la partie évasée serait prismatique triangulaire, l'orifice supérieur étant constitué par l'anneau crural; la partie inférieure rétrécie forme-rait la gaine fémorali-vasculaire, accompagnant les vaisseaux pendant tout leur trajet.

Les organes qui nous restent à étudier dans le triangle de Scarpa sont des vaisseaux (artères, veines et lymphatiques) et des nerfs.

Vaisseaux. — L'*artère fémorale* forme à peu près la bissectrice ver-ticale du triangle de Scarpa. Elle pénètre dans la région, en passant sous l'arcade crurale, en son milieu, reposant en arrière sur l'éminence iléo-pectinée et, plus bas, dans l'interstice du psoas et du pectiné, qui la séparent de la capsule coxo-fémorale et de la tête du fémur, sur laquelle on peut comprimer l'artère. Plus bas, l'artère quitte la région, en pas-sant en arrière du couturier, son muscle satellite, et en avant du moyen adducteur. C'est dans le triangle de Scarpa que l'artère fémorale donne la plupart de ses branches. Sur les préparations, où l'on a complète-ment enlevé les plans aponévrotiques, l'arcade fémorale remonte, ainsi que nous l'avons dit, et découvre la fin de l'iliaque externe et les deux branches qu'elle donne près de sa terminaison : la circonflexe iliaque en dehors, l'épigastrique en dedans; cette dernière croise la face antérieure de la veine avant de remonter pour s'entre-croiser avec le cordon.

Les branches de la fémorale sont : *la sous-cutanée abdominale*, petite arcade, née de la face antérieure de la fémorale, peu au-dessous de l'artère ; elle perfore de suite le fascia lata et, devenue ascendante, remonte vers l'ombilic. Nous l'avons déjà vue en décrivant les plans superficiels.

14***

La *circonflexe iliaque superficielle* est également une petite artère qui naît tantôt de la fémorale, tantôt du même tronc que la précédente, et se dirige en dehors vers l'épine iliaque antéro-supérieure; nous avons déjà vu qu'elle était moins superficielle; elle glisse d'ordinaire dans un dédoublement du fascia lata, croisant des rameaux nerveux qui occupent le même plan intra-aponévrotique du fémoro-cutané (pl. 29).

Les *honteuses externes* naissent plus bas, du bord interne de l'artère, près de sa bifurcation, quelquefois au-dessous; nous avons déjà insisté sur leur grande variabilité et sur le rapport que présente d'ordinaire l'une d'elles avec la crosse de la saphène.

L'artère fémorale se bifurque en fémorale et fémorale profonde, à une distance variable au-dessous de l'arcade. En général, c'est à 4 ou 5 centimètres, mais on peut voir des bifurcations plus élevées, 1 à 2 centimètres au-dessous l'arcade; aussi, donne-t-on le conseil, dans la ligature de l'artère, à la base du triangle de Scarpa, de poser le fil immédiatement au-dessous de l'arcade crurale; on est ainsi sûr d'avoir lié toute l'artère. L'artère *fémorale profonde* naît en dehors de la fémorale et souvent un peu en arrière; elle longe son bord externe pendant un certain temps, puis passe sur un plan postérieur, pour quitter la région, en s'insinuant dans la fente qui sépare le pectiné du moyen adducteur; elle chemine enfin sous ce dernier muscle, qui la sépare de la fémorale proprement dite.

C'est en général de la fémorale profonde, près de son origine, que naissent une série de branches importantes, parfois issues du tronc même de la fémorale. Ce sont :

La *circonflexe antérieure*, qui se dirige en dehors, passe en dessous du droit antérieur et va s'anastomoser, en arrière du col fémoral, avec la circonflexe postérieure.

La *circonflexe postérieure*, beaucoup plus volumineuse, plonge dans la profondeur, à la partie inférieure de la fente qui sépare le pectiné du psoas; puis cette artère contourne la partie inférieure de l'articulation, comme le tendon de l'obturateur externe et se divise à la face antérieure du carré crural.

L'*artère du quadriceps* est une volumineuse artère se portant en bas et en dehors et se divisant bientôt pour vasculariser les divers chefs de ce muscle.

Rien n'est variable comme l'origine de ces trois derniers troncs; tantôt nés isolément, tantôt confondus à leur origine, issus d'ordinaire des premiers centimètres de la fémorale profonde, ils peuvent venir aussi du tronc de la fémorale, avant ou après sa bifurcation;

mais, si l'origine est variable, la terminaison est assez constante et permet toujours de reconnaître les diverses branches.

La *veine fémorale*, située à l'anneau crural, immédiatement en dedans de l'artère, tend à lui devenir postérieure à mesure qu'on descend; comprise avec l'artère dans la gaine fémorali-vasculaire, elle en est séparée par une cloison assez solide, si bien qu'on peut dénuder isolément chacun des vaisseaux, sans trop risquer de léser l'autre. La veine fémorale reçoit, dans le triangle de Scarpa, deux confluents veineux : le premier est la saphène grossie des veines superficielles dont nous avons déjà parlé; le second est la veine fémorale profonde grossie des veines circonflexes et quadricipitales; si bien que la veine fémorale subit, au-dessus de chacun de ces affluents veineux, une brusque augmentation de volume.

Les *ganglions lymphatiques profonds*, ou sous-aponévrotiques, sont beaucoup moins développés que les superficiels; il faut les injecter pour les voir; ils sont accolés à la partie interne de la veine fémorale; le supérieur, souvent assez développé, occupe, comme nous l'avons vu, la partie interne de l'anneau crural; il est immédiatement situé au-dessous du septum crural, qui le sépare d'un ganglion iliaque assez constant, le *ganglion rétro-crural interne*. Les ganglions profonds reçoivent les vaisseaux lymphatiques, satellites des vaisseaux fémoraux, une partie des afférents des ganglions superficiels, la plus grande partie des lymphatiques du gland et du clitoris. Dans cette région, les vaisseaux lymphatiques sont volumineux; on peut parfois les disséquer sans aucune injection (pl. 31).

Nerfs. — Les nerfs, qu'il nous reste maintenant à étudier, sont tous des branches du plexus lombaire.

Le *génito-crural*, par sa branche crurale, aborde le triangle de Scarpa en passant dans le canal crural, en dehors de l'artère, immédiatement en avant de l'embouchure de la circonflexe iliaque. Ce dernier point de repère permet de le découvrir facilement; le nerf, souvent anastomosé avec le fémoro-cutané, ou un filet superficiel du crural, perfore rapidement l'aponévrose pour se distribuer à la peau.

Le *fémoro-cutané* aborde la région immédiatement en dedans de l'épine iliaque antéro-supérieure; il passe dans un dédoublement de l'arcade crurale à ce niveau; il est assez difficile à découvrir, caché qu'il est par un feuillet fibreux; le fémoro-cutané ne devient pas immédiatement sous-cutané, la plupart de ses filets sont compris dans une sorte de tunnel fibreux creusé dans le fascia lata; ce n'est que plus ou moins bas dans la cuisse que les filets deviennent perforants et

Planche 31. — *Triangle de Scarpa (disposition anormale des nerfs).*

1. Artère fémorale.
2. Art. sous cutanée abdominale.
3. Nerf génito-crural.
4. Nerf crural.
5. Circonflexe iliaque.
6. Nerf fémoro-cutané, anormalement accolé au nerf crural.
7. Épaississement du fascia-iliaca, fusionné avec le tendon droit antérieur.
8. Aponévrose fémorale.
9. Muscle couturier.
10. Muscle psoas-iliaque.
11. Art. circonflexe iliaque superficielle.
12. Tendon du droit antérieur.
13. N. musculo-cutané interne, né en partie et anormalement du fémoro-cutané.
14. N. musculo-cutané externe (1er rameau).
15. Nerf saphène interne.
16. Nerf musculo-cutané externe (2e rameau).
17. Nerfs du quadriceps.
18. N. musculo-cutané externe (3e rameau).
19. Artère fémorale profonde.
20. Artère du quadriceps.
21. Paroi antérieure de la gaine des vaisseaux.
22. Cordon spermatique.
23. Ligament de Gimbernat.
24. Pilier inguinal externe.
25. Ganglion de Clocquet.
26. Artère épigastrique.
27. Veine fémorale.
28. Un ganglion supéro-interne avec ses lymphatiques afférents.
29. Bord interne de la face ovale.
30. Artère honteuse externe.
31. Repli d'Allan Burns (bord interne de fosse ovale).
32. Un nerf ganglionnaire.
33. Troncs lymphatiques.
34. Veine saphène interne.

Dans cette figure, on a détruit tous les plans fibreux, sauf en dedans, où l'on a gardé la moitié interne de la fosse ovale. En dehors, on voit le plan fibreux épais qui sépare le couturier du psoas ; ce plan fibreux s'insère profondément sur le tendon du droit antérieur de la cuisse, et peut être considéré comme un épaississement du fascia-iliaca.

Nous avons fait représenter une disposition nerveuse, anormale, pour montrer jusqu'à quel point la division du crural et du fémoro-cutané est variable.

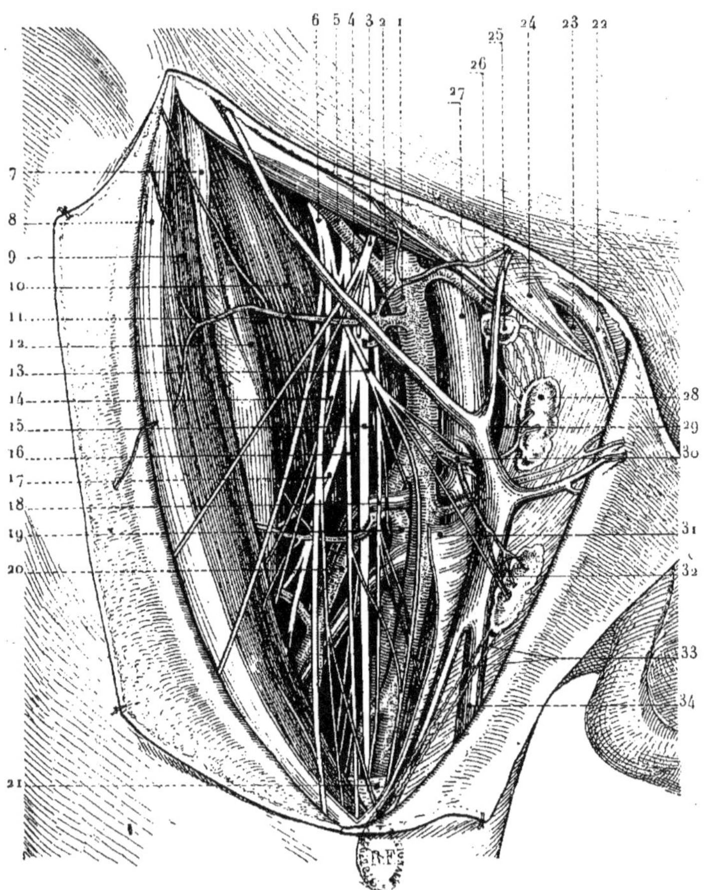

Triangle de Scarpa (disposition anormale des nerfs)

MASSON ET Cie, ÉDITEURS

atteignent la peau. Constamment, le fémoro-cutané s'anastomose avec des branches superficielles du crural. Le fémoro-cutané est d'ailleurs très variable : tantôt, il sort de l'arcade crurale par un seul orifice, tantôt ses filets les plus internes traversent l'arcade plusieurs centimètres en dedans ; enfin, nous avons représenté une anomalie plus rare (pl. 31), dans laquelle le fémoro-cutané sortait immédiatement accolé au crural.

Le *nerf crural* aborde la région en dehors de l'artère mais le nerf est à l'intérieur de la loge du psoas ; le fascia iliaca sépare donc toujours l'artère du nerf ; il nous a semblé que, dans bien des cas, le nerf n'était pas seulement externe par rapport à l'artère, mais postérieur ; nous avons souvent, en médecine opératoire, trouvé le nerf presque entièrement sous-jacent à l'artère. Le nerf crural est déjà divisé en abordant la cuisse ; entouré d'une atmosphère graisseuse qui rend souvent sa dissection délicate, il se creuse une gouttière dans la chair du psoas.

On peut diviser les ramifications du crural en deux plans ; sans ici décrire en détail tous les filets du crural, nous pouvons dire que le plan superficiel est formé de deux nerfs, assez artificiellement séparés : le *musculo-cutané externe* qui donne une série de branches, trois dit-on classiquement, la première perfore le couturier, s'anastomose avec le fémoro-cutané, la seconde descend plus verticalement pour perforer le couturier en dehors du triangle, la troisième donne le rameau satellite de l'artère (saphène accessoire) qui pénètre dans la gaine des vaisseaux et un filet satellite de la veine saphène interne. Outre ses filets sensitifs, le nerf donne des filets uniquement destinés au couturier. Le *musculo-cutané interne*, difficile à disséquer, donne des filets rétrovasculaires constants allant innerver le pectiné et le moyen adducteur ; le filet de ce dernier muscle, très grêle, est très difficile à suivre au milieu des veines du paquet vasculaire ; les filets prévasculaires, inconstants, sont d'ailleurs très grêles et vont en général à la peau. Tous les filets du musculo-cutané interne pénètrent dans la gaine des vaisseaux.

Le plan profond du crural comprend deux nerfs volumineux que nous ne ferons que nommer : c'est, en dehors, le gros nerf du quadriceps, bientôt divisé ; en dedans, le nerf saphène interne, qui pénètre la gaine vasculaire, à la partie inférieure de la région pour s'accoler à l'artère.

Enfin, il ne faut pas quitter le triangle de Scarpa sans avoir écarté, d'un coup de sonde cannelée, l'espace qui sépare le moyen adducteur du pectiné, et montré, dans la profondeur, la branche superficielle du nerf obturateur. De même, en dehors, entre le couturier et le psoas, on voit le droit antérieur de la cuisse, montant à l'épine iliaque antéro-inférieure.

CHAPITRE II

RÉGION ANTÉRIEURE DE LA CUISSE

En étudiant le triangle de Scarpa, nous avons déjà décrit une partie des organes qui composent cette région, notamment la partie supérieure des vaisseaux fémoraux.

Nous étudierons surtout dans ce chapitre le *muscle quadriceps fémoral* et le *nerf crural*. Nous ferons une étude d'ensemble de ce nerf dont la préparation difficile est souvent demandée, quitte à nous exposer à quelques redites.

Nous serons bref sur le premier plan musculo-aponévrotique. L'aponévrose fémorale, qui enveloppe la cuisse, se dédouble pour englober le couturier et en dehors de lui le fascia lata. Le *couturier*, long muscle aplati, s'insère en haut à l'épine iliaque antéro-supérieure et à la cloison qui sépare son insertion de celle du tenseur ; puis, il descend, étalé par l'aponévrose qui l'enveloppe, et croise en écharpe la face antérieure de la cuisse. On appelle quelquefois ce muscle satellite de l'artère fémorale. En effet, il croise très obliquement la direction de l'artère : externe par rapport au vaisseau dans son quart supérieur, il le recouvre directement dans les deux quarts moyens de la cuisse, pour s'en dégager au quart inférieur, en passant en dedans et en arrière du vaisseau, qui d'ailleurs ne tarde pas à pénétrer dans le creux poplité. Aussi, dans la ligature de l'artère fémorale, soit à la pointe du triangle de Scarpa, soit dans le canal de Hunter, le muscle est-il le premier repère pour trouver l'artère. Dans la ligature supérieure, on réclinera le muscle en dehors ; dans l'inférieure, on le réclinera en dedans et en arrière. Le couturier, dans sa partie inférieure, est dans un plan antéro-postérieur ; il décrit une courbe à concavité antérieure, en arrière du condyle interne du fémur, et se termine en s'insérant, par un tendon aplati, à la partie supérieure de la face interne du tibia. Près de sa terminaison, il envoie, par son bord antérieur, une expansion fibreuse recouvrant le tendon rotulien ; par son bord postérieur il envoie une expansion à l'aponévrose jambière postérieure.

Le *tenseur du fascia lata* s'insère, comme le couturier, à l'épine iliaque antéro-supérieure ; de plus, il reçoit quelques fibres de l'échancrure sous-jacente et du fascia iliaca, très épaissi en cet endroit ; en dehors, il s'insère aussi sur l'aponévrose du moyen fessier, dans sa partie tout antérieure ; engainé par un dédoublement du fascia lata, le muscle se dirige verticalement en bas, formant avec le couturier un angle à sinus inférieur ; puis les fibres musculaires se jettent sur des fibres tendineuses qui, avec des fibres venues de l'expansion aponévrotique du grand fessier, et des fibres uniquement aponévrotiques venues du tubercule du moyen fessier sur la crête iliaque, constituent un épaississement extrêmement résistant du fascia iliaca. Nous le retrouverons à l'articulation du genou, inséré au tubercule de GERDY et à la crête qui le réunit à la tubérosité antérieure du tibia. En somme, le tenseur du fascia lata fait partie du système des fessiers ; il constitue les fibres antérieures d'un deltoïde fessier, dont les fibres postérieures seraient formées par le grand fessier et dont les fibres moyennes ne seraient représentées que par les fortes fibres insérées à la crête iliaque.

Quadriceps fémoral. — Pour aborder le quadriceps fémoral, on sectionne le couturier au tiers inférieur de la cuisse, au-dessous des rameaux nerveux qui le perforent, si bien qu'on peut rejeter en dehors le segment supérieur du muscle et les nerfs qui le traversent.

Le *quadriceps fémoral* est constitué : 1° par un chef d'origine iliaque le droit antérieur de la cuisse ; 2° par trois chefs d'origine fémorale constituant le trifémoro-rotulien de CHAUSSIER.

Le droit antérieur de la cuisse a une insertion supérieure complexe. Il s'insère : 1° par un tendon direct à l'épine iliaque antéro-inférieure, immédiatement au-dessus de l'insertion du ligament de BERTIN. Du bord antérieur de ce tendon direct, naît une cloison aponévrotique qui vient se fusionner avec la face profonde du fascia lata ; cette cloison, très forte et très épaisse, sépare le psoas du couturier ; elle est constituée par une portion du fascia iliaca, aponévrose d'enveloppe du psoas iliaque, qui adhère au tendon direct du droit antérieur et s'épaissit à ce niveau ; 2° par un tendon réfléchi, solide et étalé, qui, compris dans un dédoublement de la capsule, glisse dans la gouttière sus-cotyloïdienne pour venir s'insérer à sa partie postérieure ; 3° par un tendon, que nous appellerons récurrent, au bord antérieur du grand trochanter. Nous reviendrons en détail en décrivant l'articulation coxo-fémorale sur ce tendon peu décrit jusqu'ici (pl. 47).

Cette triple origine constitue une aponévrose aplatie, de la face postérieure de laquelle naissent les fibres charnues ; ces dernières vien-

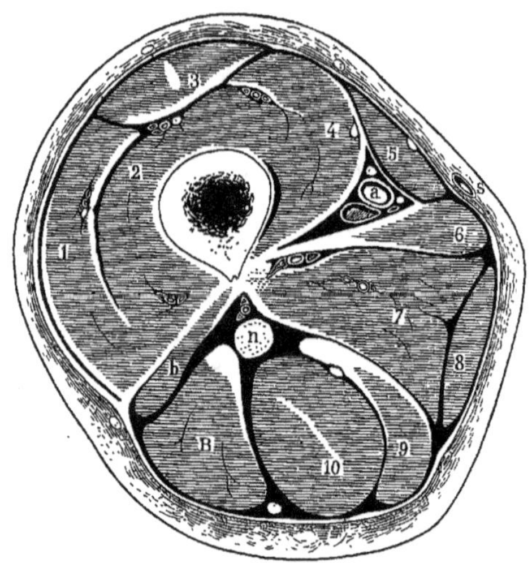

Fig. 7 (d'après Farabœuf). — Coupe au milieu de la cuisse droite.

Le contour de toutes les coupes que j'ai données étant celui de membres moulés sur le vivant. n'est déformé ni par la pesanteur, ni par l'infiltration, ni par la pression de la table, ni de la glace, etc.

Les détails ont été établis sur des membres durcis par divers procédés et disséqués quand il le fallait, suivant la longueur des organes. On ne devra donc pas s'étonner de trouver de nombreuses différences entre mes dessins et ceux des auteurs qui ont fait dessiner tout simplement ce qu'un incompétent croit voir, devine ou invente sur une coupe ordinaire unique.

1, vaste externe ; 2, crural; 3, droit antérieur : on y voit la fin du tendon initial, la cloison,et le tendon terminal, lame profonde ; 4, vaste interne avec son long rameau nerveux ; ., couturier avec un nerf perforant ; s, veine saphène interne ; a, l'artère fémorale ayant devant elle le nerf saphène interne et sous elle la veine fémorale, une veinule et un nerf accessoire , 6, moyen adducteur ; 7, grand adducteur, vaisseaux fémoraux profonds près du femur ; 8, grêle interne ; 9. demi-membraneux pas encore très charnu ; 10, demi-tendineux ; B et b, long et courts chefs du biceps ; n, nerf sciatique (Farabœuf).

nent aussi d'une cloison aponévrotique antéro-postérieure qui, de la face profonde de l'aponévrose d'origine, plonge en arrière dans la masse musculaire. Toutes les fibres du droit antérieur décrivent des deux côtés de l'axe du muscle, des courbes concentriques et se terminent sur la face antérieure de l'aponévrose de terminaison du muscle qui vient se jeter sur la base de la rotule.

Le trifémoro-rotulien comprend trois chefs : le vaste externe, le

15

vaste interne, le crural ; ces deux derniers, plus ou moins fusionnés
l'un avec l'autre, sont décrits par plusieurs auteurs comme un chef
unique.

Le *vaste externe* s'insère par une large et solide aponévrose : 1° sur
le bord antérieur du grand trochanter, où il s'intrique avec le petit fes-

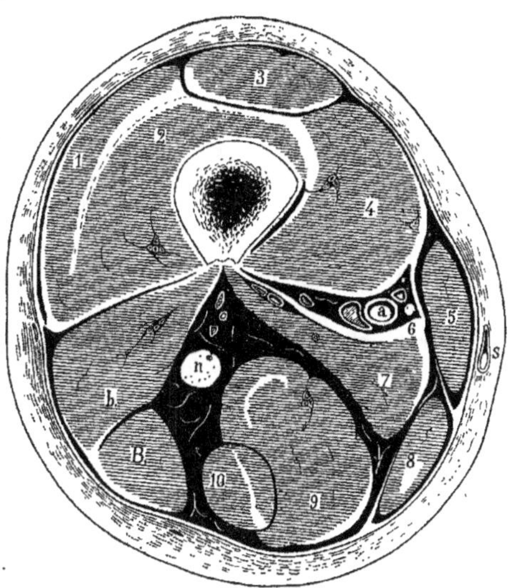

Fig. 8 (d'après Farabeuf). — Coupe de la cuisse droite dans la région du canal de Hunter.

Devant et autour du fémur : **1**, vaste externe enveloppé de son tendon initial, ayant son terminal à sa face profonde, adjacent à celui du crural **2** comme celui de **3** antérieur et de **4** vaste
interne. Celui-ci naît, comme le vaste externe, d'une lame tendineuse, enveloppante, insérée à la
ligne âpre. A ce niveau, le moyen adducteur finit ; son bord interne **6** soudé au tendon terminal du
grand **7**, forme lèvre interne tendue de la gouttière artérielle. De **6** a **4**, l'aponévrose couvre le nerf
saphène, une veinule collaterale, l'artère et profondement la veine. Près de la ligne âpre, sont les
terminaisons des vaisseaux fémoraux profonds ; **n** est le nerf sciatique dans la graisse ; **b**, le court
chef ; **8**, le long du biceps ; **10**, le demi-tendineux dans **9** le demi-membraneux ; **8**, le grêle interne ;
enfin **5**, le couturier près de la veine saphène interne **s** (Farabeuf).

sier (pl. 46) ; 2° sur le bord inférieur du même trochanter ; 3° sur la
branche de trifurcation externe de la ligne âpre, où il côtoie les insertions du grand fessier ; 4° sur la moitié supérieure de la ligne âpre,
au niveau de sa lèvre externe. De la face profonde de cette large et
puissante aponévrose d'origine, naissent les fibres charnues, qui vont
finir sur la face superficielle de l'aponévrose de terminaison du muscle.
Le muscle vaste externe forme un épais demi-cylindre, englobant la
moitié externe du fémur, déjà recouvert par le muscle crural. Sa face

superficielle est au-dessous du fascia lata, très épais à ce niveau, grâce aux expansions du tenseur et du grand fessier. Le bord interne du muscle est assez facile à isoler, dans sa moitié supérieure : une fente, par où pénètrent des vaisseaux et des nerfs, le sépare nettement du crural. Plus bas, la séparation en est souvent difficile ; parfois pourtant, entre les tendons du droit antérieur en avant, du crural et du vaste interne en arrière, le vaste externe forme un plan assez indépendant, dont le bord interne peut être nettement isolé. Le bord externe du muscle croise, oblique en bas et en avant, le tiers inférieur de la cuisse ; au-dessous de lui, reconnaissables à la direction différente de leurs fibres, apparaissent les faisceaux charnus du muscle crural.

Le *vaste interne* est un chef un peu moins puissant que l'externe ; il naît, comme le précédent, d'une vaste aponévrose d'origine, insérée à la branche interne de trifurcation de la ligne âpre, et à la lèvre interne de cette ligne, dans presque toute son étendue ; les aponévroses d'insertion des adducteurs, allant à cette même lèvre, s'accolent sur plusieurs centimètres à l'aponévrose du vaste interne, si bien qu'il est assez difficile de pénétrer entre les deux muscles, jusqu'à leurs insertions osseuses. Les fibres charnues naissent de la face profonde de cette aponévrose, recouvrent, *sans s'y insérer*, la face interne du fémur, et se terminent sur la face superficielle d'une aponévrose de terminaison.

Le *muscle crural* s'insère, par des fibres charnues, sur la face antérieure et la face externe du fémur. En dehors, ses fibres viennent affleurer l'insertion du vaste externe à la ligne âpre et se font même à cette ligne, au-dessous du bord externe du muscle vaste externe ; en dedans, le crural ne prend pas d'insertion sur la face interne. Les fibres du crural se jettent sur la face profonde d'une aponévrose de terminaison, qui apparaît à la face antérieure du muscle. Mais, toutes les fibres du crural ne vont pas à cette aponévrose ; un nombre toujours considérable, parmi les fibres externes, se termine à la face profonde de l'aponévrose de terminaison du vaste externe. Plus ces fibres sont nombreuses, plus il est difficile d'isoler la face profonde du vaste externe. Les fibres les plus internes du crural vont se jeter à la face profonde de l'aponévrose de terminaison du vaste interne ; et comme, bien souvent, le bord interne de l'aponévrose de terminaison du crural se fusionne avec le bord externe de l'aponévrose de terminaison du vaste interne, on conçoit que la séparation des deux muscles soit bien difficile ; dans certains cas heureusement, il existe une légère fissure, qui permet d'isoler les deux chefs musculaires ; de même à la partie

PLANCHE 32. — *Région antérieure de la cuisse.*

MUSCLES

Coutur. 1 et **Coutur. 2** = les deux segments du couturier sectionné.
Tens. f. lat. = tenseur du fascia lata.
Psoas = muscle psoas-iliaque.
Pect. = muscle pectiné.
Drt ant. = muscle droit antérieur de la cuisse.
Vaste ext. = muscle vaste externe.
Crural. = muscle crural.
Vaste int. = muscle vaste interne.
Fasc. lat. = fascia lata, qui se dédouble pour engainer le tenseur ; le feuillet profond
Apon. prof.] a été sectionné pour montrer la chair du tenseur.
Moy. add. = muscle moyen adducteur.
Pet. add. = muscle petit adducteur.
3ᵉ add. = muscle grand adducteur.
Exp. moy. add. = expansion du moyen adducteur contribuant à former la corde des adducteurs [**T. 3ᵉ add.**].
Ail. rot. i. = aileron rotulien interne.

VAISSEAUX

A. fém. = artère fémorale.
A. hon. ext. = artère honteuse externe.
V. fém. = veine fémorale, sectionnée.
A. épig. = artère épigastrique.
A. fém. pr. = artère fémorale profonde.
A. quadric. = artère du quadriceps.
A. circ. ant. = artère circonflexe antérieure.
Cir. p. = artère circonflexe postérieure.
Gr. anast. (r. sup.) = artère grand anastomotique, rameau superficiel.
    Id.   (**r. pr.**) = rameau profond.

NERFS

N. crur. = nerf crural.
N. musc. cut. ext. = nerf musculo-cutané externe, sectionné sauf [**Acc. saph. int.**], accessoire du saphène interne.
N. musc. cut. int. = le musculo-cutané interne qui donne : **N. pectiné** = le nerf du pectiné ; **N. moy. add.** = nerf du moyen adducteur, qui aborde le muscle très bas, après avoir sous-croisé la fémorale profonde.
N. saph. int. = nerf saphène interne, qui traverse la paroi interne du canal de Hunter avec le rameau superficiel de la grande anastomotique.
N. droit ant. = nerf du droit antérieur.
N. vaste ext. et cr. = nerf du vaste externe et des faisceaux externes du crural.
N. vast. int. et cr. = nerf du vaste interne et des faisceaux internes du crural.
N. vaste int. = long nerf du vaste interne.
N. obt. = nerf obturateur, dont un filet s'anastomose avec l'accessoire du saphène interne [**Anast.**].

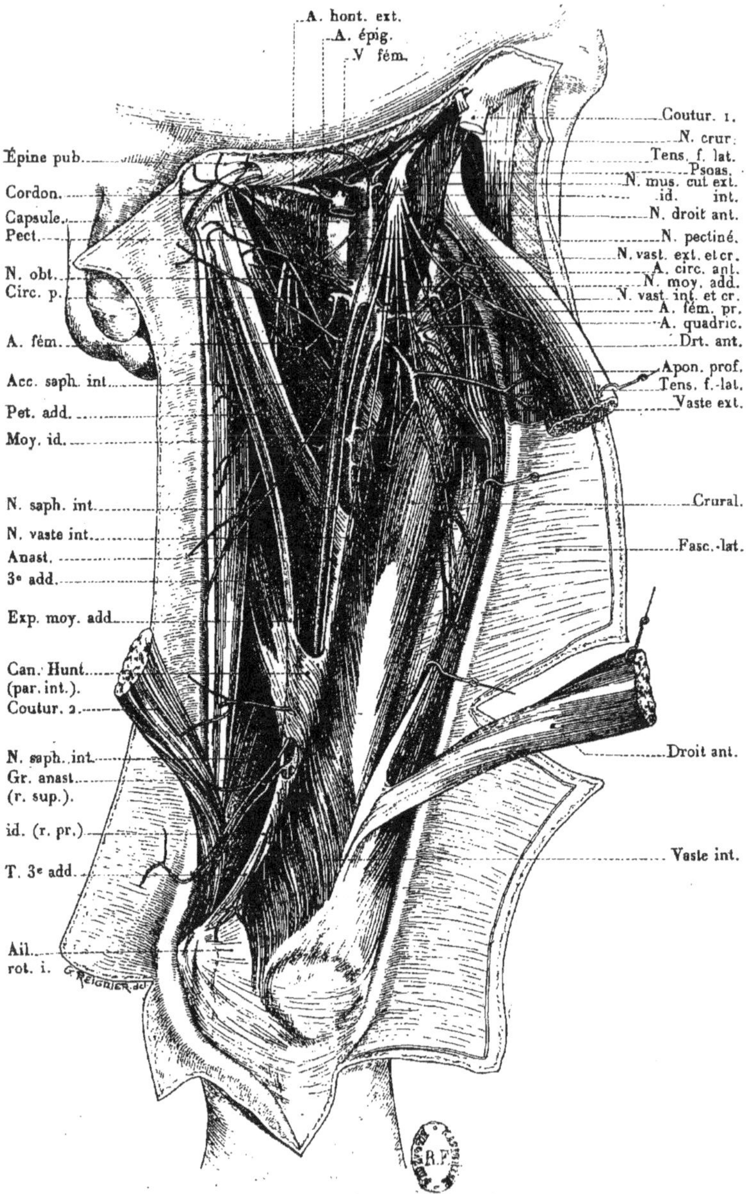

Région antérieure de la cuisse

MASSON ET Cie, ÉDITEURS

15*

supérieure, on trouve parfois un interstice assez net entre les insertions du vaste interne et du crural ; mais il faut savoir que, bien souvent, rien n'est plus difficile que la séparation de ces deux chefs du quadriceps.

La terminaison du quadriceps, au niveau de la rotule se fait de la façon suivante. Sur un premier plan, s'insère le tendon du droit antérieur. Mais ce dernier n'est pas isolé ; des expansions du vaste externe et du vaste interne aboutissent à ses bords latéraux, envoient des fibres, qui s'entre-croisent à la face antérieure du tendon et même de la rotule, pour aller prendre des insertions tibiales ; c'est surtout en dedans que l'expansion des vastes est forte et résistante. Sur un second plan, se trouve le tendon du vaste externe ; rien n'est variable comme sa disposition : tantôt il présente un bord interne net, et l'on peut glisser le manche du scapel entre lui et l'aponévrose du crural, tantôt il est fusionné avec le plan profond, formé par le vaste interne et le crural ; ces derniers chefs fusionnent d'ordinaire leurs aponévroses de terminaison pour s'insérer à la rotule, en arrière du vaste externe. Les fibres inférieures du vaste interne envoient directement leurs fibres au tibia, si bien que la forte expansion des vastes est formée, en dedans, par des fibres directes et des fibres croisées.

Artères. — Les artères de la région viennent toutes de la fémorale. Nous avons déjà étudié la portion de cette artère qui traverse le triangle de Scarpa. Nous n'ajouterons qu'un mot, au sujet de l'*artère du quadriceps*. Cette artère, volumineuse, naît d'ordinaire de la fémorale profonde, près de son origine, plus rarement elle naît de la fémorale. Il n'est pas rare de rencontrer plusieurs artères du quadriceps, c'est le cas de la planche 32. Quoi qu'il en soit, le quadriceps est presque toujours vascularisé de la même façon ; on rencontre : 1° des artères pénétrant le droit antérieur par sa face profonde, d'ordinaire satellites des nerfs de ce muscle ; 2° des artères qui pénètrent le vaste externe, par son bord interne, satellites des nerfs, le tout divisant parfois le vaste externe en deux couches superposées ; d'ordinaire, des branches du vaste externe se détachent des rameaux, qui, passant entre le vaste externe et le crural, vascularisent les faisceaux externes de ce muscle ; 3° des artères pour le vaste interne et les faisceaux internes du crural. Ces vaisseaux sont également satellites des nerfs de ces muscles.

A la sortie du triangle de Scarpa, l'*artère fémorale* est logée dans l'angle formé, en dehors, par la saillie du vaste interne, en arrière, par le plan des adducteurs et notamment du moyen adducteur ; superficiellement, l'artère est recouverte par le couturier, ainsi que nous l'avons déjà vu. La gaine des vaisseaux se confond avec les enveloppes des muscles qui entourent l'artère. La paroi interne notamment se fusionne avec la gaine du couturier ; mais tandis qu'au tiers moyen de la cuisse, cette paroi interne est relativement peu épaisse, à mesure qu'on descend, elle s'épaissit, renforcée par de fortes fibres arciformes tendues entre la face antérieure des adducteurs (moyen et grand) et la face interne du vaste interne ; ainsi se trouve constitué le canal dit des adducteurs ou encore canal de HUNTER. Voici comment est exactement formé ce canal. En dehors, se trouve le vaste interne, qui s'enroule autour du fémur, pour aller s'insérer à la ligne âpre ; en arrière, le plan des adducteurs, ainsi constitué : le moyen adducteur ne descend pas au-dessous du tiers moyen du fémur ; au-dessous de ce niveau, c'est le grand adducteur qui forme cette paroi postérieure. Nous verrons plus loin que ce grand adducteur est représenté à ce niveau par ses deux chefs inférieurs, l'un charnu, allant s'insérer à la ligne âpre, l'autre, ou 3e portion, forme un solide tendon, allant s'insérer au tubercule du grand adducteur, au-dessus du condyle interne ; entre ces deux portions du grand adducteur, se trouve une fente triangulaire : c'est par là que passe l'artère fémorale pour devenir poplitée. A ce niveau, la fémorale, croisant la ligne interne de bifurcation de la ligne âpre, émousse son relief au niveau de son passage. Il faut ajouter que le tendon du 3e adducteur est constamment renforcé par une expansion fibreuse, émanée du bord inférieur du moyen adducteur, si bien qu'on peut dire que le tendon du 3e adducteur est en partie constitué par des fibres du moyen, d'où le nom de *corde des adducteurs* qu'on lui donne souvent. La paroi interne du canal de Hunter est formée par les fortes fibres arciformes, dont nous avons déjà parlé, fibres tendues entre la corde des adducteurs et le vaste interne ; cette paroi interne n'a pas en haut de limite nette ; elle se continue insensiblement avec la paroi antérieure de la gaine des vaisseaux et c'est artificiellement que nous lui avons taillé (pl. 32) un bord supérieur tranchant ; d'ordinaire, cette paroi interne est perforée par des vaisseaux et des nerfs, mais les trous qu'elle présente sont extrêmement variables suivant les cas ; nous y reviendrons en étudiant les organes qui y passent : artère grande anastomotique et nerf saphène.

Dans le canal de Hunter, la *veine fémorale* est postérieure par rapport à l'artère ; cette veine était interne sous l'arcade crurale, elle a donc décrit autour de l'artère un quart de spire pour occuper sa position inférieure. Plus loin, au creux poplité, la veine continuera son mouvement spiral et deviendra postéro-externe par rapport à l'artère poplitée.

A l'intérieur de la gaine des vaisseaux, nous trouvons encore très souvent une petite veine accessoire, pré-artérielle, bien gênante au cours de la dénudation de l'artère ; enfin le nerf saphène et son accessoire que nous retrouverons.

L'artère fémorale a donné presque toutes ses branches dans le triangle de Scarpa. Au-dessous, l'artère ne donne pas de branche à la cuisse, laissant ce soin à la fémorale profonde ; pourtant, dans le canal de Hunter, la fémorale fournit une dernière branche, la *grande anastomotique.* Cette artère se divise, aussitôt après son origine, en deux rameaux, l'un superficiel, l'autre profond. Le premier traverse, en général, un trou de la paroi interne du canal de Hunter, souvent accompagné du nerf saphène. Le rameau superficiel se dirige obliquement en bas et en arrière, il croise le tendon des adducteurs et, après avoir donné des rameaux musculaires notamment au couturier, se termine comme *artère satellite du nerf saphène interne.* Le rameau profond descend, avec l'artère, dans le canal de Hunter et sort par un autre orifice de sa paroi interne, entre le vaste interne et la corde des adducteurs ; ce rameau envoie des branches externes, sous le vaste interne, et arrive se terminer, toujours en avant de la corde des adducteurs, à la partie antéro-interne de l'articulation, où il s'anastomose avec l'articulaire supérieure interne.

Nerf crural. — Le nerf crural aborde la cuisse dans la gaine du psoas ; il est déjà divisé en franchissant l'arcade crurale, mais ses divers rameaux sont encore accolés les uns aux autres et ne commencent à s'épanouir qu'à la cuisse. Lorsqu'on veut disséquer les rameaux de ce nerf, on l'isole le plus haut possible, immédiatement au-dessous de l'arcade crurale et on le charge sur une sonde cannelée qui le tend et facilite l'isolement de ses multiples filets. Il ne faut pas s'attendre, en disséquant un nerf crural, à trouver rigoureusement les diverses branches décrites par les auteurs ; rien n'est plus variable que la distribution de ce nerf, surtout pour ses branches superficielles. On a divisé avec raison le tronc du crural en deux plans : le plan superficiel est formé du musculo-cutané externe et du musculo-cutané interne ; le plan profond comprend le nerf du quadriceps et le saphène interne.

Le *musculo-cutané externe* est formé d'un grand nombre de rameaux, les uns musculaires vont au couturier, les autres cutanés vont à la peau de la cuisse, en traversant ou non le couturier. Très schématiquement, on distingue au musculo-cutané externe trois rameaux sensitifs et des rameaux moteurs. Le *rameau cutané supérieur* perfore le tiers supérieur du couturier et, traversant obliquement le fascia lata, innerve la peau de la face antérieure de la cuisse, en dedans de la zone du fémoro-cutané, avec lequel il s'anastomose (pl. 30). Le *rameau cutané moyen* ou deuxième perforant, longe la face profonde du couturier jusqu'au tiers moyen, le perfore et va innerver la peau interne du genou. Le *rameau cutané inférieur* donne deux rameaux : 1° l'un, *satellite de l'artère fémorale*, pénètre dans la gaine des vaisseaux où il s'anastomose avec le saphène interne, d'où son nom d'*accessoire du saphène interne*. La dissection de ce filet, d'ordinaire grêle, est délicate. Lorsque le sujet est favorable, on voit le nerf donner plusieurs filets entourant l'artère ; de plus, ces filets s'anastomosent avec un autre filet, difficile aussi à suivre, le rameau de l'artère fémorale de Schwalbe, qui, né du crural, dans la fosse iliaque, vient former réseau autour de l'artère. A ce réseau péri-artériel vient parfois se joindre un rameau anastomotique, issu de l'obturateur. L'accessoire du saphène interne se termine soit en se jetant dans le nerf saphène interne, soit en perforant pour son compte la paroi interne du canal de Hunter, d'ordinaire avec la branche superficielle de la grande anastomotique ; il se ramifie à la peau interne du genou ; 2° le deuxième rameau, dit *satellite de la veine saphène interne*, perfore l'aponévrose et, suivant de près ou de loin la veine saphène interne, innerve la peau interne de la cuisse jusqu'au rendez-vous anastomotique du genou.

Outre ces trois branches classiques, les auteurs distinguent au musculo-cutané externe des rameaux supérieurs, dits *musculaires*, indépendants des filets musculaires donnés au couturier par les nerfs perforants. Parmi ces rameaux supérieurs nous avons vu les premiers allant d'ordinaire s'anastomoser, en parcourant un canal fibreux dans le fascia lata, avec des rameaux du fémoro-cutané, compris eux aussi dans un dédoublement de l'aponévrose de la cuisse. Nous renvoyons à la planche 31 pour montrer combien la disposition du crural dans une dissection s'éloigne de la description schématique des classiques.

Le *musculo-cutané interne* est encore plus variable que l'externe. Parfois, il reçoit des filets du plan profond, ou se fusionne plus ou moins avec l'origine du musculo-cutané externe. Sa dissection est très difficile : 1° à cause de la finesse de ses filets ; 2° par suite de leurs rapports avec les artères et les veines de la région. Le musculo-cutané interne, désigné par Cruveilhier sous le nom de rameau de la gaine des vaisseaux, pénètre en effet dans cette gaine ; certains filets, très déliés et inconstants, passent en avant des vaisseaux et vont se distribuer à la peau ; d'autres, plus volumineux passent en arrière. Parmi eux, on trouve constamment un ou deux nerfs allant se perdre *dans le pectiné;* d'autres rameaux, très fins, passent sous l'origine de la fémorale profonde. Rien n'est plus difficile que de les suivre ; l'un d'eux va se terminer dans le *moyen adducteur.* Parfois les rameaux pré et rétro-vasculaires s'anastomosent, formant une boutonnière nerveuse autour des vaisseaux.

Pour disséquer le musculo-cutané interne, il est nécessaire de sectionner les vaisseaux fémoraux, superficiels et profonds, sans quoi on ne tarde pas à perdre les grêles filets qui le constituent.

Le plan profond est beaucoup plus constant. Les rameaux qui le forment sont d'ailleurs volumineux et faciles à suivre.

Le *nerf du quadriceps* se divise en trois ordres de rameaux, calqués sur la disposition artérielle :

1° Le rameau du droit antérieur aborde ce muscle, divisé en plusieurs filets, le supérieur étant récurrent.

2° Les rameaux du vaste externe pénètrent le bord externe du muscle, en général en arrière des vaisseaux. Plusieurs filets vont, entre le vaste externe et le crural, innerver les faisceaux externes du crural.

3° Les rameaux du vaste interne et de la moitié interne du crural abordent ces muscles par leur face superficielle. Nous signalerons le nerf inférieur du vaste interne, qu'on confond souvent avec le nerf saphène interne, qu'il longe jusqu'au canal de Hunter ; mais il en est toujours séparé par la gaine des vaisseaux (pl. 32).

Le *nerf saphène interne* pénètre dans la gaine des vaisseaux, à la partie inférieure du triangle de Scarpa ; il suit la face antérieure de l'artère, pour perforer la paroi interne du canal de Hunter, d'ordinaire avec une des deux branches de la grande anastomotique. Le plus souvent, le nerf saphène reçoit à la partie inférieure de la cuisse un filet anastomotique du nerf obturateur (pl. 33). Le nerf saphène, sorti du canal de Hunter, se divise, sous le couturier, en deux branches terminales. La supérieure, ou branche rotulienne, perfore ou non le couturier et vient au rendez-vous nerveux de la face interne du genou. L'inférieure devient satellite de la veine saphène et descend jusqu'au pied.

CHAPITRE III

LES MUSCLES ADDUCTEURS ET LE NERF OBTURATEUR

Il n'y a que trois muscles qui portent le nom d'adducteurs ; ce sont, en allant d'avant en arrière : 1° *le moyen ou premier adducteur;* 2° *le petit ou second adducteur;* 3° *le grand ou troisième adducteur.*

Nous décrirons encore dans ce chapitre : *le pecitné*, considéré par Cru-veilhier comme le premier des adducteurs ; *le droit interne*, et profondément, *l'obturateur externe.* Tous ces muscles sont innervés par le même nerf, le nerf obturateur ; ils occupent tous la même région, qu'on désigne parfois, à la partie supérieure, sous le nom de région obturatrice.

Muscles. — Le pectiné, que nous avons déjà vu dans le triangle de Scarpa, forme avec le moyen adducteur une première couche musculaire.

Le *pectiné* s'insère sur la crête pectinale, de l'épine du pubis à l'éminence iléo-pectinée ; il glisse, sans s'y insérer, sur la surface pectinéale et vient se terminer sur la ligne de trifurcation moyenne de la ligne âpre, immédiatement au-dessous du petit trochanter. Son bord externe longe le psoas ; entre les deux, pénètre la circonflexe postérieure ; son bord interne longe le moyen adducteur ; entre les deux pénètre la fémorale profode.

Le *moyen adducteur* naît par un fort tendon d'une petite colline osseuse, bien marquée à la face antérieure de la surface angulaire du pubis ; les fibres superficielles s'entre-croisent avec celles du côté opposé, en avant de la symphyse, contribuant à former, avec des fibres du droit antérieur de l'abdomen, l'épais manchon fibreux qui double la symphyse en avant. Du fort tendon originel, le muscle s'épanouit en un corps triangulaire, qui vient s'insérer à la ligne âpre, immédiatement en dehors du vaste interne. Les aponévroses de terminaison des deux muscles s'accolent sur une certaine étendue, mais nulle part on ne voit entre eux d'aponévrose dite intermusculaire.

Le *petit adducteur*, sous-jacent aux muscles précédents, forme un second plan. Il s'insère à la face antérieure de la branche ischio-pubienne sur une surface allongée, entre les insertions du droit interne en dedans, et celles de l'obturateur externe en dehors ; de là, le muscle en se contournant légèrement, vient se fixer, parfois dédoublé en deux faisceaux : 1° sur la ligne externe de trifurcation ; 2° sur l'interstice de la ligne âpre. Pour bien voir le petit adducteur, il faut sectionner les deux muscles superficiels ; la section doit porter près de leur insertion externe ou fémorale, pour qu'on puisse relever, en dedans, les corps musculaires, avec les nerfs qu'ils reçoivent. On voit alors la face anté-rieure du petit adducteur, séparée du premier plan par la branche anté-rieure du nerf obturateur. Le bord supérieur du muscle déborde tou-jours le moyen adducteur et répond à la face postérieure du pectiné. Le bord inférieur, au contraire, ne débordre pas le moyen adducteur, qui s'insère toujours plus bas sur le fémur.

Le *grand adducteur* est un puissant muscle, que l'on doit étudier par ses deux faces. Pour atteindre sa face antérieure il faut sectionner le petit adducteur ou l'échancrer (v. pl. 33) ; la branche profonde de l'ob-turateur, qui glisse entre les deux muscles, indique toujours nettement le plan de séparation. Le grand adducteur s'insère sur l'ischion, par une large surface, en virgule renversée ; la partie mince de la virgule répond à la branche ascendante de l'ischion, au-dessous du petit adduc-teur, entre les insertions du droit interne et de l'obturateur externe. La partie large de la virgule vient s'étaler à la face externe de la tubéro-sité de l'ischion et déborde au-dessous de l'insertion des muscles pos-térieurs de la cuisse, notamment du demi-membraneux. Le grand adducteur rayonne de cette insertion, en se divisant en trois portions. La première est constituée par des fibres presque horizontales, allant de la branche ischio-pubienne à la ligne de trifurcation externe de la ligne âpre ; ce chef, quelquefois séparé du reste du muscle, est immédiatement sous-jacent au petit adducteur. Les deux autres por-tions naissent de la face externe de la tubérosité de l'ischion et d'un gros tendon, bien visible par la face postérieure, où il englobe la par-tie inférieure de la ligne âpre, Cette portion, presque uniquement charnue, est la plus volumineuse du muscle. La troisième portion, née surtout du gros tendon postérieur, vient, en bas, se jeter sur un tendon arrondi, qui va se fixer au tubercule qui surmonte le condyle interne et se nomme tubercule du 3ᵉ adducteur. Ce tendon est rattaché, par un plan fibreux résistant, à la ligne interne de bifurcation inférieure de la ligne âpre. Entre la deuxième et la troisième portion, se trouve l'orifice inférieur du canal de Hunter, par où sortent les vaisseaux fémoraux pour devenir poplités. Nous avons suffisamment décrit au chapitre précédent ce canal pour n'avoir pas à y revenir ici.

Lorsqu'on examine le grand adducteur par sa face postérieure, on voit qu'il présente une sorte d'enroulement, qui fait qu'entre sa première et sa deuxième portion existe une sorte de gouttière regardant en haut et en arrière. Cet entre-croisement est dû à ce fait que les fibres les plus internes à l'insertion iliaque, sont celles qui s'insèrent le plus en dehors et le plus haut sur le fémur (pl. 36).

Le *droit interne*, ou grêle interne, est un muscle aplati, qui s'insère au bord interne de la branche ischio-pubienne, en dedans des insertions du petit et du grand adducteur ; le corps musculaire, aplati, descend le long de la face interne de la cuisse, pour se jeter sur un tendon arrondi, qui contourne, en arrière, les condyles internes du fémur et du tibia et va former la partie supérieure du plan profond de la patte d'oie.

Le muscle *obturateur externe* forme, au-dessous du grand adducteur, une dernière couche musculaire, plus profonde encore. Le muscle s'insère à la face externe de la membrane obturatrice et à la partie interne du cadre osseux qui entoure le trou ; en haut, les fibres musculaires naissent de l'arcade fibreuse, qui transforme en canal la gouttière obturatrice. On a voulu diviser le corps de l'obturateur externe en un certain nombre de faisceaux, séparés par des rameaux vasculaires et nerveux ; nous croyons que la disposition de ces organes est beaucoup trop variable pour servir de base à une division du muscle en faisceaux ; de ces origines le muscle contourne la partie inférieure du col fémoral et se jette sur un tendon qui va se fixer à la fossette digitale du grand trochanter.

Nerfs. — Le *nerf obturateur*, né des 2ᵉ, 3ᵉ et 4ᵉ nerfs lombaires, sort par le canal obturateur, occupant une situation supérieure par rapport à l'artère. En traversant le canal, le nerf donne toujours plusieurs filets pour l'obturateur externe ; puis il se divise en deux branches, l'une (superficielle) passe en avant du petit adducteur, l'autre (profonde) passe en arrière (pl. 33).

La *branche superficielle* passe d'ordinaire au-dessus de l'obturateur externe et se divise en quatre rameaux :

PLANCHE 33. — *Le nerf obturateur et les muscles adducteurs.*

MUSCLES

Cout. = muscle couturier.

Ps.-il. = muscle psoas-iliaque.

M. pectiné 1. = segment supérieur du muscle pectiné, sectionné et relevé ; M. pect. 2 = segment inférieur.

Moy. add. 1 = moyen adducteur sectionné, segment supérieur relevé ; Moy. add. 2 = le segment inférieur.

Pet. add. = petit adducteur échancré pour laisser voir :

3ᵉ add. = le grand adducteur.

Obt. ext. = muscle obturateur externe.

Caps. = capsule coxo-fémorale.

Drᵗ int. = muscle droit interne.

Drᵗ ant. = muscle droit antérieur.

VAISSEAUX

A. fém. = artère fémorale, sectionnée au-dessous de Circ. il. = circonflexe iliaque.

A. fém. pr. = artère fémorale profonde sectionnée, segment inférieur.

A. quadr. = artère du quadriceps.

Circ. post. = artère circonflexe postérieure.

1ʳ perf. = artère première perforante.

A. obt. = artère obturatrice anastomosée avec la circonflexe postérieure [An. art.].

NERFS

N. quadr. = nerf du quadriceps.

N. saph. int. = nerf saphène interne.

Le nerf obturateur, après avoir donné des filets à l'obturateur externe [N. o. ext.], se divise en deux plans :

A. Le plan antérieur qui passe en avant du petit adducteur donne : 1º le filet du moyen adducteur ; 2º le nerf du droit interne [N. dr. int.], qui envoie un rameau cutané [Ram. cut.] ; 3º le nerf du petit adducteur [N. pet. add.] ; 4º le rameau anastomotique [Anast.], qui pénètre dans la gaine des vaisseaux [Gaine vasc.] et s'anastomose avec le nerf saphène.

B. Le plan postérieur qui passe derrière le petit pectoral, et innerve le 3ᵉ adducteur [N. 3ᵉ add.].

Acc. d'obt. = nerf accessoire de l'obturateur, inconstant, ici très développé, donne un filet au pectiné [N. acc. pect.] ; N. pect. = le principal nerf du pectiné vient du musculo-cutané interne, branche du crural ; nous n'avons pas trouvé, sur ce sujet, le très mince filet que le musculo-cutané interne donne au moyen adducteur (V. pl. 32).

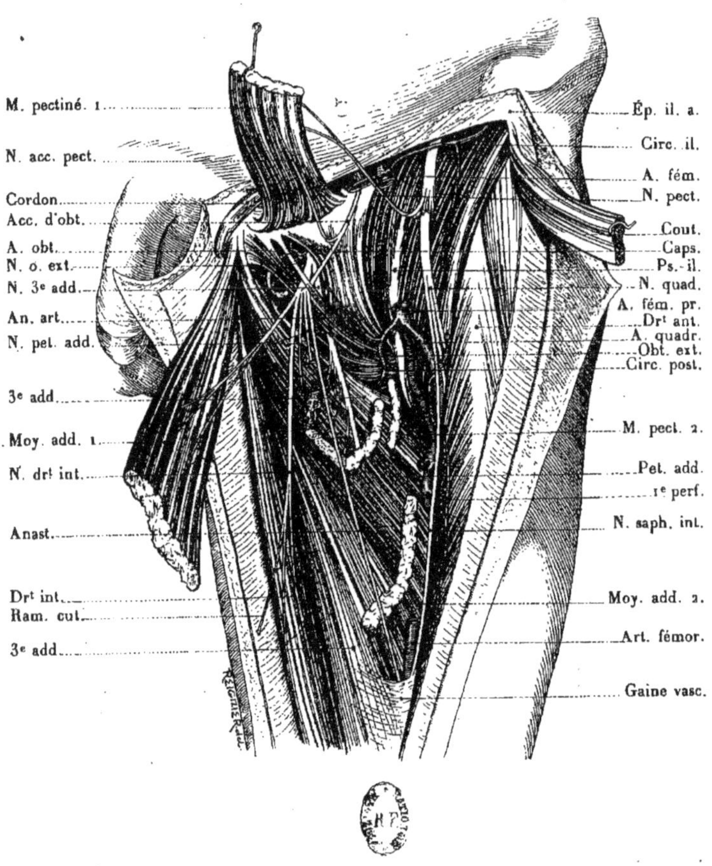

Le nerf obturateur et les muscles adducteurs

MASSON ET Cie, ÉDITEURS

1o Le rameau du moyen adducteur aborde ce muscle par sa face profonde.

2o Le rameau du droit interne passe entre le moyen et le petit adducteur et aborde son muscle par sa face profonde, près de son bord antérieur. Constamment, l'un des premiers rameaux donne des filets cutanés qui traversent le muscle, l'aponévrose et innervent la face interne de la cuisse jusqu'au genou. Sur la planche 33, on voit le filet cutané venir du nerf du droit interne. Parfois ce rameau cutané s'anastomose avec un filet du crural (pl. 32).

3o Le filet du petit adducteur, court et très tôt divisé, aborde le muscle par sa face superficielle.

4o Le filet anastomotique passe en avant du petit adducteur et atteint, à un niveau variable, la gaine des vaisseaux. D'ordinaire, il croise le bord supérieur du moyen adducteur. Dans la gaine des vaisseaux, ce nerf s'anastomose avec le saphène interne et son accessoire.

La *branche profonde* sort tantôt au-dessus de l'obturateur externe, tantôt en traversant la partie supérieure de ce muscle ; puis, elle se glisse entre le petit et le grand adducteur et pénètre ce dernier muscle par sa face antérieure, divisé en plusieurs rameaux.

On rencontre souvent un *nerf accessoire de l'obturateur ;* né de la même origine, au niveau du plexus lombaire, l'accessoire de l'obturateur suit un trajet sus-jacent au tronc de l'obturateur ; au niveau du pubis, l'accessoire abandonne l'obturateur, passe au-dessus de la branche pubienne, immédiatement en dehors du pectiné ; puis, suivant à la face profonde de ce muscle, entre lui et l'articulation, il vient se jeter dans le tronc de l'obturateur ou dans sa branche superficielle. Sous le pectiné, l'accessoire donne un filet important à ce muscle. Parfois c'est de l'accessoire que vient l'anastomose avec le nerf saphène. L'accessoire de l'obturateur est un nerf inconstant ; mais on le rencontre dans un tiers des cas au moins. Il existait sur le sujet que représente la planche 33.

Ajoutons que les adducteurs reçoivent encore des nerfs :

1o Du crural, par le musculo-cutané interne, pour le pectiné et le moyen adducteur (Pl. 32).

2o Du grand sciatique, pour le grand adducteur ; nous étudierons ce filet à la région postérieure de la cuisse (pl. 36).

Artères. — L'*artère obturatrice,* branche du tronc antérieur de l'hypogastrique, naît parfois de l'épigastrique ; en tout cas, cette

artère traverse le canal obturateur, au-dessous du nerf, et se divise
alors en deux branches : l'une, interne ou musculaire, se perd dans
l'obturateur externe et l'origine des adducteurs. La branche externe
est articulaire et anastomotique. Elle fournit toujours un rameau qui,
passant sous le ligament transverse, au niveau de l'échancrure ischio-
pubienne, va au ligament rond. D'ordinaire, cette branche externe
s'anastomose avec la circonflexe interne ou postérieure, branche de la
fémorale. Nous avons déjà vu cette dernière passer entre le pectiné et
le psoas et, devenue satellite de l'obturateur externe, croiser la partie
inférieure du col fémoral pour se diviser à la fesse, où nous la retrouverons.

L'*artère fémorale profonde* plonge entre le pectiné et le moyen
adducteur ; elle descend entre le moyen adducteur, qui est en avant,
et le petit adducteur, puis plus bas le 3ᵉ, qui sont en arrière ; elle
donne une série de rameaux perforants, un ou deux, et se termine
elle-même en devenant perforante. Ces rameaux perforants traversent
les insertions des 2ᵉ et 3ᵉ adducteurs ; nous les retrouverons à la
région postérieure de la cuisse, où chacun donne un rameau externe
pénétrant dans le vaste externe, un rameau ascendant et un autre
descendant s'anastomosant en arcade avec les perforants adjacents.

CHAPITRE IV

RÉGION FESSIÈRE

Pour préparer la région fessière, il faut coucher le sujet sur le ventre, placer deux ou trois billots sous l'abdomen, pour que les cuisses soient en légère flexion. Le muscle grand fessier est ainsi tendu et sa dissection facilitée.

Incisions (v. fig. 9). — Une première incision médiane part de la

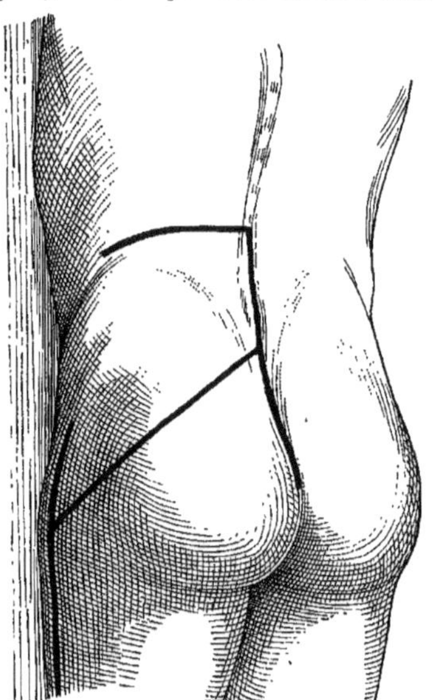

Fig. 9. — Incisions cutanées pour la région fessière.

4e apophyse lombaire environ, pour se terminer un peu au-dessous de la pointe du coccyx. Cette incision doit intéresser la peau, la couche sous-cutanée, mais respecter l'aponévrose.

Du milieu à peu près de cette incision, on en fait partir une seconde, oblique en bas et en dehors, à peu près comme les fibres du grand fessier, que nous pourrons ainsi disséquer parallèlement à leur direction. Cette incision oblique arrive jusqu'au bord supérieur du grand trochanter.

Une troisième incision, verticale, parallèle à la première, passera par l'extrémité externe de l'incision oblique, la débordant un peu en haut, descendant très bas au-dessous, le long de la face externe de la cuisse.

Enfin, une quatrième incision, horizontale, partira de l'extrémité supérieure de la première et se dirigera en dehors, pour suivre la crête iliaque, jusqu'à l'épine antéro-supérieure.

Nous aurons ainsi délimité deux lambeaux, dont l'inférieur peut être rabattu, en bas et en dedans; le supérieur, en haut et en dehors.

Le grand fessier. — Toutes ces incisions iront jusqu'à l'aponévrose exclusivement ; seule, l'incision oblique, après avoir traversé la peau et l'épais pannicule adipeux sous-cutané, intéressera la mince toile aponévrotique qui recouvre les fibres musculaires du grand fessier. Cette aponévrose envoie, dans la profondeur, une série de cloisons divisant le grand fessier en fascicules musculaires ; il y a là une disposition analogue à celle du deltoïde et du grand pectoral. Pour disséquer le muscle proprement, il faut aller parallèlement aux fibres et enlever d'un seul coup peau, aponévrose et cloisons interfasciculaires. En dedans, on pourra suivre le muscle jusqu'à son insertion à la ligne épineuse, sur laquelle il jette ses fibres superficielles. En dehors, on s'arrêtera au point où l'aponévrose de recouvrement devient épaisse, renforcée par les fibres verticales du fascia lata. Tirant sur le lambeau cutané inférieur, on disséquera ainsi chaque faisceau, parallèlement à sa direction, incisant successivement chaque cloison interfasciculaire. Arrivé au niveau du bord inférieur du muscle, on libérera ce bord avec soin, en dedans jusqu'à la pointe coccygienne, en dehors très bas, presque jusqu'au milieu du fémur (pl. 34). Pour suivre les faisceaux inférieurs, il est nécessaire de couper au ciseau l'aponévrose épaisse qui recouvre la portion externe du grand fessier et cela jusqu'à ce qu'on ait suivi les fibres inférieures jusqu'à leur insertion à la ligne âpre. D'ordinaire, on peut ainsi les suivre jusqu'aux fibres supérieures du chef fémoral du biceps, avec lesquelles elles se continuent parfois.

Au niveau de la partie supérieure du grand fessier, la dissection est plus difficile, car le muscle adhère, en s'y insérant même un peu, à l'aponévrose qui recouvre le moyen fessier. Cette aponévrose se continue d'ailleurs, au niveau du bord supérieur du muscle, avec l'aponévrose de recouvrement du grand fessier.

En dehors, les fibres du grand fessier, devenues tendineuses, s'intriquent (tout au moins les plus superficielles) avec les fibres verticales du tenseur du fascia lata : aussi ne peut-on pas disséquer, jusqu'à la partie externe, le grand fessier ; il faut couper verticalement l'aponévrose de recouvrement, qui devient épaisse et adhérente (pl. 34).

Pour continuer la dissection, il faut fendre le grand fessier. Pour pratiquer la section au point le plus avantageux, on doit se reporter le plus en dehors possible, à deux travers de doigt du grand trochanter. L'avantage de cette section externe est de laisser tous les nerfs du muscle dans sa partie interne, qui pourra ainsi être facilement réclinée en dedans ; c'est ce qui a été fait planche 35. Au contraire, planche 34, la section a été plus interne et des filets nerveux, qui vont au segment externe du muscle, gênent considérablement pour la dissection des organes profonds.

Pour sectionner le muscle on ira de bas en haut, laissant autant que possible au-dessous du muscle le feuillet de recouvrement profond qui protège les organes sous-jacents.

Au niveau du bord supérieur du muscle, on détruira les insertions qui se font à l'aponévrose du moyen fessier, et on pourra ainsi relever le segment externe du muscle. C'est par sa face profonde que pénètrent vaisseaux et nerfs ; nous y reviendrons.

Les insertions du grand fessier, **en dedans**, se font : 1° à la surface quadrilatère de la fosse iliaque externe, située en arrière de la ligne courbe postérieure ; 2° à la face postérieure du grand ligament sacro-sciatique ; ces insertions commencent au-dessus de la tubérosité de l'ischion ; on voit les faisceaux musculaires se jeter sur le ligament et contribuer à le former par leurs fibres tendineuses. Par l'intermédiaire des fibres superficielles du grand ligament sacro-sciatique, le grand fessier se fixe au bord externe du sacrum et aux tubercules postéro-externes de cet os, dits tubercules conjugués. A ce niveau le grand fessier s'intrique avec les fibres d'origine de la masse commune et avec l'insertion des ligaments iléo-conjugués ; 3° par des fibres

Planche 34. — *Région fessière (plan superficiel)*.

Cette figure représente le premier temps de la préparation fessière.

La peau a été incisée, comme cela est indiqué (fig. 9) ; le muscle grand fessier [Gr. fess.] a été disséqué, au niveau de sa face superficielle. Au point marqué [A] le fascia lata adhère au muscle, devenu tendineux. Au-dessous, on a incisé verticalement le fascia lata, qui n'adhère au grand fessier qu'au niveau des cloisons aponévrotiques, séparant les gros faisceaux musculaires [B]. Le muscle a été coupé de bas en haut, en suivant la direction du nerf petit sciatique, qui croise le bord inférieur du muscle. Ici la section musculaire est trop interne, de sorte que le segment externe du muscle, recevant des filets nerveux, ne peut être facilement rejeté en dehors. Dans la figure suivante, on verra la bonne coupe du grand fessier, très proche du grand trochanter. Le segment interne du grand fessier est érigné en dedans ; on voit les fibres inférieures se jeter sur le grand ligament sacro-sciatique [G. l. s.-sc.].

Au-dessous du grand fessier, on voit de haut en bas : le muscle moyen fessier [Moy. fess.] dont la partie supérieure est recouverte par le fascia lata [Fasc. lat.], à la face profonde duquel il s'insère. Au niveau de son bord inférieur, on voit la coupe du pilier inférieur de la petite arcade, sous laquelle passe l'artère fessière supérieure [A. f. sup.].

Pet. fess.= petit fessier débordant toujours le bord inférieur du moyen fessier.

Pyr. = muscle pyramidal sortant du bassin par la grande échancrure sciatique et inséré par quelques fibres sur la partie supérieure de cette échancrure.

Obt. int. = muscle obturateur interne, flanqué des deux jumeaux.

Car. cr. = carré crural.

Tub. isch. = tubérosité ischiatique, d'où naissent les muscles ischio-jambiers, sur deux plans : plan superficiel, formé par le tendon commun du biceps et du demi-tendineux [T. bic. 1/2-t.] ; plan profond, constitué par le demi-membraneux, invisible.

M. 3· add. = le grand adducteur visible dans la profondeur.

Au-dessus du pyramidal, on voit sortir du bassin, par la partie supérieure de la grande échancrure : l'artère fessière [A. f. sup.] et au-dessous d'elle le nerf fessier supérieur [N. f. sup.] déjà divisé. On voit ses filets inférieurs aborder la portion du petit fessier, qui déborde le moyen.

Au-dessous du pyramidal, dont le bord inférieur est érigné, on voit sortir de la grande échancrure sciatique : le grand nerf sciatique [G. n. sc.]. De sa face postérieure, naissent, près de sa sortie, deux nerfs, d'habitude séparés : [N. gr. fes.] = le nerf du grand fessier et [N. pec. sc.] = nerf petit sciatique, qui va donner, au-dessous de la tubérosité de l'ischion, son rameau périnéal [Ram. pér.].

En dedans du grand nerf sciatique, on voit sortir de la grande échancrure :

N. obt. int. = nerf de l'obturateur interne qui donne un filet au jumeau supérieur [N. j. sup.].

A. hont. i. = l'artère honteuse interne.

N. hont. i. = le nerf honteux interne.

Ces trois organes se réfléchissent sur l'extrémité de l'épine sciatique [Ep. sciat.], qu'engaine le petit ligament sacro-sciatiqué, pour rentrer par la petite échancrure sciatique.

a. = le nerf anal ou hémorroïdal, accompagné d'une branche artérielle, passe beaucoup plus en dedans, à la face postérieure du petit ligament sacro-sciatique. Il est fortement érigné en dehors sur la figure.

A. isch. = l'artère ischiatique est plus superficielle que les organes précédents. Elle donne à la partie inférieure du grand fessier et envoie un rameau inférieur à la cuisse. Sur la figure, ce rameau inférieur est peu développé, il est réduit à l'artère du nerf sciatique.

On voit érigné, en dehors du grand nerf sciatique, le nerf du jumeau inférieur et du carré crural [N. c. cr.] normalement caché par le grand sciatique.

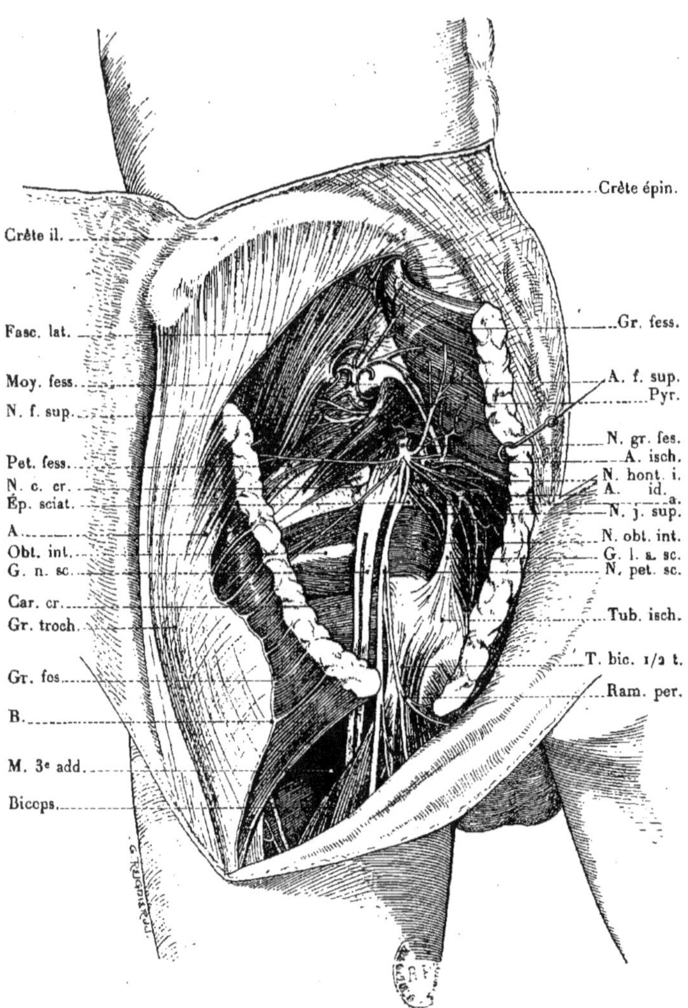

Région fessière (plan superficiel)

MASSON ET Cie, ÉDITEURS

plus superficielles, le grand fessier va s'insérer sur les tubercules sacrés postéro-internes; ces fibres s'intriquent en bas avec celles du ligament sacro-coccygien; 4° par ses fibres les plus superficielles, le grand fessier contribue à former l'aponévrose lombo-sacrée en intriquant ses fibres avec celles du grand dorsal. Les fibres supérieures paraissent même se continuer avec celle du grand dorsal du côté opposé. Il s'insère donc sur la crête sacro-coccygienne. Ce plan superficiel glisse souvent sur les tubercules conjugués inférieurs par de petites séreuses (MORESTIN). Tout à fait en bas, le muscle se fixe sur les bords latéraux du coccyx et quelquefois même sur la partie postérieure du raphé ano-coccygien.

Les insertions externes se font aussi sur deux plans, les fibres superficielles s'entre-croisent avec les fibres verticales du tenseur; elles forment une solide expansion pour le fascia lata. Pour voir les insertions profondes, il faut éverser en dehors le muscle; on est gêné par le bord supérieur, qui est fixé, compris dans un dédoublement du fascia lata; il faut sectionner l'épais plan fibreux, formé par ces fibres, le long du bord supérieur du grand fessier; on ne s'arrête que lorsqu'on tombe sur les fibres musculaires du tenseur du fascia lata. La partie externe du muscle peut alors se renverser en dehors et on voit le grand fessier se fixer par un fort tendon aplati à la ligne de trifurcation externe de la ligne âpre, immédiatement en arrière des insertions du vaste externe. En disséquant la face profonde du tendon, on ouvre une volumineuse bourse séreuse répondant à la face externe du grand trochanter; la partie supérieure du tendon, renflée en un fort ligament, fait toujours une saillie fort nette à l'intérieur de la bourse séreuse.

Moyen et petit fessiers. — Au-dessous du grand fessier, nous trouvons un plan fibro-celluleux; ce plan est formé par le feuillet profond du dédoublement aponévrotique qui englobe le bord supérieur du grand fessier; en dedans, ce plan se continue avec le bord externe du grand ligament sacro-sciatique. C'est en détruisant ce plan fibro-celluleux qu'on aperçoit le second plan musculaire de la région; ce plan est constitué, en haut, par les deux autres fessiers superposés. Au-dessous se trouvent successivement : le pyramidal, l'obturateur interne flanqué des jumeaux et le carré crural, qui recouvre l'obturateur externe; plus bas enfin, on trouve les muscles qui naissent de la tubérosité de l'ischion et, dans la profondeur, le plan des adducteurs.

De plus, au-dessus et au-dessous du pyramidal, se trouvent deux pé-

PLANCHE 35. — *Région fessière (plan profond)*.

Le sujet est représenté couché sur le ventre, plusieurs billots soulèvent le bassin ; si bien que les cuisses sont en légère flexion. On voit la crête épineuse [Cr. épin.], la crête iliaque [Cr. iliaq.] et à droite les deux cuisses.

Le muscle grand fessier [Gr. fes.] a été sectionné près du grand trochanter, si bien que tous les nerfs se jettent dans le segment interne, rabattu en dedans, et montrant sa face profonde. Le tendon du grand fessier [T. gr. fes.] est rabattu en bas.

Le moyen fessier a été sectionné près du grand trochanter. Son tendon [T. moy. fes.] s'insère sur la face externe du grand trochanter [Gr. troch.]. Le segment supérieur du moyen fessier [Moy. fes.] est relevé en haut pour laisser voir le petit fessier [Pet. fes.]. pour séparer les deux muscles, en avant, il a fallu sectionner en [X] les fibres du bord antérieur du moyen fessier qui allaient se jeter sur le tendon du petit. C'est le nerf du tenseur du fascia lata [N. tens. f. l.] qui sert de guide dans cette séparation des deux fessiers. D'où le principe de toujours sectionner le moyen fessier d'arrière en avant.

Le muscle petit fessier [Pet. fes.] vient s'insérer au bord antérieur du grand trochanter ; en avant, on voit le tenseur du fascia lata [Tens. f. l.], le muscle droit antérieur de la cuisse [D' ant.], le muscle vaste externe [Vast. ext.], inséré aux bords inférieur et antérieur du grand trochanter. Le pyramidal [Pyr.] sort du bassin par la grande échancrure sciatique [Gr. éch. sc.] et se termine sur le bord supérieur du grand trochanter. L'obturateur interne flanqué des deux jumeaux [Obt. et j.] sort de la petite échancrure sciatique, limitée en arrière par le grand ligament sacro-sciatique [Gr. l. s.-sc.]. Le carré crural [Car. cr.] se voit à peine sur la figure.

Les muscles ischio-jambiers [M. isch.-j.] s'insèrent à la tubérosité de l'ischion, continuant leurs fibres superficielles avec celles du grand ligament sacro-sciatique.

Au-dessus du pyramidal, sortent, par la partie supérieure de la grande échancrure sciatique : l'artère fessière [A. fess.] bientôt divisée en ses deux branches : [A. fess. (br. sup.)], la superficielle pénètre le grand fessier par sa face profonde ; A. fess. (br. p.) = la profonde passe entre les deux muscles fessiers profonds, pour s'anastomoser, à la partie antérieure, avec un rameau de l'artère circonflexe antérieure [Circ. ant.] qu'on voit sortir, entre le vaste externe et le droit antérieur de la cuisse. Le nerf fessier supérieur [N. fes. sup.] passe également entre le moyen et le petit fessier, au-dessous de l'artère. Il émet : par son bord supérieur, de multiples rameaux, pour le moyen fessier ; par son bord inférieur, des rameaux pour le petit fessier. Il se termine en avant dans le tenseur du fascia lata.

Au-dessous du pyramidal, on voit le grand nerf sciatique ; de sa face postérieure naissent : le nerf du grand fessier [N. gr. fes.], et, par une double origine, le petit sciatique [N. pet. sc.] qui donne, en dedans, son rameau périnéal [R. périn.].

En dedans du grand nerf sciatique, on aperçoit de dedans en dehors : le nerf de l'obturateur interne [N. obt. int.] qui donne au jumeau supérieur [N. jum. sup.] ; l'artère et le nerf honteux internes [A. et N. hont. int.], qui, comme le précédent, rentrent dans le bassin par la petite échancrure sciatique ; le nerf anal [N. anal] beaucoup plus interne, visible grâce à une érigne.

Art. isch. = l'artère ischiatique sort immédiatement en dedans du nerf honteux, mais sur un plan plus superficiel ; elle se divise en une branche postérieure, qui vascularise le grand fessier ; et une branche inférieure ou crurale, qui croise de dedans en dehors la face postérieure du nerf honteux, de l'artère honteuse, du nerf de l'obturateur interne, passe, sur ce sujet, dans une boutonnière nerveuse du petit sciatique, et descend à la cuisse.

On aperçoit, érigné en dehors du grand nerf sciatique, le nerf du jumeau inférieur et du carré crural qui passe sous l'obturateur interne, réapparaît sous son bord inférieur [N. car. cr.], pour pénétrer le carré crural, par son bord supérieur.

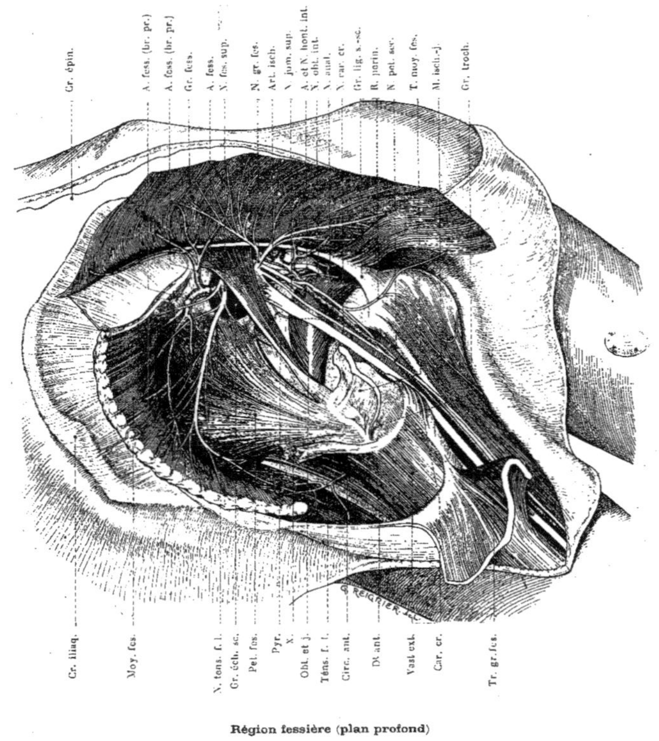

Région fessière (plan profond)

dicules vasculo-nerveux, qu'il faudrait disséquer maintenant. Ce sont, en haut, les vaisseaux et nerfs fessiers supérieurs ; en bas, les vaisseaux et nerfs sciatiques et honteux. Nous rejetterons leur étude à la fin de ce chapitre pour ne pas scinder la description des muscles.

Le *moyen fessier* est un large muscle en éventail, qui s'insère : 1° à toute la surface en faucille de la fosse iliaque externe, comprise entre les deux lignes semi-circulaires ; 2° à la face profonde de l'aponévrose, qui recouvre la portion de sa face externe, laissée libre par le grand fessier. De là, ses fibres convergent sur les deux faces d'un tendon, surtout visible à la face profonde ; ce tendon va prendre une forte insertion sur la face externe du grand trochanter ; cette insertion croise en diagonale la face externe du grand trochanter, obliquement en bas et en avant. En réalité, la facette d'insertion a la forme d'une virgule, dont la partie large est frappée à l'angle postéro-supérieur du grand trochanter.

Pour apercevoir le muscle sous-jacent ou *petit fessier*, il faut sectionner le moyen. Cette section se fera près du grand trochanter pour que le muscle reçoive tous ses nerfs par son segment supérieur ; on commencera cette section par le bord postérieur. A ce niveau la distinction entre les deux fessiers se fait assez facilement, le petit fessier débordant en général le bord inférieur du moyen ; de plus, on sera guidé par les vaisseaux et les nerfs qui se ramifient entre les deux muscles. Au niveau de leur bord antérieur, les deux muscles sont plus ou moins fusionnés ; pour les séparer, il faut suivre le filet du nerf fessier supérieur, qui va au tenseur du fascia lata ; c'est lui qui sert de fil conducteur pour séparer les deux muscles ; fréquemment, d'ailleurs, la fusion des deux muscles est intime et les faisceaux antérieurs du moyen fessier se terminent sur le tendon du petit (pl. 35). En renversant le tendon trochantérien du moyen fessier, on ouvre souvent une petite bourse séreuse qui le sépare du segment antéro-supérieur du grand trochanter.

Le *petit fessier* s'insère à la partie de la fosse iliaque externe, située au-dessous de la ligne courbe antérieure ; les fibres postérieures viennent jusqu'au bord antérieur de la grande échancrure sciatique, débordant le bord inférieur du moyen fessier et se glissant même sous le pyramidal. Les fibres musculaires rayonnent vers la face profonde d'un tendon, qui vient se fixer sur le bord antérieur du grand trochanter, laissant visible la face superficielle du tendon. En sorte que les deux muscles moyen et petit fessier se regardent par leur face tendineuse. Dans la profondeur, le petit fessier contracte des adhérences souvent intimes avec la capsule de la hanche; on voit d'ordinaire un certain nombre de faisceaux musculaires se jeter sur elle.

Muscles pelvi-trochantériens. — Au-dessous des fessiers, on trouve le muscle *pyramidal*. Ce muscle, triangulaire, s'insère dans le bassin à la face antérieure du sacrum. Il naît par trois digitations : la moyenne, la plus forte, marque son empreinte sur le corps de la 3ᵉ sacrée, les deux autres s'insèrent dans les gouttières, qui prolongent en dehors les 2ᵉ et 3ᵉ trous sacrés; les fibres musculaires séparent l'os des nerfs sacrés, qui répondent à la face antérieure du muscle. Le muscle sort du bassin par la partie supérieure de la grande échancrure sciatique; il reçoit, à ce niveau, quelques fibres venues du bord du sacrum, près de la partie inférieure de l'interligne sacro-iliaque; en bas, quelques fibres s'insèrent souvent à la face antérieure du petit ligament sacro-sciatique. Puis, le pyramidal croise la surface quadrilatère rétro-cotyloïdienne et va se jeter sur un tendon, qui s'insère à la partie moyenne du bord supérieur du grand trochanter. D'ordinaire, le tendon du pyramidal contracte des adhérences intimes avec le tendon de l'obturateur interne qui passe sous lui.

L'*obturateur interne* naît, dans le bassin, du cadre osseux entourant le trou ovale, notamment de la large surface osseuse qui sépare ce trou de la grande échancrure sciatique; le muscle naît aussi de la membrane obturatrice et, un peu, de son aponévrose de recouvrement. Les fibres musculaires convergent vers un tendon, qui sort par la petite échancrure sciatique, se réfléchit sur l'os au-dessous de l'épine sciatique et vient s'insérer au-dessus de la cavité digitale, entre l'insertion du pyramidal et celle de l'obturateur externe. A son point de réflexion sur l'os, se trouve une vaste bourse séreuse; le tendon présente, à ce niveau, une série de saillies longitudinales, qui viennent marquer leur empreinte sur la surface osseuse; cette dernière présente un aspect lisse et cartilagineux.

Immédiatement après sa sortie du bassin, l'obturateur reçoit deux chefs accessoires, deux véritables chefs extra-pelviens, qu'on désigne sous le nom de jumeaux. Le *jumeau supérieur* naît au-dessous de l'épine sciatique ; le *jumeau inférieur* naît de la partie inférieure de la petite échancrure, au-dessus de l'insertion tubérositaire du grand ligament sacro-sciatique : nous avons souvent vu les deux jumeaux réunir leurs insertions, au-dessous du tendon de l'obturateur; ces insertions forment alors un croissant à concavité interne, d'où naît un corps charnu, formant gouttière, et entourant l'obturateur interne; puis, les fibres des jumeaux contournent la face postérieure du tendon, qui se trouve ainsi complètement englobée par les tendons des jumeaux, qui viennent, en définitive, partager son insertion.

Le *carré crural* est un petit muscle quadrangulaire, situé immédiatement au-dessous du précédent. Les insertions externes se font à la face externe de la tubérosité de l'ischion, en dehors des insertions des muscles ischio-jambiers, immédiatement au-dessus de l'attache du grand adducteur. De là, les fibres se dirigent horizontalement en dehors, pour venir s'insérer sur le bord postérieur du grand trochanter. L'insertion trochantérienne se fait par plusieurs plans, qui se recouvrent réciproquement : l'un s'insère sur la verticale qui descend du tubercule, toujours visible à la partie inférieure du bord postérieur du trochanter ; l'autre, plus interne, s'insère sur la ligne intertrochantérienne postérieure (pl. 43). Ces insertions superposées, déjà vues à l'épaule à propos du grand rond, sont éminemment favorables à l'action des muscles rotateurs.

L'*obturateur externe* naît de la face antérieure du cadre osseux qui entoure le trou sous-pubien, sauf au niveau de sa partie externe ; le muscle s'insère aussi à la face externe de la membrane obturatrice ; de là, le muscle vient cravater la partie inférieure du col fémoral et, devenu tendineux, il croise la face postérieure du col, sur lequel il imprime une gouttière ; le tendon va s'insérer au fond de la fossette digitale. Pour apercevoir le tendon de l'obturateur externe, il faut sectionner le carré crural qui le recouvre.

Nerfs. — Les nerfs de la région fessière sortent, les uns au-dessus du pyramidal, les autres au-dessous.

Au-dessus du pyramidal, sort le *nerf fessier supérieur*. Ce nerf naît, à l'intérieur du bassin, par deux racines provenant de la face postérieure du lombo-sacré et du 1er nerf sacré ; il sort du bassin, entre le pyramidal et le bord supérieur de la grande échancrure et il est, à ce niveau, au-dessous et en dehors des vaisseaux fessiers. Puis le nerf passe entre les deux fessiers profonds pour aller se terminer, en avant, dans le tenseur du fascia lata. Ce rameau donne, par ses deux bords, une série de branches : du bord supérieur naissent des nerfs allant surtout au moyen fessier. Les premiers de ces nerfs, détachés du tronc au niveau de la grande échancrure sciatique, sont en général décrits comme branche de bifurcation supérieure du nerf fessier. D'après nos planches, ils ne méritent pas d'être ainsi séparés (pl. 35). Les rameaux inférieurs vont surtout au petit fessier. Les premiers, nés du tronc du fessier, vont aux faisceaux inférieurs du petit fessier; un filet va même à l'articulation coxo-fémorale; on voit parfois un des premiers rameaux inférieurs aborder le pyramidal. Mais le nerf principal de ce dernier muscle naît à l'intérieur du bassin et l'aborde, par sa face antérieure, près du bord supérieur.

Au-dessous du pyramidal, sortent un grand nombre de nerfs. Ce sont, de dehors en dedans :

1° Le grand nerf sciatique;

2° Le petit nerf sciatique;

3° Le nerf du grand fessier;

4° Le nerf de l'obturateur interne et du jumeau supérieur;

5° Le nerf honteux interne;

6° Le nerf anal ou hémorroïdal;

7° Le nerf du jumeau inférieur et du carré crural.

Le *grand sciatique* est le produit de la convergence des nerfs du plexus sacré. D'ordinaire, ce nerf se constitue dans le bassin, à la face antérieure du pyramidal; il n'est pas rare pourtant de voir un certain nombre de ses racines traverser le muscle pyramidal; dans ces cas, le nerf sciatique ne se constitue qu'au-dessous du pyramidal. Le nerf sciatique est un volumineux cordon, aplati, qui sort, entre le pyramidal et le jumeau supérieur, et descend verticalement, croisant successivement l'obturateur et les jumeaux, le carré crural, puis le grand adducteur. Il passe dans l'espace qui sépare la tubérosité ischiatique du grand trochanter; c'est là un des points douloureux principaux de la névralgie sciatique.

Le *petit sciatique* est primitivement accolé à la face postérieure du grand sciatique; c'est lui qu'on rencontre le premier dans la dissection, après la section du grand fessier. C'est un nerf cutané qui naît, en général, de la face postérieure de l'origine du sciatique, par plusieurs racines formant des boutonnières nerveuses très variables. Arrivé au niveau de la tubérosité de l'ischion, il se divise en deux : 1° la majeure partie descend, toujours sous-aponévrotique, à la face postérieure de la cuisse; 2° des rameaux internes, naissant par une origine, simple ou multiple, se distribuent les uns, contournant le bord inférieur du grand fessier et, devenus ascendants, à la moitié externe de la peau de la fesse; les autres, croisant transversalement, au-dessous de l'ischion, l'origine des muscles tubérositaires (biceps, demi-tendineux, demi-membraneux), vont à la peau du pli génito-crural, ce sont les filets périnéaux.

Le *nerf du grand fessier*, réuni par la plupart des classiques français au petit sciatique, doit en être séparé; en général, il naît en effet d'une façon distincte (pl. 44); il vient de la face postérieure des troncs supérieurs du plexus sacré, près de l'origine du grand sciatique; immédiatement au-dessous du pyramidal, il s'épanouit en un nombre considérable de rameaux, qui abordent le grand fessier par sa face profonde; la dissection de ce nerf est de beaucoup facilitée, lorsqu'on a sectionné le grand fessier près de son insertion trochantérienne, ainsi que nous l'avons expliqué au début de ce chapitre.

Le *nerf de l'obturateur interne et du jumeau supérieur* sort de la grande échancrure sciatique, en dedans du grand nerf sciatique, croise la face postérieure de l'épine sciatique, dont la pointe est engainée par l'insertion du petit ligament sacro-sciatique, puis, rentre dans la petite échancrure sciatique, accolé à la face superficielle de l'obturateur interne qu'il pénètre dans le bassin. Au niveau de la face postérieure de l'épine sciatique, sur laquelle le nerf est accolé, naît le filet du jumeau supérieur qui pénètre ce muscle par son bord supérieur.

Le *nerf honteux interne*, plus volumineux que le précédent, dont il est séparé par l'artère honteuse interne, suit un trajet analogue, mais plus interne; il sort du bassin, croise la pointe de l'épine sciatique, contourne son bord inférieur, rentre dans la partie supérieure de la petite échancrure sciatique et va se distribuer au périnée.

Le *nerf anal ou hémorroïdal* est plus interne encore; il passe dans l'angle formé par les deux ligaments sacro-sciatiques; il est très difficile à découvrir, dans le fond de cet angle dièdre, car il est recouvert par un plan fibreux souvent assez épais; pour le découvrir, il est bon d'aller isoler, au périnée, quelques-uns de ses filets terminaux; par traction sur ces derniers, on découvre facilement le tronc du nerf qui est assez volumineux. Le nerf anal se distribue au sphincter externe et à la peau de l'anus. D'ordinaire un de ses filets perfore la partie inférieure du grand ligament sacro-sciatique, contourne la partie interne du bord inférieur du grand fessier, et se distribue à la peau de la région fessière.

Le *nerf du jumeau inférieur et du carré crural* est très facile à trouver: il est situé exactement entre le tronc du grand sciatique et l'os, dans la portion de ce nerf située au-dessus de l'obturateur interne. Sur nos dessins (pl. 34 et 35) nous avons dû l'ériger en dehors, pour le montrer; il passe entre l'os et l'obturateur interne, donne au jumeau inférieur et se termine dans le carré crural, qu'il aborde par son bord supérieur près de ses insertions ischiatiques.

Artères. — Les vaisseaux de la région sortent comme les nerfs au-dessus et au-dessous du pyramidal.

Au-dessus, c'est l'*artère fessière*, qui, née de l'hypogastrique, se porte en arrière, passe dans le premier V formé par le plexus sacré, entre le tronc lombo-sacré et le premier nerf sacré, contourne la face postérieure du tronc lombo-sacré et vient se réfléchir sur la partie supérieure de la grande échancrure sciatique, imprimant souvent sur l'os une gouttière, au niveau de la courbe à concavité supérieure qu'elle décrit à ce niveau. La dissection de l'artère fessière, à sa sortie de l'échancrure sciatique, est rendue difficile par deux dispositions : 1° c'est d'abord le moyen fessier qui forme à ce niveau une petite arcade fibreuse, constituant avec la partie supérieure de l'échancrure, un canal ostéo-fibreux, dans lequel passe l'artère fessière elle-même, ou simplement sa branche superficielle ; 2° ce sont surtout les énormes veines satellites de l'artère, qui forment autour d'elle un véritable treillis. Nous avons déjà dit que le nerf était inférieur et externe par rapport à l'artère, au niveau de l'échancrure.

Dès sa sortie du bassin, l'artère fessière s'épanouit en ses branches terminales. On peut schématiquement distinguer : 1° une branche *superficielle* ou postérieure, qui croise ou perfore le bord inférieur du moyen fessier, et se distribue à la partie supérieure du grand fessier, par de multiples rameaux qui l'abordent par sa face profonde. Assez souvent, un rameau inférieur de cette branche superficielle descend, en arrière du pyramidal, s'anastomoser avec un rameau ascendant de l'ischiatique ; 2° la branche *profonde* ou externe passe entre le moyen et le petit fessier ; elle se divise d'ordinaire en deux rameaux : le supérieur suit la ligne demi-circulaire antérieure et se distribue aux deux fessiers profonds et à l'os ; l'inférieure, satellite du nerf, donne aussi aux deux fessiers et s'anastomose sous le tenseur du fascia lata avec la terminaison de la circonflexe antérieure, qu'on voit planche 35, aborder la région entre le vaste externe et le droit antérieur.

L'*artère ischiatique*, ou fessière inférieure, constitue, avec la honteuse interne, une des branches de terminaison du tronc antérieur de l'hypogastrique : cette artère, de volume variable, traverse en général un des V inférieurs du plexus sacré, si bien qu'elle sort de la grande échancrure sciatique, sur un plan postérieur à celui du nerf, c'est-à-dire plus superficiellement. Elle est d'ailleurs interne par rapport au nerf, au-dessous du bord inférieur du pyramidal. Entre l'artère et le nerf, on aperçoit, dans la profondeur et de dedans en dehors, le nerf honteux, l'artère honteuse, le nerf de l'obturateur interne ; plus bas, l'artère croise la face postérieure de ces trois organes, pour se rapprocher du nerf sciatique. L'artère ischiatique donne à la région fessière deux branches postérieures fessières, et une inférieure crurale.

Les deux branches postérieures, volumineuses, vont au grand fessier ; l'externe aborde directement le muscle par sa face profonde ; ses rameaux sont satellites des branches du nerf du grand fessier. La branche interne n'aborde le muscle qu'après avoir perforé la partie inférieure du grand ligament sacro-sciatique, traversant ainsi un vrai canal fibreux. Nous avons déjà signalé le rameau ascendant anastomotique avec la fessière.

La branche inférieure, ou crurale, est extrêmement variable comme importance ; parfois, elle se réduit à l'artère du nerf sciatique (pl. 34) ; d'ordinaire, elle est plus importante ; elle traverse souvent des boutonnières nerveuses formées par le petit sciatique ; cette branche s'anastomose avec la circonflexe postérieure et les perforantes et peut puissamment servir au rétablissement de la circulation en cas d'oblitération de la fémorale.

L'*artère honteuse interne* ne fait que traverser la région ; elle sort de la grande échancrure sciatique, en avant du nerf, puis lui devient interne ; située entre deux nerfs, le nerf de l'obturateur en dehors, le nerf honteux en dedans, elle contourne la face postérieure de l'épine sciatique pour plonger, comme ces nerfs, dans la petite échancrure et se distribuer au périnée.

Nous terminerons en disant un mot de la *circonflexe postérieure ;* cette artère, que nous avons vue dans le triangle de SCARPA, plonge entre le psoas et le pectiné, cravate, comme l'obturateur externe, le bord inférieur du col du fémur et, arrivée, toujours comme l'obturateur, à la face profonde du carré crural, se divise à angle droit en deux branches ; l'inférieure va s'anastomoser avec la perforante supérieure, la supérieure suit toujours l'obturateur externe et forme, en s'anastomosant avec la circonflexe antérieure, l'arcade artérielle sus et rétro-cervicale du professeur FARABEUF, qui passe entre le col et l'obturateur interne (pl. 35). Cette arcade, qui peut en outre recevoir du sang de l'ischiatique et de la fessière, est très importante comme voie anastomotique.

CHAPITRE V

RÉGION POSTÉRIEURE DE LA CUISSE

Pour préparer cette région, le sujet doit être couché sur le ventre ; plusieurs billots, placés sous l'abdomen, mettent la cuisse en légère flexion. De plus, on met le membre un peu en abduction ; c'est dans cette position qu'a été dessinée la planche 36.

Une longue incision suit la face postérieure de la cuisse, de la région fessière aux creux poplité. Deux incisions transversales, branchées aux extrémités de la première, permettent de relever deux volets latéraux. Les incisions doivent aller jusqu'à l'aponévrose, qui ne présente pas, à la face postérieure de la cuisse, une grande épaisseur : elle est surtout formée de fibres transversales.

De chaque côté de la ligne médiane, cette aponévrose est traversée par des filets nerveux, issus du petit sciatique, et allant à la peau.

L'aponévrose, incisée sur la ligne médiane, permet d'isoler le tronc du petit sciatique, qui sort au-dessous du grand fessier. On peut inciser ce muscle pour suivre le nerf jusqu'à son origine ; en bas, il descend jusqu'au creux poplité et à la jambe, où nous le retrouverons.

Muscles. — Si nous étudions, sur une coupe horizontale (fig. 7 et 8), la forme de la loge musculaire postérieure, nous la trouvons triangulaire. La face postérieure est formée par l'aponévrose. La face antéro-externe, oblique en avant et en dedans, est constituée par la forte aponévrose d'origine du vaste externe ; la face antéro-interne, oblique en avant et en dehors, est constituée par le grand adducteur ; l'angle antérieur, qui forme le fond de la région, est marqué par la ligne âpre du fémur.

Dans cet espace triangulaire nous trouvons trois muscles longitudinaux, ce sont les muscles fléchisseurs de la jambe, dits encore ischio-jambiers. Ces trois muscles naissent de la tubérosité de l'ischion ; ils descendent verticalement pour se jeter, l'un, en dehors, sur le péroné, c'est le biceps ; les deux autres, en dedans, sur le tibia : ce sont le demi-tendineux et le demi-membraneux.

Le *muscle biceps* de la cuisse s'insère sur la tubérosité de l'ischion par un tendon qui lui est commun avec le demi-tendineux : ce tendon s'insère à la partie supérieure de la tubérosité de l'ischion, au-dessous de l'insertion du grand ligament sacro-sciatique à cette tubérosité. Il est constant de voir les fibres superficielles du tendon se continuer avec les fibres du grand ligament ; bien plus, ainsi que MORESTIN l'a bien montré dans sa thèse, il est des cas où une bonne partie, et même la presque totalité des fibres du biceps, se continue avec le ligament sacro-sciatique ; dans ces cas, on trouve une bourse séreuse entre le tendon prolongé et la tubérosité ischiatique. Le grand ligament sacro-sciatique nous apparaît donc, de plus en plus, comme formé de fibres tendineuses, puisque, outre le biceps et le tendineux, nous avons vu le muscle grand fessier y jeter une bonne partie de ses fibres. Nées de la partie externe du tendon commun, les fibres du biceps forment à la cuisse un volumineux corps musculaire, qui se termine sur la face antérieure d'un tendon de terminaison, toujours visible à la face posté-rieure du muscle dans le tiers inférieur de la cuisse. Le muscle biceps. comme l'indique son nom, est formé de deux chefs : le *chef inférieur*, ou court, naît de l'interstice de la ligne âpre, dans son tiers moyen, entre les insertions du vaste externe et du grand adducteur, au-dessous des insertions du grand fessier, dont parfois les fibres inférieures paraissent se continuer avec lui. A l'état normal, le long biceps cache absolument le court biceps. Pour bien voir ce dernier. il faut sec-tionner la partie inférieure du long biceps ; on voit alors les fibres parallèles du court biceps venir se jeter sur la face antérieure du ten-don du muscle ; les inférieures descendant presque jusqu'à son insertion. Par sa face externe, le court biceps s'accole à l'aponévrose d'origine du vaste externe ; par sa face interne il ferme en dehors, le creux poplité. Le tendon du biceps vient s'insérer par un fort tendon sur la tête du péroné, formant un croissant à concavité antérieure, qui englobe le ligament latéral externe. Nous reviendrons en détail sur cette inser-tion, en décrivant l'articulation du genou. Ajoutons que le biceps en-voie, par ses deux bords, une forte expansion à l'aponévrose jambière, l'antérieure va même jeter des fibres sur le tibia au niveau de sa tubé-rosité externe.

Le *demi-tendineux* naît de la face interne du tendon qui lui est commun avec le long biceps ; de plus, il s'insère, en dedans de ce tendon, par une lame musculaire sur la tubérosité de l'ischion, en sorte que biceps et demi-tendineux naissent d'une lame musculo-tendineuse, formant un plan unique, qui recouvre les insertions du demi-membraneux. Ce détail a été mis en lumière figure 10, où une sonde cannelée

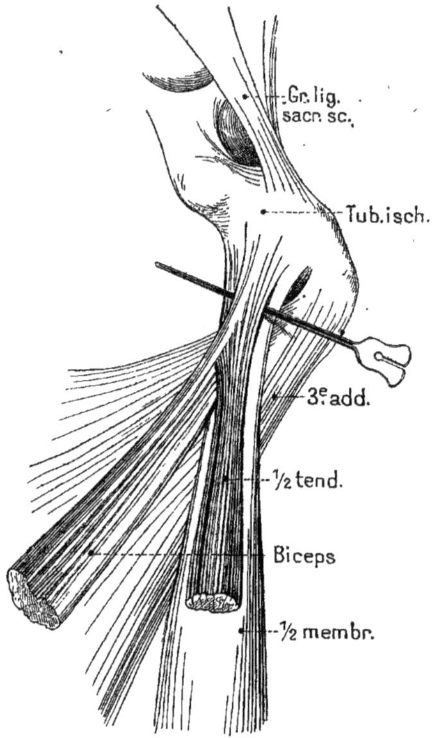

Fig. 10. — Insertions des muscles ischio-jambiers à la tubérosité de l'ischion (côté gauche).

sépare les deux plans musculaires. Le demi-tendineux forme dans la moitié supérieure de la cuisse un assez volumineux corps musculaire, coupé obliquement par une intersection aponévrotique, plus ou moins marquée. Puis, le muscle se jette sur un long tendon arrondi, qui imprime une gouttière à la face postérieure du demi-membraneux, charnu à la partie inférieure de la cuisse. Le demi-tendineux se termine en décrivant une courbe à concavité antérieure, qui passe en arrière des condyles internes du fémur et du tibia ; cette courbe est parallèle et sous-jacente à celle du droit interne ; enfin le tendon du

PLANCHE 36. — *Région postérieure de la cuisse.*

MUSCLES

Pyram. = pyramidal, sortant par la grande échancrure sciatique [**Gr. éch. sciat.**].
Obt. int. = obturateur interne, sectionné, avec les deux jumeaux [**Jum. sup.**] [**id. inf.**].
Car. crur. = carré crural, sectionné, recouvrant :
Obt. ext. = obturateur externe.
Gr. fess. = grand fessier, avec sa bourse séreuse [**B. sér.**].
Moy. fess. = moyen fessier.
Vaste ext. = vaste externe.
M. lg bic. = muscle long biceps, sectionné, le segment inférieur reçoit le court biceps
[**Crt. bic.**].
T. bic. = tendon inférieur du biceps.
1/2 tend. = muscle demi-tendineux, avec son intersection aponévrotique [**Inters. apon.**].
1/2 memb. = muscle demi-membraneux.
M. 3ᵉ add. = insertion supérieure du grand adducteur ; **3ᵉ add. (1ʳᵉ port.)** = sa pre-
mière portion ; **id. (2ᵉ port.)** = sa deuxième portion ; **Tend. 3 add.** = le tendon de sa
troisième portion.

ARTÈRES

A. isch. = artère ischiatique.
A. et n. hont. int. = artère et nerf honteux internes.
Art. circ. post. = artère circonflexe postérieure, branche de la fémorale, divisée, sous
le carré crural, en : une branche descendante, et une branche ascendante, qui, suivant le
tendon obturateur externe, va former avec la circonflexe antérieure, l'arcade sus et rétro-
cervicale [**Arc sus. et rétr.-cerv.**].
A. 1ʳᵉ perf -A. 2ᵉ perf. = les deux artères perforantes, branches de la fémorale pro-
fonde.
A. fém. pr. = terminaison de la fémorale profonde, devenue 3ᵉ perforante.
A. popl. = artère poplitée, sortie du canal des adducteurs, dont on voit l'orifice inférieur
[**Orif. inf. can. add.**] : l'artère croise la surface poplitée [**Surf. popl.**], puis plonge verti-
calement entre les deux jumeaux ; **Ses. j. ex.** = noyau sésamoïde du jumeau externe ;
Art. sup. ex. = articulaire supéro-externe.

NERFS

N. grᵈ fess. = nerf du grand fessier, en général distinct du petit sciatique, ici sec-
tionné.
N. car. crur. = nerf du carré crural donnant un filet au jumeau inférieur.
Le grand nerf sciatique est totalement visible, grâce à la section du long biceps qui le
recouvre. Il donne :
N. lg. bic. = nerf du long biceps.
N. sup. 1/2 tend. = nerf supérieur du demi-tendineux.
N. inf. 1/2 tend. = nerf inférieur du 1/2 tendineux.
N. 1/2 memb. = nerf du 1/2 membraneux.
N. 3ᵉ add. = nerf du 3ᵉ adducteur ; on sait que ce muscle reçoit en avant un gros nerf
de l'obturateur (v. pl. 33).
Puis le sciatique se divise en :
N. sc. pop. ex. = nerf sciatique poplité externe et **id. int.** = nerf sciatique poplité
interne.

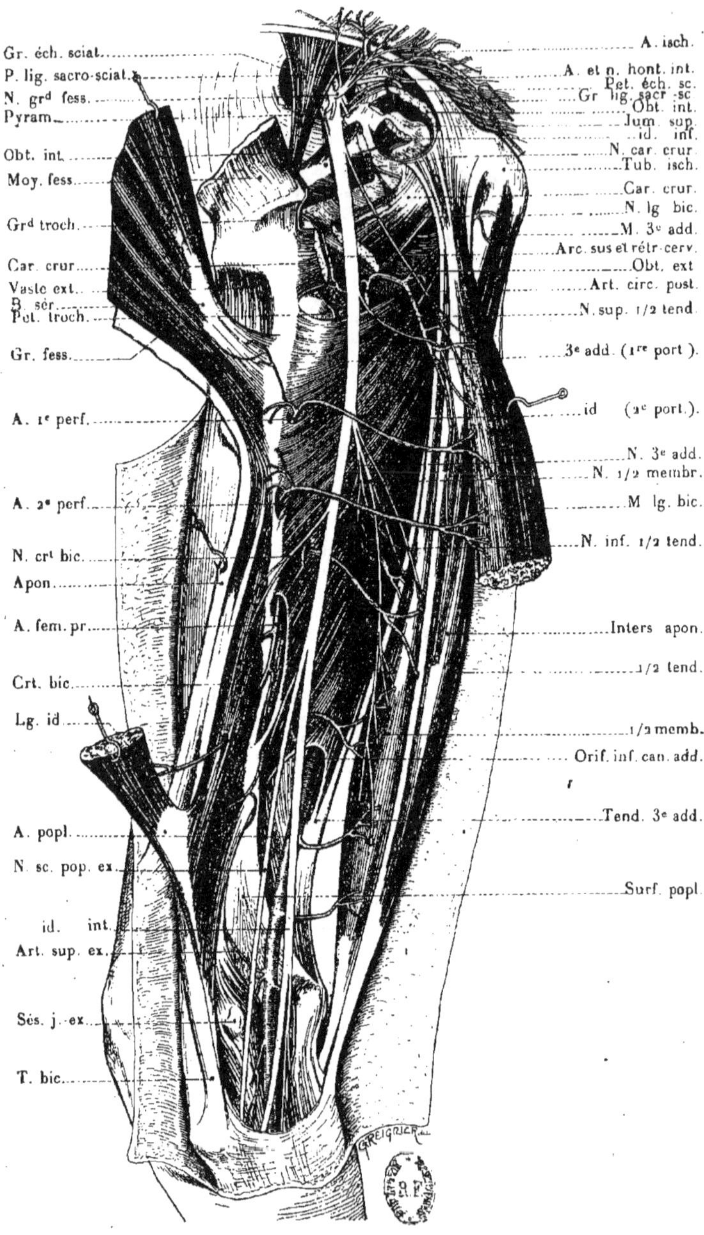

Région postérieure de la cuisse

MASSON ET Cie, ÉDITEURS

muscle s'aplatit, pour venir s'insérer à la face interne du tibia, en constituant la portion inférieure du plan profond de la patte d'oie. Une double bourse séreuse facilite ses glissements, entre le couturier qui le recouvre, et le ligament latéral interne, plus profond. Du bord inférieur du demi-tendineux part une forte expansion pour l'aponévrose jambière.

Le *demi-membraneux* s'insère par une forte aponévrose sur la tubérosité de l'ischion, au-dessous du plan biceps demi-tendineux. La lame du demi-membraneux déborde d'ailleurs dans les deux sens le plan superficiel ; en dedans, elle affleure les insertions du grand adducteur ; en dehors, elle arrive jusqu'à l'espace qui sépare le carré crural du jumeau inférieur. Lorsqu'on veut séparer, jusqu'à l'os, les deux plans insérés à la tubérosité de l'ischion, on éprouve de grandes difficultés ; le demi-membraneux adhère en effet assez intimement au plan biceps demi-tendineux, surtout au biceps ; parfois, au milieu du tissu fibreux, qui réunit les deux plans musculaires, se trouve une bourse séreuse aux parois villeuses ; il est exceptionnel de trouver cette bourse séreuse en communication avec celle de l'obturateur interne, dans la petite échancrure sciatique. Dans la partie supérieure de la cuisse, la lame tendineuse aplatie du demi-membraneux descend, cachée par le corps charnu du demi-tendineux ; puis, lorsque ce dernier se résout en un tendon, le demi-membraneux, à son tour, se renfle en un volumineux corps charnu, qui descend jusqu'au-dessous du condyle interne du fémur, et là se jette brusquement sur un volumineux tendon. Ce tendon, que nous retrouverons au creux poplité et à l'articulation du genou, s'insère en se trifurquant : 1° par un tendon direct, à la tubérosité interne du tibia ; 2° par un tendon réfléchi, à la marge infra-glénoïdale ; 3° par un tendon récurrent, à la coque du condyle externe.

Dans la loge postérieure de la cuisse nous trouvons des nerfs et des vaisseaux.

Nerfs. — Les nerfs sont : le petit sciatique, déjà décrit, et le grand nerf sciatique. Ce dernier aborde la région, en descendant sous le grand fessier, sur le carré crural, dans l'espace qui sépare le grand trochanter de la tubérosité de l'ischion. Le sciatique descend, profondément couché sur le grand adducteur, près et en dedans de la ligne âpre, entouré d'une traînée graisseuse, toujours abondante. Il est croisé, en arrière, par le long biceps, oblique en bas et en dehors. Il se divise, à la partie inférieure de la cuisse, en ses deux branches terminales, que nous étudierons au creux poplité.

Mais à la cuisse il a donné cinq rameaux importants :

1° Le *nerf du long biceps,* né très haut du sciatique ; ce nerf aborde le muscle par sa face profonde, dans son tiers supérieur.

2° Le *nerf supérieur du demi-tendineux,* né au-dessous du précédent, quelquefois par un tronc commun, aborde la partie supérieure du demi-tendineux par sa face profonde.

3° Le *nerf inférieur du demi-tendineux,* né plus bas, innerve la partie inférieure du corps charnu.

4° Le *nerf du demi-membraneux et du grand adducteur ;* les filets nerveux, allant à ces deux muscles, naissent d'ordinaire par un tronc commun : les filets, allant au demi-membraneux, abordent ce muscle par son bord externe, certains même par sa face postérieure, après s'être glissés entre le demi-membraneux et le demi-tendineux. Le nerf du grand adducteur aborde le muscle par sa face postérieure près de son bord interne.

5° Le *nerf du court biceps* naît bas et pénètre le muscle par sa face interne.

Un caractère commun à tous les nerfs que nous venons d'étudier est de rester accolés au tronc du sciatique, assez longtemps après leur origine ; si bien, qu'une fois séparés du sciatique, les nerfs ne sont plus tendus et sont d'une dissection difficile, à cause de leur trajet flexueux, dans la traînée graisseuse qui accompagne le sciatique.

Artères. — Les artères de la région viennent de la circonflexe postérieure et des perforantes ; nous laissons en effet l'artère poplitée que nous décrirons dans la région dont elle porte le nom.

La branche inférieure de la circonflexe postérieure sort entre le carré crural et le grand adducteur ; elle vient irriguer la partie supérieure de ce dernier muscle et l'origine des ischio-jambiers.

Les perforantes, qu'on voit sortir, en dedans de la ligne âpre, sous de petites arcades aponévrotiques, interrompant les insertions des adducteurs, donnent des rameaux externes, qui pénètrent dans le vaste externe, et des rameaux postérieurs, qui seuls nous intéressent ; ces rameaux, outre des filets pour les ischio-jambiers et le nerf sciatique, donnent des rameaux ascendants et descendants, qui s'anastomosent d'ordinaire, formant ainsi, en arrière de la cuisse, une vaste arcade anastomotique ; elle part, en haut, de l'ischiatique (par son rameau inférieur) et de la circonflexe postérieure, pour gagner, par les perforantes, le réseau des articulaires et de la grande anastomotique. On a vu des cas où cette voie anastomotique était représentée par un tronc de la grosseur de la fémorale.

CHAPITRE VI

CREUX POPLITÉ

On donne le nom de creux poplité à la région située à la face postérieure de l'articulation du genou. Pour préparer cette région, on
pratique une incision médiane postérieure de 15 à 20 centimètres,
dont le milieu répond au pli de flexion. Aux deux extrémités de cette
incision, on en branche deux autres transversales, qui permettent de
relever deux volets cutanés. Les incisions vont jusqu'à l'aponévrose ;
cette dernière est tissée lâchement ; surtout constituée par des fibres
transversales, elle présente souvent des points faibles, par où font
saillie des lobules adipeux profonds ; sur les parties latérales, cette
aponévrose est traversée par une série de filets nerveux ; ces filets,
destinés à la peau de la région, sont des branches du petit sciatique.
Ce nerf descend verticalement, suivant l'axe du membre, situé sous
l'aponévrose, dans la partie supérieure du creux poplité ; il la traverse
obliquement dans la moitié inférieure, accolé à la veine saphène
externe.

Pour pénétrer dans le creux poplité proprement dit, il faut sectionner l'aponévrose, de façon à la relever. comme la peau, en deux volets
latéraux ; on conservera, autant que possible, les filets cutanés du
petit sciatique, et, dans la moitié inférieure du creux poplité, la veine
saphène externe, qui monte, dans un dédoublement de l'aponévrose,
pour se terminer, en décrivant une crosse, dans la veine poplitée.

Lorsqu'on relève l'aponévrose en deux volets latéraux et qu'on
l'examine par sa face profonde, on voit que cette aponévrose se dédouble, au niveau des muscles qui limitent, en dedans et en dehors, la
portion supérieure du creux poplité ; en dehors, l'aponévrose, arrivée
au niveau du bord interne du biceps, envoie un feuillet superficiel
qui se continue avec l'aponévrose superficielle du reste du membre, et

PLANCHE 37. — *Creux poplité.*

Cette figure représente une préparation du creux poplité achevée.

MUSCLES

Bic. = muscle biceps, dont on n'aperçoit pas le chef fémoral, caché par le chef ischiatique.

1/2 membr. = muscle demi-membraneux, dont le tendon vient s'entre-croiser avec celui du jumeau interne. A ce niveau, se trouve une bourse séreuse importante, la bourse commune au demi-membraneux et au jumeau interne [**B. d.-m. j.**]. Au niveau de son tendon réfléchi, se trouve une nouvelle bourse séreuse, la bourse séreuse du demi-membraneux [**B. 1/2 m.**].

1/2 tend. = demi-tendineux.

Jum. int. = jumeau interne.

J. ext. = jumeau externe.

Pl. gr. = plantaire grêle.

Les muscles jumeaux ont été fortement érignés, pour laisser voir l'épanouissement vasculo-nerveux, qu'ils cachent normalement. Dans le fond, plus profondément que cet épanouissement, on aperçoit le muscle poplité recouvert de son aponévrose.

NERFS

Le nerf petit sciatique [**N. pet. sc.**] pénètre dans la région immédiatement au-dessous de l'aponévrose. Il envoie des filets cutanés, qui perforent l'aponévrose, de chaque côté de la ligne médiane, et, devenant satellite de la veine saphène externe, quitte la région pour se terminer plus ou moins bas au mollet.

Le grand nerf sciatique se divise, à la partie supérieure de la région, entre ses deux branches :

Sc. p. ext. = nerf sciatique poplité externe qui quitte la région en croisant le col du péroné. Il donne, en général par une branche commune : le nerf saphène péronier ou accessoire du saphène externe [**S. pér.**] et la branche cutanée péronière [**Br. cut. p.**] qui traverse l'aponévrose pour se distribuer à la peau.

Sc. p. i. = nerf sciatique poplité interne forme la diagonale verticale du losange poplité ; il donne, près de son origine, un rameau articulaire [**N. art.**] qui devient satellite de l'artère articulaire supéro-externe [**Art. s. ex.**]. Vers le milieu du creux poplité, le nerf donne un grand nombre de branches :

N. jum. i. = le nerf du jumeau interne.

N. j. ext. = le nerf du jumeau externe qui naît en général par un tronc commun avec le nerf postérieur du soléaire.

Saph. t. = nerf saphène tibial ou saphène externe.

N. pop. = nerf du muscle poplité qui atteint son muscle avec l'artère articulaire interne et inférieure [**A. i. i.**].

Au moment où le nerf sciatique poplité interne va quitter la région, en passant profondément sous l'anneau du soléaire, il commence déjà à s'épanouir.

VEINES

V. pop. = veine poplitée, simple, dans la moitié supérieure ; toujours formée par plusieurs troncs anastomosés, dans sa partie inférieure, au-dessous de l'abouchement de la veine saphène externe.

V. saph. ext. = veine saphène externe, se jetant dans la veine poplitée, en décrivant une crosse [**Cr. s. ex.**]. De la partie supérieure de cette crosse, part une veine, anastomotique avec la veine saphène interne [**An. vein.**].

ARTÈRES

A. pop. = artère poplitée ; outre un rameau musculaire, innominé, pour le demi-membraneux, donne deux artères jumelles et quatre artères articulaires. La cinquième articulaire : articulaire moyenne n'est pas visible sur ce dessin : mais on voit :

A. jum. i. = artère jumelle interne, qui pénètre dans le muscle, accompagné de deux veines, et qui donne un filet assez important, satellite ici du nerf saphène péronier.

A. j. ext. = artère jumelle externe, née plus bas, pénètre dans le muscle, également avec deux veines.

Les deux articulaires supérieures naissent au-dessus des condyles : l'interne [**Art. s. i.**] contourne le fémur, accolée à l'os, en passant sous le demi-membraneux et sous le tendon du troisième adducteur ; l'externe [**Art. s. ex.**] s'accole également à l'os, en passant entre le fémur et le muscle biceps. L'artère articulaire inférieure et externe [**Art. i. ext.**] naît un peu au-dessous de l'interligne. Elle passe profondément, sous le jumeau externe, et croise la partie externe de l'interligne, sous le ligament latéral externe. L'artère articulaire inférieure et interne [**A. i. i.**], née plus haut, descend plus bas. Elle plonge sous l'aponévrose du muscle poplité et croise le tibia au-dessous de son condyle interne.

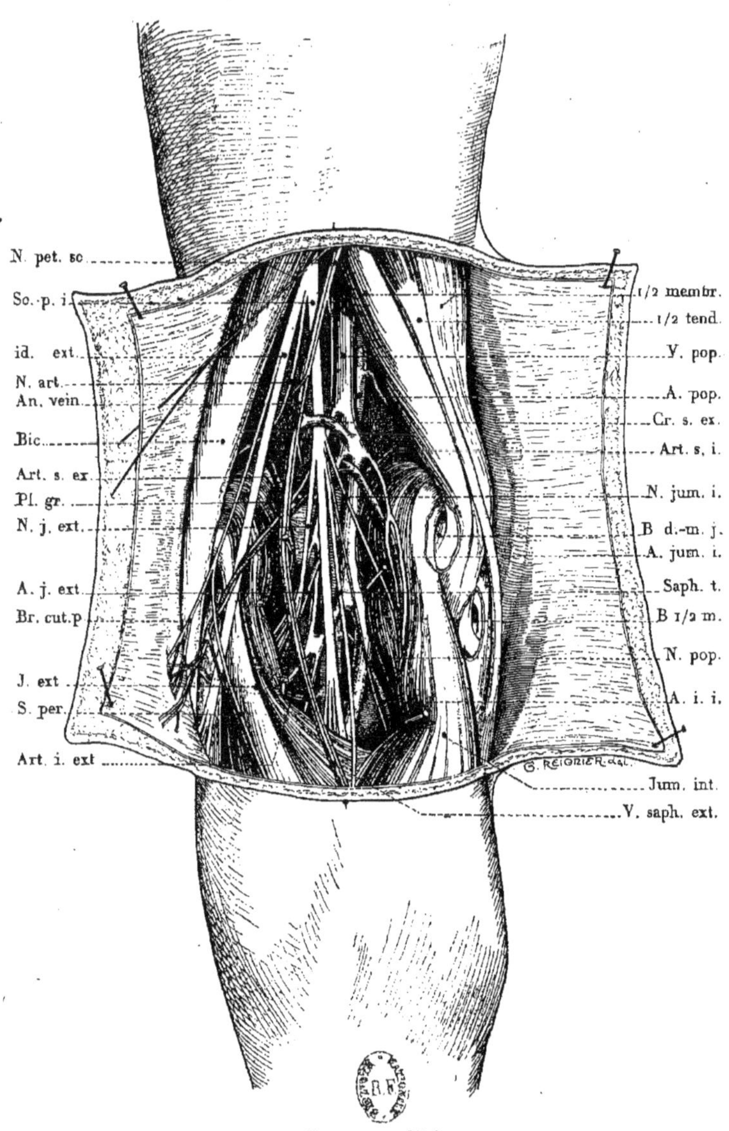

Creux poplité

18

un feuillet profond qui vient tapisser la face profonde du biceps, notamment sa courte portion ; cette aponévrose, qui se fixe dans la profondeur, à la ligne âpre et à sa branche externe de bifurcation, ferme en dehors le creux poplité. En dedans, l'aponévrose se comporte d'une façon identique, par rapport au demi-membraneux ; mais le feuillet profond est ici moins épais qu'en dehors ; il vient se fixer, dans la profondeur, au tendon du grand adducteur et à la ligne interne de bifurcation de la ligne âpre.

Avant d'étudier les organes qui traversent le creux poplité, nous dirons un mot des muscles qui limitent ce creux. Nous n'insisterons pas sur les détails de leurs insertions, qui seront étudiés avec plus de fruit quand nous traiterons de l'articulation du genou.

On dit classiquement que les muscles qui limitent le creux poplité décrivent un losange ; ce losange peut être divisé en deux triangles. Le triangle supérieur est limité, en dehors par le biceps, en dedans par le corps charnu du demi-membraneux, sur la face postérieure duquel vient s'imprimer le tendon arrondi du demi-tendineux.

Le triangle inférieur est beaucoup moins marqué ; les jumeaux, qui le limitent, plongent profondément au-dessous de la terminaison des muscles supérieurs, pour aller s'insérer au-dessus des condyles. C'est ainsi que le jumeau externe, souvent renflé par un noyau sésamoïde, vient coiffer le condyle externe du fémur, en s'insinuant sous le biceps, qui va à la tête du péroné ; ajoutons que le jumeau externe est flanqué, sur son bord interne, du plantaire grêle. Le jumeau interne coiffe le condyle interne et vient s'insinuer au-dessous du tendon du demi-membraneux fixé au tibia ; les bords de ces deux derniers muscles se réfléchissent l'un sur l'autre, et, à ce niveau, se trouve une bourse séreuse importante, la bourse séreuse commune au jumeau interne et au demi-membraneux. De plus, presque immédiatement après leur origine, les jumeaux s'accolent par leur bord axial, si bien que le triangle inférieur est presque nul, réduit à une ligne transversale, et que le losange poplité est plutôt un triangle. Il ne prend l'aspect d'un losange que lorsqu'on écarte artificiellement les bords accolés des jumeaux, pour étudier les organes profonds.

Dans l'écartement des muscles du creux poplité, on trouve de haut en bas : la surface poplitée du fémur, le ligament postérieur de l'articulation, constitué en partie par le tendon récurrent du demi-membraneux et, au-dessous, la face postérieure du muscle poplité. Ce dernier est recouvert par une forte aponévrose, qui n'est en réalité qu'un prolongement des fibres du soléaire. Nous renvoyons, pour l'étude du poplité et de la bourse séreuse qui accompagne son tendon, à l'articulation du genou (chap. XIII).

Le creux poplité est rempli d'une graisse abondante, qui voile les organes qu'il contient. Ces organes sont des nerfs et des vaisseaux, artériels, veineux et lymphatiques.

Nerfs. — Ce sont les nerfs qu'on rencontre tout d'abord ; le nerf

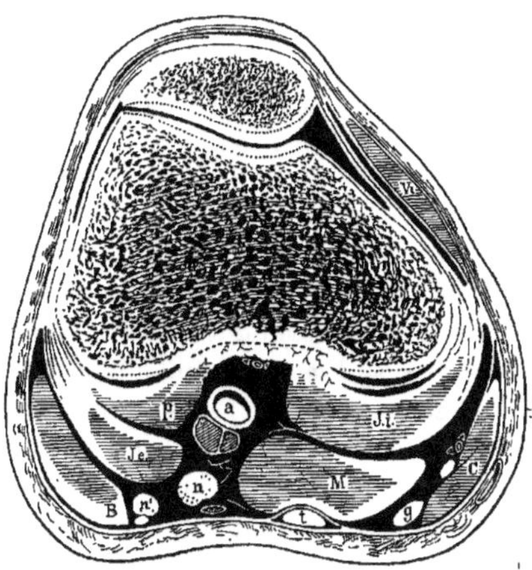

Fig. 11 (d'après Farabeuf). — Coupe du genou droit très près des limites supérieures du cartilage des condyles et de la trochlée.

Entre le bord externe mince de la rotule et le tubercule latéral externe s'étend l'épaisse bande fascia lata. Du côté interne se voit l'extrémité du muscle vaste interne **V. i.** et dessous un aileron rotulien distinct.

L'aponévrose couvre les muscles et tendons qui bornent le creux poplité, le biceps **B**, le demi-membraneux **M**, le demi-tendineux **t**, le grêle interne **g**, enfin le couturier couvrant le nerf saphène et ses vaisseaux satellites, couvert par la veine saphène interne sous-cutanée.

Des jumeaux, l'externe **J. e.** sous le plantaire grêle **p**, l'un et l'autre adhérents à la coque condylienne ; l'interne **J. i.** entre sa double insertion, présente une bourse muqueuse couvrant une coque condylienne prête à se perforer.

Dans la graisse, on voit l'artère **a**, profonde, avec sa veine adjacente ; le nerf est déjà divisé ; de l'externe **n'** comme de l'interne **n** vont se détacher les éléments du nerf saphène externe ; la veine de ce nom avoisine **n**, sous l'aponévrose.   (FARABEUF.)

sciatique aborde la région, par son angle supérieur ; il sort de dessous le long biceps, qui le croise. A ce niveau, le nerf sciatique est entouré d'une atmosphère adipeuse, qui se continue avec la graisse du creux poplité, fait important en pathologie pour expliquer la marche des abcès dans cette région. D'ordinaire, le nerf sciatique est déjà divisé dans cette région ; mais les deux branches sont encore accolées ; il suffit d'un coup de sonde cannelée pour les séparer. La branche externe, la moins volumineuse, est le *sciatique poplité externe* ; elle se dirige obliquement en bas et en dehors, parallèlement au bord interne du biceps. Le nerf croise la partie supérieure du jumeau externe, puis contourne le col du péroné et sort de la région, en passant sous une arcade fibreuse formée par les insertions du long péronier latéral; au moment de traverser son canal ostéo-fibreux, le nerf commence à s'étaler, indice précoce de sa division.

Le nerf sciatique poplité externe donne deux branches dans le creux poplité; ces branches, nées d'ordinaire d'une origine commune, sont superficielles, mais toujours sous-aponévrotiques; l'une, le *saphène péronier*, appelée encore accessoire du saphène externe, descend, accolée sur le jumeau externe, pour se terminer à la partie moyenne de la jambe, en s'anastomosant avec le saphène externe. Durant ce trajet, le nerf a traversé l'aponévrose, aux côtés de la veine saphène externe, pour devenir sous-cutané. La seconde branche, dite *branche cutanée péronière*, est plus externe; elle traverse l'aponévrose, pour se terminer dans la peau postéro-externe de la jambe.

Le *nerf sciatique poplité interne*, plus volumineux, descend dans le grand axe du losange; il disparaît sous les jumeaux, et plus bas, pénètre sous l'arcade du soléaire, en devenant nerf tibial postérieur. Dans son trajet vertical, le nerf croise obliquement la face postérieure de l'artère. si bien qu'externe à la partie supérieure, il devient interne par rapport à l'artère, dans sa partie inférieure. Le nerf sciatique poplité interne donne, dans le creux poplité, un grand nombre de branches. Ce sont :

1° Des *nerfs articulaires*. Ces nerfs plongent profondément dans la graisse du creux poplité; ils sont flexueux à ce niveau et leur dissection est difficile, quand on garde tous les organes de la région. Ils naissent dans la partie supérieure du creux poplité et s'accolent d'ordinaire aux artères articulaires supérieures ou moyennes, dont ils deviennent satellites. Nous représentons, planche 37, un nerf articulaire satellite de l'artère articulaire supérieure et externe.

2° Le *nerf saphène externe*, né de la face postérieure du tronc, descend verticalement, pour perforer assez bas l'aponévrose et devenir superficiel, aux côtés de la veine du même nom.

3° Les deux *nerfs des jumeaux*, qui pénètrent les muscles par la partie supérieure de leur bord axial; le nerf et les vaisseaux, qui pénètrent les jumeaux au même niveau, clivent en deux lames le corps musculaire.

4° Le *nerf du poplité*, assez volumineux, naît au-dessus des condyles fémoraux; il vient aborder le poplité par sa face postérieure, en perfo-

MUSCLES

Le muscle biceps sectionné, montre : dans le segment supérieur, les deux chefs qui le constituent [**Lg bic.**] [**Crt. bic.**] ; le segment inférieur vient s'insérer sur la tête du péroné [**Tête pér.**], entourant l'insertion du ligament latéral externe [**L. lat. ext.**]. Le bord postérieur du tendon du biceps envoie une expansion à l'aponévrose jambière.

Le muscle demi-membraneux sectionné [**1/2 memb. 1**], [**1/2 memb.**].

1/2 tend. = le demi-tendineux.

Les deux jumeaux sont sectionnés : le jumeau externe [**Jum. ext.**] est relevé et laisse voir le plantaire grêle [**Pl. gr. 1**], [**Pl. gr. 2**], dont une portion a été coupée. — Le jumeau interne est en place, du côté de son insertion supérieure. A la partie inférieure, on aperçoit la coupe des deux jumeaux fusionnés pour former la couche superficielle du triceps sural.

Le **soléaire** avec l'anneau formé par ses insertions supérieures [**Ann. sol.**],

M. pop. = muscle poplité qui sort, sous le ligament poplité arqué [**L. p. arq.**] et disparaît sous l'aponévrose [**Ap. pop.**] constituée, en grande partie, par des fibres prolongées du soléaire.

T. 3ᵉ add. = tendon du 3ᵉ adducteur.

La corde ligamenteuse [**Corde l.**] qui naît de l'aponévrose intermusculaire externe et vient se fixer au-dessus du condyle externe.

ARTÈRES

L'artère poplitée [**A. pop.**] avec les deux articulaires supérieures [**Art. s-i.**] [**A. s-e**] ; les deux jumelles qui pénètrent les muscles avec les nerfs correspondants [**A. et N. j. ext.**], [**A**] ; l'articulaire moyenne [**A. moy.**] ; les articulaires inférieures : l'interne]**A. i. i.**] disparaît sous l'aponévrose du poplité ; l'externe [**A. i. e.**] se glisse entre le ligament péronéosésamoïdien [**L. pér. sés.**] et le poplité arqué]**L. p. arq.**] ; plus en dehors, elle croise profondément le ligament latéral externe [**L. lat. ext.**]. L'artère poplitée disparaît sous l'anneau du soléaire, où elle se divise.

NERFS

Le nerf sciatique se divise en sciatique poplité externe [**N. sc. pop. ext.**] et en sciatique poplité interne [**N. sc. pop. int.**], qui donne successivement : le saphène externe [**N. saph. ext.**], le nerf du poplité [**N. du p.**] qui, sur ce sujet, sous-croise l'artère pour aborder le poplité, à côté de l'articulaire inféro-interne ; le nerf du jumeau interne ; le nerf du jumeau externe, né par un tronc commun avec le nerf postérieur du soléaire [**N. p. sol.**].

Puis, le sciatique poplité interne plonge, sous l'anneau du soléaire, pour devenir nerf tibial postérieur. On voit au-dessus de l'arcade l'origine de plusieurs nerfs, destinés à la face antérieure du soléaire et aux muscles de la couche profonde.

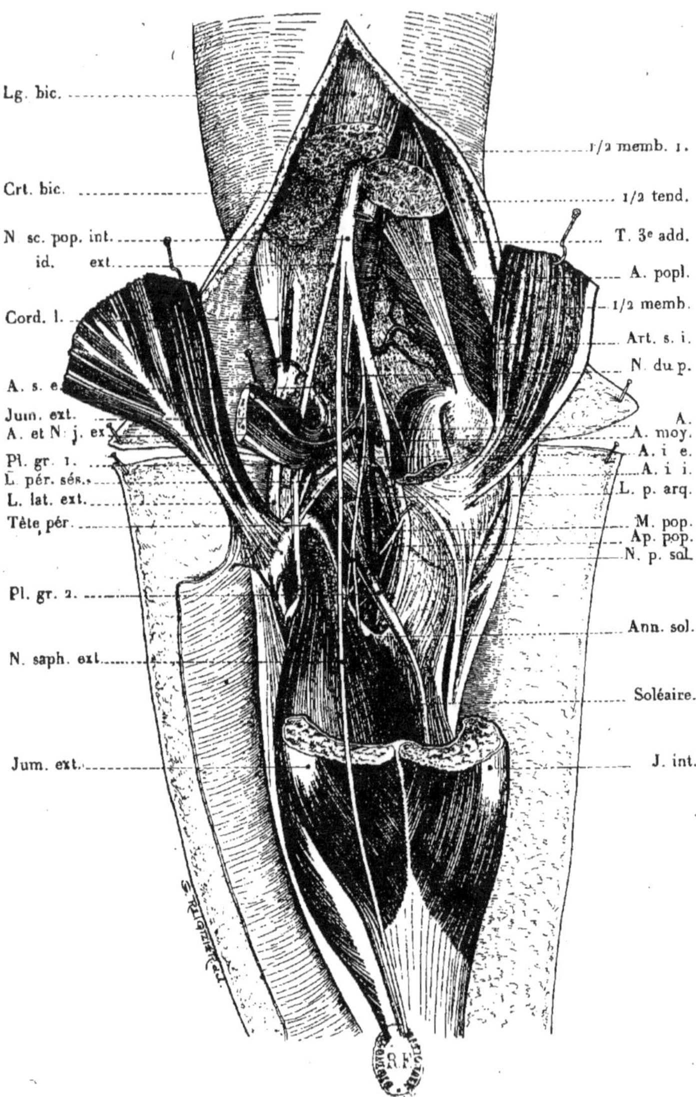

Région postérieure de la jambe (partie supérieure)

MASSON ET Cᶦᵉ, ÉDITEURS

rant l'aponévrose qui le recouvre ; le trajet de ce nerf est très variable, il croise le paquet vasculo-nerveux, en passant tantôt en arrière, tantôt en avant. Dans sa portion inférieure, le nerf s'accole à l'artère articulaire inférieure et interne. Outre ses filets musculaires, le nerf du poplité donne des rameaux vasculaires pour les deux branches de division du tronc tibio-péronier ; un de ces filets, que nous retrouverons à la jambe, passe, avec l'artère tibiale antérieure, dans l'orifice supérieur du ligament interosseux et se distribue à ce ligament ; on donne à ce filet, décrit par FISHER, puis par HALBERTSMA, le nom de nerf du ligament interosseux.

5° Le *nerf postérieur du soléaire*, né souvent par un tronc commun avec le nerf du jumeau externe, passe entre le jumeau et le plantaire grêle, pour pénétrer dans le soléaire par sa face postérieure, tout près de l'anneau du soléaire.

D'ordinaire, un peu au-dessus de l'anneau du soléaire, le sciatique poplité interne s'étale légèrement ; c'est qu'il va donner le nerf antérieur du soléaire, que l'on ne peut pas voir dans une préparation du creux poplité.

Artères. — Les vaisseaux poplités sont situés plus profondément que le nerf (fig. 11). Dans la partie fémorale du creux poplité, là où on pratique la ligature, ils sont situés en avant et en dedans du nerf sciatique poplité interne ; une graisse abondante sépare d'ordinaire le nerf des vaisseaux ; et c'est une des principales difficultés de la préparation que d'extirper cette graisse, souvent fluide, qui englobe tous les organes du creux. Le paquet vasculaire comprend, d'arrière en avant, la veine puis l'artère ; ces deux vaisseaux, compris dans une gaine commune, sont accolés, mais l'artère déborde en dedans la veine, si bien qu'il est classique de comparer le nerf, la veine et l'artère, à trois marches d'escalier qu'on descend de dehors en dedans ; encore est-il bon d'ajouter que la marche qui sépare le nerf de la veine est beaucoup plus haute que celle qui sépare la veine de l'artère.

L'*artère poplitée* pénètre dans la région par l'anneau du troisième adducteur ; dans une première portion, l'artère est oblique en bas et en dehors, croisant ainsi la surface poplitée, dont elle est toujours séparée par un peu de graisse ; dans une deuxième portion, l'artère descend, verticalement couchée sur le ligament postérieur de l'articulation, puis sur le muscle poplité ; au-dessus de ce dernier elle est très proche du bord postérieur des plateaux tibiaux, rapport dangereux dans la résection du genou. Dans sa portion verticale, l'artère est recouverte par les jumeaux et le plantaire grêle ; elle quitte la région, en passant sous l'anneau du soléaire, et en se divisant en tibiale antérieure et tronc tibio-péronier.

L'artère poplitée donne sept branches ; deux jumelles et cinq articulaires.

Les deux *artères jumelles* naissent au niveau des condyles, au-dessous de l'origine des articulaires supérieures ; elles deviennent bientôt satellites des nerfs des jumeaux et pénètrent le bord axial de ces muscles ; d'ordinaire, les artères sont situées à la face profonde des nerfs. En général, une des jumelles donne un rameau descendant, satellite de la veine saphène externe.

Outre les artères jumelles, la poplitée donne un certain nombre de rameaux musculaires, variables de nombre et d'importance ; l'un des plus constants naît de la partie supérieure de la poplitée et se distribue au demi-membraneux et aux muscles voisins.

Les artères articulaires sont au nombre de cinq.

Les deux artères articulaires supérieures naissent au-dessus des condyles. L'*articulaire supérieure et interne* s'accole à la surface poplitée au-dessus de l'insertion du jumeau interne ; elle passe au-dessous du demi-membraneux et contourne le fémur en passant entre le tendon du troisième adducteur et le bord interne du fémur ; là elle s'anastomose avec les divisions de la grande anastomotique.

L'*articulaire supérieure et externe* naît un peu au-dessous de l'interne. Elle suit, au-dessus du jumeau externe, un trajet symétrique à celui de l'articulaire interne ; elle croise le bord externe du fémur en passant sous le biceps, entre ce dernier et un petit ligament fibreux qui de l'aponévrose du triceps va s'insérer à la partie supérieure du condyle externe (v. pl. 38). L'artère se divise ensuite en filets supérieurs qui contournent le fémur, en dessous du crural, s'anastomosant avec la grande anastomotique, et en filets inférieurs qui se terminent autour de la rotule.

L'*artère articulaire moyenne*, souvent multiple, naît de la face antérieure de l'artère et pénètre par un des orifices du ligament postérieur de l'articulation ; elle se termine ensuite dans l'espace intercondylien et les ligaments croisés.

L'*artère articulaire inférieure et externe* naît au niveau de l'interligne ; elle se porte en dehors sous le jumeau et le plantaire grêle, appliquée sur le ligament poplité arqué ; l'artère passe en dehors entre le ligament latéral externe et le ménisque externe et vient se diviser dans l'espace celluleux situé entre la capsule et le plan du fascia lata.

L'artère articulaire inférieure et interne naît au niveau ou au-dessous de l'externe ; elle descend obliquement en bas et en dedans, pénètre dans la gaine du poplité, à côté du nerf de ce muscle ; croise le bord interne du tibia, au-dessous de sa tubérosité interne, entre l'os et le ligament latéral interne, pour se diviser dans l'espace celluleux compris entre la capsule et l'expansion des vastes.

Les artères articulaires supérieures et inférieures forment deux cercles autour de l'articulation du genou ; en avant elles s'anastomosent en un réseau périrotulien, communiquant en haut avec la grande anastomotique, en bas avec la récurrente tibiale antérieure.

Veines. — La veine poplitée croise en X la face postérieure de l'artère. A la partie supérieure la veine est située en arrière et en dehors de l'artère, tandis qu'à la partie inférieure la veine est en arrière et en dedans. Dans la moitié supérieure du creux poplité la veine est unique, dans la moitié inférieure il y a presque toujours, outre la grosse veine poplitée, un canal collatéral longeant la face externe de l'artère. C'est à la portion moyenne que la veine poplitée reçoit, par sa face postérieure, la terminaison de la crosse de la saphène externe ; cette crosse pénètre dans le creux poplité en passant en dedans du sciatique poplité interne ; assez rarement la pénétration se fait dans la fourche du sciatique, entre les deux sciatiques poplités. De la convexité de la crosse de la saphène, part un canal anastomotique assez volumineux (veine saphène postérieure), qui remonte, sous le demi-membraneux, et se termine plus ou moins haut, à la cuisse, dans la veine saphène interne. Dans certains cas, cette anastomose paraît être la continuation de la saphène externe.

La veine poplitée reçoit de nombreuses collatérales, satellites des branches artérielles ; ces collatérales abordent d'ordinaire la veine au-dessous de l'embouchure de la saphène ; elles forment, avec les branches artérielles et nerveuses, un entrelacement complexe, difficile à préparer proprement. Au-dessus de l'embouchure de la saphène, le tronc de la veine devient régulier ; il présente, à ce niveau, une paroi grisâtre et épaisse, expliquant la confusion possible avec l'artère.

Lymphatiques. — Le creux poplité contient des vaisseaux et des ganglions lymphatiques ; on trouve trois étages ganglionnaires, tous sous-aponévrotiques.

Le plus superficiel est constitué par un ganglion, dit saphène externe, situé en dehors de la crosse de la saphène ; il reçoit les troncs lymphatiques satellites de la veine ; on peut parfois les disséquer.

Le groupe moyen, plus important, satellite des vaisseaux poplités, situé tantôt en dehors, tantôt en dedans, les uns intercondyliens les autres sus-condyliens reçoivent : 1° les satellites des vaisseaux tibiaux postérieurs et péroniers ; 2° les satellites des vaisseaux tibiaux antérieurs qui traversent avec l'artère le ligament interosseux.

Le groupe profond, peu important, est constitué par un petit ganglion, accolé au ligament postérieur, en avant des vaisseaux ; il reçoit les lymphatiques articulaires.

Les efférents de ces ganglions suivent deux voies ; la plus importante est la voie des vaisseaux poplités ou voie profonde ; l'autre, voie superficielle, suit l'anastomose veineuse aboutissant à la veine saphène.

Nous n'étudierons pas ici les *bourses séreuses* du creux poplité, renvoyant à l'articulation du genou (ch. xiii).

CHAPITRE VII

RÉGION POSTÉRIEURE DE LA JAMBE

Une incision médiane part du creux poplité et descend jusqu'au cal-caneum ; on relève la peau en deux volets latéraux, grâce à des incisions transversales, branchées aux extrémités de l'incision longitudinale ; les incisions inférieures vont de la pointe du talon aux pointes malléolaires. L'incision va jusqu'à l'aponévrose ; en relevant la peau, on trouve des filets nerveux, qui l'abordent par sa face profonde ; sur la ligne médiane, ce sont, dans la moitié supérieure, les filets terminaux du petit sciatique, très fins ; dans la moitié inférieure, des filets du saphène externe, devenu sus-aponévrotique aux côtés de la veine de même nom. Latéralement, on trouve, en dehors, des filets de la branche cutanée péronière et du saphène péronier, avant son anastomose avec le tronc du saphène externe, qui s'effectue un peu au-dessus du talon ; en dedans, on trouve les filets postérieurs du nerf saphène interne, satellite de la grosse veine du même nom.

L'aponévrose est incisée comme la peau ; dans la moitié supérieure de la jambe, on suit le trajet de la veine saphène externe et du nerf de même nom ; ces organes, accompagnés de vaisseaux lymphatiques quelquefois visibles, traversent très obliquement l'aponévrose ; nettement sous-aponévrotiques, en haut de la jambe, ils sont nettement sous-cutanés, à la partie inférieure.

Muscles. — L'aponévrose relevée, nous tombons sur le plan des jumeaux, qui constitue la couche musculaire la plus superficielle. Nous trouvons en effet à la jambe deux couches musculaires, entre lesquelles cheminent les vaisseaux et les nerfs. La *couche superficielle* comprend le triceps sural, formé de deux plans : l'un, d'origine fémorale constitué par les deux jumeaux : l'autre, d'origine jambière, constitué par le soléaire. Entre les deux plans chemine le plantaire grêle. La *couche profonde* comprend trois muscles d'origine jambière, les deux fléchisseurs des orteils et, entre eux, le jambier postérieur.

Les *jumeaux* naissent au-dessus des condyles du fémur ; leur inser-

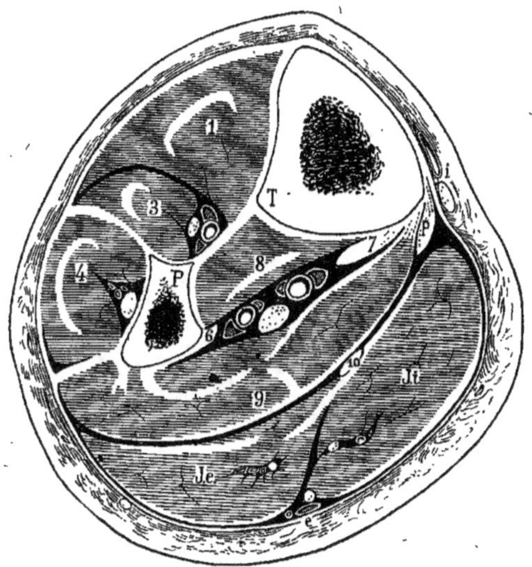

Fɪɢ. 12 (d'après Farabeuf). — Coupe du mollet droit.

Le ligament interosseux va du péroné **P** au tibia **T**. Dans cet os le canal de l'artère nourricière se voit près du chiffre **7**.

Devant les os : deux muscles seulement : **1**, jambier antérieur ; **3**, extenseur commun (le propre ne se voit que plus bas) ; dans l'interstice, artère tibiale antérieure et ses veines ; le nerf qui vient d'arriver est encore externe et non franchement antérieur.

En dehors du péroné : le muscle long péronier latéral **4** et, dans son tunnel, le nerf musculo-cutané et ses ramuscules vasculaires satellites.

Derrière les os, la masse du mollet est formée par les jumeaux internes **J. i.** et externe **J. e**, nerfs et vaisseaux nourriciers inclus ; la veine saphène externe **e** et son nerf dans leur interstice, encore sous l'aponévrose ; **10** est le tendon du plantaire grêle

Le soléaire **9** s'étale sur les vaisseaux et nerfs ; son attache tibiale est couverte par l'extrémité inférieure du poplité **p** ; tout près se trouvent la veine et le nerf saphènes internes **i**. A ce niveau se distinguent bien les tendons originel et terminal de ce muscle soléaire : le terminal couvre la face postérieure du muscle et envoie une cloison partielle dirigée vers le péroné. Le tendon d'origine qui, plus haut, est une lame continue allant du péroné au tibia, se trouve ici divisé ; il fournit des insertions par ses deux faces mais principalement par la postérieure : la face profonde de la partie tibiale, celle-là même qui couvre l'artère tibiale, n'est point totalement garnie de fibres musculaires, au contraire de ce qui a lieu pour la partie péronière.

La coupe n'intéresse que l'origine fort mince de **6**, fléchisseur propre du gros orteil, et **7**, fléchisseur commun. Le jambier postérieur **8** est bien développé. Sur lui repose le nerf tibial postérieur flanqué des artères et veines tibiales postérieures et péronières.   (Fᴀʀᴀʙᴇᴜғ.)

tion supérieure sera étudiée en détail à l'articulation du genou. Le *jumeau externe* s'insère, par un fort tendon, à la face externe du condyle externe, au-dessus et en arrière de la tubérosité externe, et par des fibres charnues, sur une ligne courbe à concavité inférieure.

allant de cette facette au tubercule sus-condylien externe. De là, le
muscle descend en coiffant la coque du condyle externe, à laquelle il
adhère dans sa moitié supérieure ; le jumeau externe contient, au
niveau de la coque, un noyau fibro-cartilagineux. Pour pouvoir disséquer la partie supérieure du jumeau, il faut avoir préalablement sec-

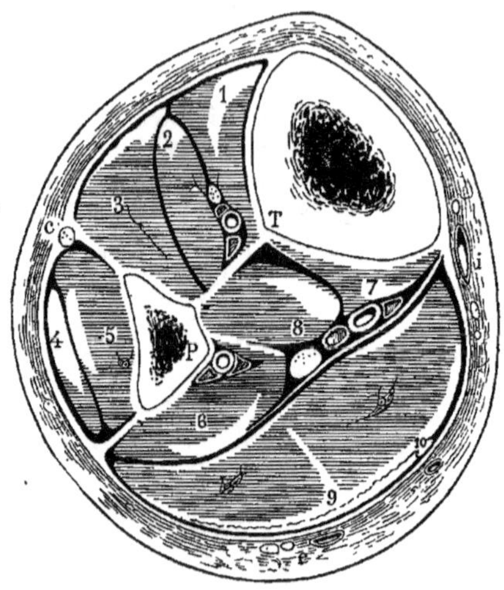

Fig. 13 (d'après Farabeuf). — Coupe de la jambe droite au-dessus du tiers inférieur.

Devant le ligament interosseux : **1**. jambier antérieur ; **2**, extenseur propre du gros orteil ; **3**, extenseur commun. Entre **1** et **2**, près de la lettre **T** : nerfs et vaisseaux tibiaux antérieurs.

En dehors du péroné : **4**, long péronier latéral et ses dernières fibres ; **5**, court péronier encore
très charnu ; **c**, le nerf musculo-cutané au moment où il devient sous-cutané.

Derrière les os : **6**, muscle fléchisseur propre du gros orteil et vaisseaux péroniers inclus ; **7**,
fléchisseur commun ; **8**, jambier postérieur couvert par le nerf tibial postérieur ayant à son côté
interne les vaisseaux homonymes qu'un feuillet appréciable commence à couvrir ; **9**, soléaire, le
chiffre est placé sur le tendon terminal dont la lame extérieure est couverte par celui des jumeaux
et du plantaire grêle **10**.

La veine saphène externe **e** est sous la peau avec son nerf et son accessoire ; la saphène interne **i**,
avec son nerf bifurqué, avoisine le bord interne du tibia.　　　　　(FARABEUF.)

tionné le biceps, qui le recouvre. De même, pour disséquer l'origine
du jumeau interne, il faut sectionner le demi-membraneux. Le *jumeau
interne* s'insère par un tendon, sur une surface triangulaire, située en
dehors du tubercule du troisième adducteur, et, par des fibres charnues, sur une courbe sus-condylienne, à concavité inférieure ; cette
courbe passe à une certaine distance du condyle et va de la facette
triangulaire au tubercule sus-condylien interne, qu'elle déborde un
peu en dehors. Le jumeau interne coiffe, comme l'externe, son condyle ;
mais il adhère moins à la coque que son congénère ; de plus M. POIRIER
a signalé, au-dessous de l'attache du muscle au tubercule sus-condylien,

une petite bourse séreuse. Cette bourse est distincte de la bourse du jumeau interne qui communique souvent avec l'articulation, à travers la coque interne.

Les aponévroses d'origine des muscles jumeaux s'étalent largement à

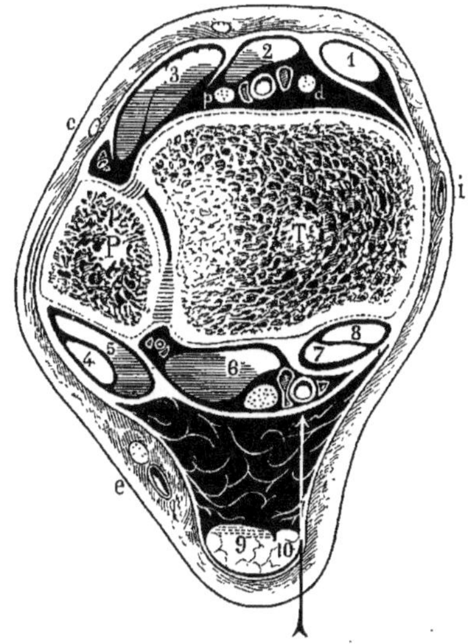

Fig. 14 (d'après Farabeuf). — Coupe de la jambe droite immédiatement au-dessus de l'articulation tibio-tarsienne à travers les malléoles.

T, tibia ; **P**, péroné.

Devant les os, sous l'arcade aponévrotique imparfaitement cloisonnée, l'on voit, en allant de dedans en dehors : le tendon jambier antérieur **1** ; celui de l'extenseur propre **2** encore garni de quelques fibres et couvrant les vaisseaux tibiaux antérieurs et le nerf divisé **d** pour le dos du pied et **p** pour le pédieux ; celui de l'extenseur commun **3** et du péronier antérieur également accompagnés d'un peu de chair musculaire.

Devant le péroné, comme aussi derrière, petits vaisseaux péroniers : les premiers sont venus ici après perforation du ligament interosseux

Derrière les os, une première aponevrose embrasse le tendon d'Achille **9**, le plantaire grêle **10** et la graisse sus-calcanéenne ; une seconde applique nerf, vaisseaux et tendons : derrière la malléole péronière, le tendon **4** superficiel et nu du long péronier et le tendon **5** garni des dernières fibres du court péronier ; dans la gouttière de la malléole tibiale, des tendons jambier postérieur **8** et fléchisseur commun **7**, celui-ci couvrant celui-là ; enfin, au milieu, extrémité du muscle et tendon fléchisseur propre **6** sur lequel est appliqué le gros nerf tibial postérieur ayant à son côté interne l'artère tibiale postérieure et ses veines souvent grosses et variqueuses. La flèche rasant le bord interne du tendon d'Achille tombe sur les vaisseaux.

Sous la peau : en avant, musculo-cutané **c** ; veines et nerf saphènes internes **i** ; veine et nerf saphènes externes **e**.   (FARABEUF.)

la face postérieure du mollet. Elles donnent naissance, par leur face antérieure, à des fibres charnues, qui vont se terminer sur la face postérieure de l'aponévrose de terminaison ; les muscles jumeaux forment, à la jambe, une saillie marquée qui constitue le relief du mollet. La saillie du jumeau interne est toujours beaucoup plus considérable que celle de l'externe. Les aponévroses de terminaison des jumeaux se fusionnent bientôt et constituent, à la partie inférieure de la jambe, le plan superficiel du tendon d'Achille. Une fois disséqués, les jumeaux sont sectionnés traversalement et relevés vers leurs insertions. Nous ne décrivons pas ici la bourse séreuse du jumeau interne et du demi-membraneux (Voyez articulation du genou).

Entre les jumeaux et le soléaire, descend obliquement le *plantaire grêle ;* ce petit muscle, sans importance, naît du condyle externe, au-dessus de l'insertion du jumeau externe, s'accole au bord axial de ce muscle, qu'il englobe parfois, passe entre le nerf postérieur du soléaire et l'artère poplitée et, se dirigeant en bas et en dedans, vient se fusionner avec le tendon d'Achille.

Le *soléaire* est un muscle large et puissant qui constitue le plan profond du triceps sural. Il s'insère : 1° sur la face postérieure du péroné. Cette forte insertion se fait, par des fibres charnues, à une large surface en virgule, à pointe inférieure, marquée sur le tiers supérieur de la face postérieure du péroné ; en dehors de cette surface, l'insertion se continue par une aponévrose, qui s'attache au bord externe du péroné, adhère à la cloison qui sépare ce muscle des péroniers et notamment à l'arcade fibreuse sous laquelle passe le nerf sciatique poplité externe. En haut, les insertions se font à la partie postérieure de la tête du péroné, où elles affleurent l'insertion du biceps ; 2° sur le tibia, le soléaire s'insère à la ligne oblique de la face postérieure de cet os et au tiers moyen de son bord interne. En réalité, une partie des fibres qui s'insèrent sur la ligne oblique se prolongent dans l'aponévrose du poplité ; cette forte aponévrose, qui s'insère en haut au rebord postérieur des plateaux tibiaux, peut en effet être considérée comme une insertion prolongée du soléaire ; 3° le soléaire naît encore d'une arcade fibreuse, à concavité supérieure, unissant les insertions péronières aux insertions tibiales. Cette arcade est surtout importante par ce fait que c'est sous elle que plongent les vaisseaux poplités et le nerf sciatique poplité interne pour devenir tronc tibio-péronier et nerf tibial postérieur. Les insertions du soléaire paraissent se faire surtout par des fibres charnues ; mais, si l'on pratique une section transversale du muscle, on trouve, au-dessous d'un plan épais de fibres charnues, une aponévrose d'origine. Cette aponévrose, qui s'insère sur le péroné, la ligne oblique du tibia et l'arcade du soléaire, descend à l'intérieur du muscle, constituant l'aponévrose dite *intra-musculaire*, point de repère utile dans la ligature de l'artère tibiale postérieure ; cette aponévrose descend très bas à l'intérieur du soléaire ; unique à la partie

PLANCHE 39. — *Région postérieure de la jambe.*

MUSCLES

Tend. 3ᵉ add. = tendon du troisième adducteur.

Jum. ext. et Jum. int. = les deux jumeaux, sectionnés près de leur insertion supérieure.

Bic. = tendon du biceps, coupé près de son insertion à la tête du péroné.

Popl. = muscle poplité, qui sort sous le ligament poplité arqué [**Arq.**] ; on a laissé subsister la partie interne de l'aponévrose du poplité [**Ap. popl.**], qui est en réalité une insertion étalée du soléaire.

Le muscle soléaire a été sectionné horizontalement, à sa partie moyenne, le segment supérieur a été sectionné verticalement, la coupe passant par l'anneau du soléaire [**C. an. sol.**] ; sur les coupes musculaires, on aperçoit l'aponévrose d'origine intramusculaire [**Ap. intram.**]. **Tend. Achille** = tendon d'Achille, rabattu, pour montrer la bourse rétrocalcanéenne [**B. rétro.-calc.**].

M. fléch. propre. = muscle fléchisseur propre.

T. fl. com. = tendon du fléchisseur commun.

T. j. post. = tendon du jambier postérieur, qui sous-croise de dehors en dedans le tendon du fléchisseur commun.

M. crt. pér. lat. = court péronier latéral.

ARTÈRES

Art. popl. = artère poplitée.

Art. sup. ext. — Art. sup. int. = les deux artères articulaires supérieures.

A. inf. ext. A., inf. int. = les deux articulaires inférieures.

Art. moy. = artère articulaire moyenne.

A. et N. jum. e. = artère et nerf du jumeau externe.

N. et A. jum. int. = nerf et artère du jumeau interne.

A. tib. ant. = artère tibiale antérieure, perforant la partie supérieure de l'espace interosseux.

Tr. tib.-pér. = tronc tibio-péronier.

Art. péron. = artère péronière, qui pénètre le fléchisseur propre et se divise en péronière antérieure et péronière postérieure [**Art. péron. post.**] seule visible ici au moment où elle croise le ligament postérieur de l'articulation tibio-péronière [**L. post. d'art. tib. péron.**].

A. tib. post. = artère tibiale postérieure.

NERFS

N. sciatique = grand nerf sciatique bientôt divisé en les deux sciatiques poplités externe et interne [**N. sc. pop. int.**] et [**Id. ext.**].

Le sciatique poplité interne donne successivement :

N. saph. ext. = le nerf saphène externe.

Les nerfs des jumeaux, déjà mentionnés avec les artères satellites.

N. du poplité. = le nerf du poplité, né très haut, pénètre le muscle avec l'artère articulaire inférieure et interne.

N. post. sol. = nerf postérieur du soléaire, c'est-à-dire abordant le soléaire par sa face postérieure, tandis que **N. ant. sol.** = le nerf antérieur, naît plus bas, au-dessous de l'anneau du soléaire, du tronc du nerf tibial postérieur, continuation du sciatique poplité interne.

Ram. vasc. et interos. = rameau vasculaire et interosseux, satellite de l'artère tibiale antérieure.

N. jamb. post. = nerf du jambier postérieur né très haut.

N. fléch. pr. = nerf du fléchisseur propre.

N. fl. commun. = nerf du fléchisseur commun.

a et b = boutonnières nerveuses.

NOTA. — Rien n'est variable comme l'origine de ces différents nerfs ; seule la terminaison est à peu près constante.

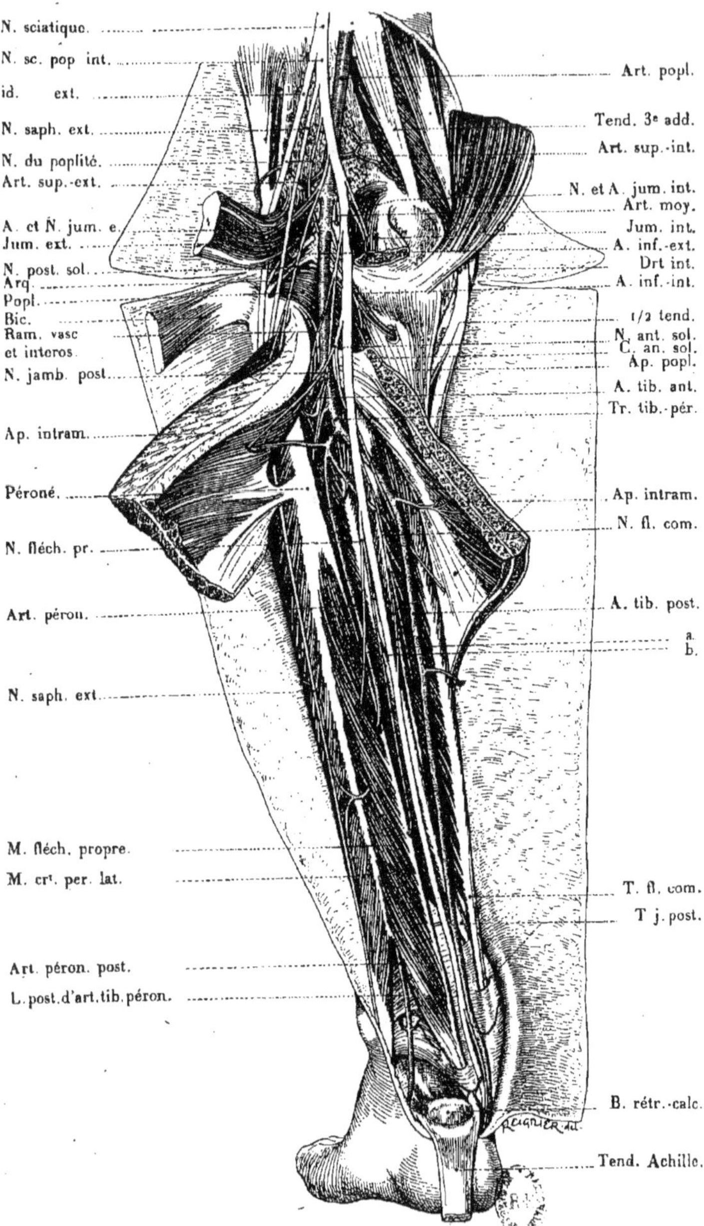

Région postérieure de la jambe

MASSON ET Cie, ÉDITEURS

supérieure du muscle, elle se divise, en bas, en deux languettes latérales, qui finissent par disparaître à la partie inférieure de la jambe. Cette aponévrose d'origine donne naissance à des fibres musculaires par ses deux faces ; mais, tandis que les fibres nées sur sa face postérieure sont constantes et abondantes, les fibres nées sur la face antérieure sont beaucoup moins nombreuses ; elles manquent presque chez les sujets peu musclés, si bien que, dans ces cas, l'artère tibiale postérieure est directement accolée sous cette aponévrose. Les fibres musculaires du soléaire se terminent à la face profonde d'une aponévrose de terminaison, dont on aperçoit la face superficielle, resplendissante et nacrée, au-dessous des jumeaux. A ce niveau les aponévroses de terminaison des deux muscles s'accolent pour se fusionner plus bas.

Mais toutes les fibres du solaire ne peuvent pas se terminer sur cette aponévrose ; celles qui naissent de la face antérieure de l'aponévrose d'origine viennent finir sur les faces latérales d'une aponévrose orientée dans le sens antéro-postérieur et située en avant de l'aponévrose d'origine intra-musculaire. A la partie inférieure, quand l'aponévrose d'origine est bifurquée, la lame antéro-postérieure peut alors se fusionner par son bord postérieur avec la face profonde de l'aponévrose de terminaison ; si bien qu'une coupe passant par le tiers inférieur du soléaire montre une aponévrose en T ; c'est l'aponévrose de terminaison et, de chaque côté de la branche verticale du T, dans la chair musculaire, on aperçoit les deux pointes terminales de l'aponévrose d'origine. L'aponévrose de terminaison se fusionne avec celle des jumeaux ; le tout forme un fort tendon, faisant relief à la partie postérieure du cou-de-pied, c'est le tendon d'Achille, qui vient s'insérer en s'épanouissant sur la moitié inférieure de la face postérieure du calcanéum ; une *bourse séreuse, dite rétro-calcanéenne*, le sépare de la moitié supérieure. Cette bourse séreuse déborde en haut le calcanéum et une grosse frange adipo-synoviale vient déprimer son plafond.

Le tendon d'Achille est englobé dans un dédoublement de l'aponévrose jambière et, sur sa face postérieure, le tissu cellulaire qui l'en sépare est lâche, presque séreux, constituant une sorte de bourse séreuse en formation, *bourse rétro-tendineuse*.

Pour bien voir la constitution du soléaire et pour pouvoir continuer la dissection, il faut sectionner transversalement le muscle, au-dessous de son insertion au bord interne du tibia, et fendre verticalement le segment supérieur du muscle, en passant par l'arcade du soléaire, et en ayant soin de n'intéresser, dans cette section verticale, ni le nerf postérieur, ni le nerf antérieur du muscle (v. pl. 39).

19**

Le triceps sural est un extenseur adducteur du pied; par sa contraction, il met le pied en varus équin.

Le plan profond des muscles de la loge postérieure de la jambe comprend : en haut le poplité, en bas les deux fléchisseurs et le jambier postérieur.

Le *poplité*, dont nous verrons le tendon, à l'articulation du genou, s'insérer sur le condyle externe, au-dessous de la tubérosité, passe sous le ligament latéral externe, sous le ligament poplité arqué, reposant sur la partie supérieure de l'articulation tibio-péronière, et se creusant une gouttière sur le rebord postérieur du plateau tibial. Le tendon est accompagné, à sa face profonde, par un prolongement de la synoviale du genou. Le muscle vient s'étaler à la face postérieure du tibia et s'insère à la surface triangulaire, située au-dessus de la ligne oblique. Nous avons déjà vu que son épaisse aponévrose d'enveloppe était en partie constituée par des fibres d'insertion du soléaire.

Les trois muscles longs du plan profond sont séparés du plan superficiel par une mince aponévrose, tendue du bord interne du tibia au bord externe du péroné. Cette même aponévrose accole les vaisseaux et nerfs sur les muscles profonds.

Le *fléchisseur commun des orteils* naît de la moitié interne de la face postérieure du tibia, au-dessous de la ligne oblique; on sait, qu'au-dessous de cette ligne, une crête sépare la face postérieure du tibia en deux territoires : c'est de l'interne que naît le fléchisseur commun ou tibial; les fibres musculaires de ce muscle viennent, comme les barbes d'une plume, se jeter sur les deux bords d'un tendon qui apparaît à la face postérieure du muscle; chez les sujets peu musclés, le fléchisseur commun n'a pas d'autres insertions; mais, bien souvent, ses fibres externes vont s'insérer plus loin sur toute la ligne oblique du tibia et même jusque sur le péroné; dans ces cas, une sorte d'arcade fibreuse est tendue entre la face postérieure du péroné, dans sa partie supérieure, et la partie tout inférieure du tibia, en dedans de la gouttière du fléchisseur propre; de la convexité de cette arcade, qui regarde en dedans, naissent des fibres du fléchisseur commun, qui recouvrent et cachent le jambier postérieur. Cette arcade est très variable; son insertion supérieure ne remonte pas toujours jusqu'au péroné et s'arrête parfois au tibia; dans tous les cas, le muscle jambier postérieur s'engage au-dessous d'elle. Ce dernier muscle croise en effet la face antérieure du tendon du fléchisseur, à la partie inférieure de la jambe : si bien que, derrière la malléole interne, le fléchisseur commun se creuse une gouttière, en dehors du tendon jambier postérieur; à ce niveau les deux tendons sont appliqués sur l'os par de fortes fibres transversales constituant la gaine des tendons. Plus bas, le fléchisseur croise le ligament latéral interne, s'applique sur le sommet de la petite apophyse du calcanéum et, traversant la plante du pied, où nous le décrirons, vient jouer au niveau des orteils le rôle de fléchisseur profond.

Le *fléchisseur propre du gros orteil*, ou fléchisseur péronier, s'insère, au-dessous du soléaire, à la face postérieure du péroné, dans ses deux tiers inférieurs ; souvent, quelques-unes de ses fibres naissent de la concavité de l'arcade, que nous avons décrite avec le fléchisseur commun ; dans ces cas, toute la partie supérieure du jambier postérieur est invisible, cachée par un plan musculaire d'épaisseur variable. Les fibres, nées musculaires, se jettent sur le bord externe d'un tendon qui reçoit très bas des fibres musculaires ; le tendon glisse dans une gouttière située à la face postérieure du tibia, au niveau de son extré‑ mité inférieure. A ce niveau, on voit sur le tibia un gros tubercule, c'est toujours en dehors que glisse le fléchisseur propre ; un espace considérable sépare toujours la gouttière des deux fléchisseurs ; c'est dans cet espace qu'on trouve le paquet vasculo-nerveux ; chez certains sujets, le fléchisseur propre ne glisse pas dans la gouttière tibiale, mais plus en dehors, au niveau de l'articulation péronéo-tibiale in‑ férieure, immédiatement sur le ligament postérieur de cette articu‑ lation. De là, le tendon glisse dans la gouttière de la face postérieure de l'astragale, en dedans de l'os trigone ; puis, le tendon se réfléchit dans la gouttière, située au-dessous de la petite apophyse du calca‑ néum et aborde la plante du pied, où, après s'être entre-croisé avec le fléchisseur commun, il se termine sur la phalange unguéale du gros orteil.

Le *jambier postérieur*, situé entre les deux fléchisseurs, sur un plan plus profond, s'insère : 1° sur le tibia, aux deux tiers supérieurs de la surface longitudinale externe de la face postérieure de cet os, au-des‑ sous de la ligne oblique ; 2° aux deux tiers supérieurs du ligament interosseux ; 3° aux deux tiers supérieurs de la portion de la face interne du péroné située en arrière de l'insertion du ligament interos‑ seux ; de ces insertions, les fibres musculaires se jettent, comme les barbes d'une plume, sur un volumineux tendon, qui vient se glisser entre le tibia et le tendon fléchisseur-commun, pour suivre, derrière la malléole interne, une gouttière située immédiatement en dedans de celle du fléchisseur commun. Le tendon du jambier postérieur est tou‑ jours beaucoup plus gros que celui du fléchisseur, et sa gouttière est toujours plus marquée. Les tendons glissent dans cette gouttière au moyen d'une bourse séreuse indépendante. Ils sont appliqués sur l'os par des tractus fibreux très résistants, qui transforment en canal ostéo-fibreux les gouttières creusées derrière la malléole. Le jambier postérieur contourne la pointe de la malléole interne en s'appliquant sur le ligament latéral interne de l'articulation ; il se renfle, en passant au niveau de la tête astragalienne, en un noyau sésamoïde et vient se jeter sur le tubercule du scaphoïde ; mais ses fibres inférieures irradient à la plante du pied, se fixant aux trois cunéiformes et aux trois métatarsiens moyens. Nous verrons, à la plante du pied, la continuation d'une partie des fibres de ce tendon avec les muscles courts de la plante.

Vaisseaux. — Renvoyant au chapitre du creux poplité pour les branches de l'artère poplitée, se distribuant aux muscles de notre région, nous étudierons les artères, au-dessous de l'anneau du soléaire.

Au-dessous de l'anneau du soléaire, l'artère poplitée se termine, en se bifurquant en deux branches : 1° l'artère tibiale antérieure ; 2° le tronc tibio-péronier.

L'artère tibiale antérieure se porte en bas, en avant et en dehors, sur-croise la partie supérieure du ligament interosseux et passe dans la loge antérieure ; il n'est pas rare, dans le court trajet qu'elle parcourt à la région postérieure, de lui voir fournir un certain nombre de branches grêles ; mais ces branches sont trop variables et trop inconstantes pour justifier toute description précise. L'une des moins variables serait la récurrente péronière qui, contournant le col du péroné, en s'appliquant à l'os, viendrait s'anastomoser avec le réseau du genou. L'artère tibiale antérieure est toujours accompagnée par un certain nombre de filets nerveux que nous avons déjà décrits (p. 186).

Le *tronc tibio-péronier*, de longueur très variable, descend verticalement, entre le soléaire et les muscles profonds. Il est longé, en dedans, par le nerf tibial postérieur. Il se divise bientôt en ses deux branches : la *tibiale postérieure* et la *péronière*.

La première, toujours plus volumineuse, se dirige d'abord en bas et légèrement en dedans ; elle sous-croise, dans ce trajet, le nerf tibial postérieur, qui lui devient externe et descend alors verticalement, jusque derrière la malléole interne, appliquée sur les muscles profonds par une mince aponévrose. Elle répond, d'abord, au fléchisseur commun, puis au jambier postérieur qui croise sa face profonde. Derrière la malléole, l'artère est appliquée sur l'os, entre les deux tendons fléchisseurs; mais elle est séparée par une puissante cloison fibreuse de la loge des tendons, qui comprend le fléchisseur commun et le jambier postérieur; elle est au contraire dans la même loge que le tendon du fléchisseur propre, qui reçoit encore à ce niveau quelques fibres musculaires; dans cette loge, l'artère, d'ordinaire flexueuse, est entourée de ses deux veines, anastomosées en échelle, et du nerf tibial postérieur accolé à son flanc externe. L'artère, très superficielle à ce niveau, est recouverte de deux aponévroses (fig. 14). La superficielle est celle de la jambe, qui va du tendon d'Achille à la malléole interne; l'artère répond exactement à une flèche antéro-postérieure, qui raserait le bord interne du tendon d'Achille. L'aponévrose profonde, formée de fibres transversales, est celle qui limite la loge du paquet vasculo-nerveux et du fléchisseur propre; elle se continue, en haut, avec l'aponévrose beaucoup plus mince, qui applique vaisseaux et nerf sur les muscles profonds.

L'artère se divise dans le canal calcanéen, toujours au-dessous de la bifurcation nerveuse; elle est toujours sous-croisée, dans sa partie terminale, d'abord par le nerf plantaire interne, puis par le tendon du fléchisseur propre qui est, à ce niveau, dans une gaine indépendante de l'artère (v. pl. 42).

Les branches que donne la tibiale postérieure sont : des rameaux musculaires variables; certains contournent le bord interne du tibia et sortent de la loge. A la région malléolaire, la tibiale postérieure donne : 1° un rameau malléolaire, qui croise superficiellement la loge des tendons et se perd au niveau de la malléole interne; 2° un rameau articulaire, assez important, passant sous les tendons fléchisseur commun et jambier postérieur; 3° un rameau anastomotique avec la péronière, qui passe entre le tibia et le fléchisseur propre, un peu au-dessus de l'articulation; 4° des rameaux calcanéens toujours importants.

La *péronière* descend verticalement, toujours en dehors du nerf tibial postérieur; couchée sur le jambier postérieur, ou l'expansion externe du fléchisseur commun, quand elle existe, l'artère pénètre à l'intérieur du fléchisseur propre et vient s'accoler à la face postérieure du péroné, divisant ainsi les insertions du fléchisseur propre en deux bandes verticales; puis, elle se divise sous ce muscle en ses deux branches terminales :

1° La *péronière postérieure*, la plus volumineuse, qui réapparaît sous le bord inféro-externe du muscle et, croisant l'articulation tibio-péronière, vient se perdre dans la région calcanéenne externe;

2° La *péronière antérieure*, plus grêle, perfore obliquement la partie inférieure du ligament interosseux, pour aller, dans certains cas anormaux, suppléer la tibiale antérieure en fournissant la pédieuse.

Les branches de la péronière sont variables ; elles vont aux muscles, au péroné et à l'articulation tibio-tarsienne ; nous avons déjà signalé le rameau anastomotique tibio-péronier.

Nerfs. — Nous ne reviendrons pas sur les branches que le sciatique poplité interne donne aux muscles de notre région ; ces nerfs, déjà étudiés au creux poplité, sont :

1° Le saphène externe ;

2° Les nerfs des jumeaux ;

3° Le nerf du plantaire grêle ;

4° Le nerf postérieur du soléaire ;

5° Le nerf du poplité.

Le sciatique poplité interne devient *nerf tibial postérieur*, en pénétrant sous l'anneau du soléaire ; situé en dedans du tronc tibio-péronier, et sur un plan légèrement postérieur, le nerf descend verticalement, croise en arrière l'origine de l'artère tibiale postérieure et descend à la jambe entre les deux troncs artériels, accolé, comme eux, sur les muscles profonds par une mince aponévrose ; à la partie inférieure de la jambe, le nerf s'accole au flanc externe de l'artère tibiale postérieure ; puis, sous la malléole, le nerf devient inférieur et postérieur par rapport à l'artère ; il se divise, avant cette dernière, en donnant les deux nerfs plantaires.

Les branches données par le tibial postérieur sont difficiles à disséquer, car elles s'accolent, comme celles du sciatique, au tronc du nerf et ne s'en séparent qu'assez loin de leur origine ; de plus, plusieurs branches renvoient au tronc du nerf un rameau anastomotique, créant ainsi un certain nombre de boutonnières nerveuses. Ces boutonnières, peu signalées par les auteurs, nous ont paru très fréquentes (pl. 39). Les branches du tibial postérieur sont surtout des branches musculaires :

1° Le *nerf antérieur du soléaire*, gros filet nerveux, souvent multiple, abordant le muscle par sa face antérieure ;

2° Le *nerf du jambier postérieur*, né souvent, comme le précédent d'ailleurs, de la fin du sciatique poplité interne. Ce nerf s'applique à la face postérieure du tronc tibio-péronier et pénètre le jambier postérieur par sa partie supérieure. C'est bien souvent ce nerf qui donne les filets satellites de l'artère tibiale antérieure, notamment le nerf du ligament interosseux que nous avons décrit au creux poplité comme une branche du nerf du muscle poplité ;

3° Le *nerf du fléchisseur commun* naît au-dessous de la division artérielle et pénètre le muscle par sa face postérieure, déjà divisé en plusieurs filets ;

4° Le *nerf du fléchisseur propre* naît un peu plus bas, du bord externe du nerf, croise la face postérieure de l'artère péronière et pénètre le muscle par sa face postérieure et son bord interne.

Outre ces nerfs, le tibial postérieur donne encore quelques filets vasculaires ; le plus important naît dans la région malléolaire ; c'est aussi à ce niveau que naissent quelques filets articulaires et des branches cutanées importantes : le *nerf calcanéen interne* et le *nerf cutané plantaire ;* ces deux nerfs, que nous retrouverons à la plante du pied, naissent souvent par un tronc commun.

CHAPITRE VIII

LOGE DES PÉRONIERS LATÉRAUX

La loge des péroniers latéraux occupe la partie externe de la jambe ; sur une coupe horizontale de celle-ci, on voit que cette loge a une forme quadrilatère (fig. 12 et 13). En dedans, elle est limitée par la face externe du péroné, creusée en gouttière dans ses deux tiers supérieurs ; en dehors, par l'aponévrose jambière ; en avant, par une cloison intermusculaire, tendue entre le bord antérieur du péroné et la face profonde de l'aponévrose jambière : cette cloison intermusculaire sépare les péroniers des muscles extenseurs, situés dans la loge antérieure de la jambe ; elle est constituée, en grande partie, par les insertions des muscles qui la bordent ; il en est de même pour l'aponévrose intermusculaire, qui limite en arrière la loge des péroniers ; cette aponévrose, tendue entre le bord externe du péroné et la face profonde de l'aponévrose jambière, sépare les péroniers latéraux du soléaire et, plus bas, du fléchisseur propre du gros orteil.

Muscles. — Pour disséquer les péroniers latéraux, on enlève la peau, dans laquelle se ramifie la branche cutanée péronière, venue du sciatique poplité externe ; on isole le tronc de ce dernier nerf, jusqu'à son entrée dans la loge des péroniers, car c'est lui qui servira de guide dans la dissection du long péronier latéral.

L'aponévrose incisée au niveau du long péronier, on suit ce muscle, jusqu'à ses insertions supérieures. On est assez gêné, en haut, à cause des insertions que prend le muscle à la face profonde de l'aponévrose, notamment au niveau d'une cloison fibreuse, qui descend dans la partie supérieure du muscle, en donnant naissance par ses deux faces à des fibres musculaires. Cette aponévrose est bien mise en évidence planche 40.

Le muscle *long péronier latéral* s'insère à l'os sur trois territoires, séparés les uns des autres par les branches de division du sciatique poplité externe. Le territoire supérieur, tout entier au-dessus du passage du nerf, est situé sur le péroné, au niveau de la face antéro-externe de sa tête ; les fibres d'origine confinent, en arrière, à celles du soléaire ; en avant, elles s'intriquent avec les fibres horizontales du ligament antérieur de l'articulation tibio-péronière ; plus en dedans, elles s'insèrent sur le tibia, en se confondant avec les fibres de l'extenseur commun ; c'est de la tête du péroné que naît le tendon d'origine, dont nous avons déjà parlé, et qui adhère intimement à la face profonde de l'aponévrose jambière. Les deux territoires inférieurs sont situés au-dessous du tunnel du nerf tibial antérieur ; séparés eux-mêmes par le passage du musculo-cutané, accolé à la face externe du péroné. Le territoire antéro-inférieur est le moins étendu ; il est situé le long du bord antérieur du péroné, sur la face externe de cet os, dans son tiers supérieur ; une partie des fibres s'insère sur la cloison intermusculaire ; le faisceau qui s'insère à ce territoire est sectionné sur la planche 40, pour laisser voir le musculo-cutané. Le territoire postéro-inférieur est plus étendu ; il occupe la face externe, le long du bord externe du péroné, et descend jusqu'au milieu de l'os, c'est-à-dire notablement plus bas que le territoire antérieur. Les fibres musculaires du long péronier latéral viennent se jeter sur les deux bords d'un tendon, d'abord caché dans la chair musculaire, bientôt visible par sa face externe et son bord antérieur ; ce tendon, aplati dans le sens transversal, s'applique sur la face externe du court péronier latéral qu'il recouvre ; à la partie inférieure, lorsque la face externe du péroné devient postérieure, pour constituer, derrière la malléole externe, la *gouttière des péroniers*, le tendon du long péronier latéral devient postérieur par rapport à celui du court péronier qu'il recouvre toujours ; les deux tendons se réfléchissent autour de la pointe de la malléole en s'appliquant sur le ligament péronéo-calcanéen ; arrivé à la face externe du calcanéum, le long péronier abandonne le court, et lui devient sous-jacent ; il passe au-dessous du tubercule externe du calcanéum, gagne le bord externe du pied et se réfléchit une deuxième fois, au niveau du cuboïde, pour pénétrer profondément à la plante du pied, où nous le décrirons. Il s'insère à l'extrémité postérieure du premier métatarsien et par un faisceau plus faible au premier cunéi--forme.

Le *court péronier latéral* n'est pas, comme le précédent, un muscle canaliculé ; il s'insère par une surface en fuseau sur la moitié inférieure de la face externe du péroné ; il pousse sa pointe supérieure en avant, immédiatement au-dessous du territoire antéro-inférieur du long péronier. En avant et en arrière, les fibres du court péronier s'insèrent aux cloisons intermusculaires. Les fibres musculaires se jettent sur les deux bords d'un tendon aplati, dont la face externe libre est recouverte par le long péronier ; le tendon se réfléchit au-dessous de la malléole externe ; à la face externe du calcanéum, il passe au-dessus de la tubérosité externe, pour s'insérer par un fort tendon sur le tubercule du cinquième métatarsien.

Au niveau du cou-de-pied, les péroniers latéraux glissent dans une gaine synoviale qui leur est commune ; elle commence légèrement au-dessus de la base de la malléole, et se termine, en avant, en se bifurquant pour accompagner chaque tendon. La gaine du court péronier va jusqu'à l'articulation calcanéo-cuboïdienne ; celle du long péronier va plus loin ; elle communiquerait, d'après Poirier, une fois sur trois, avec la gaine plantaire du long péronier ; cette communication, quand elle existe, se fait à la face profonde du tendon.

En plus de cette gaine séreuse, les péroniers latéraux sont fixés au cou-de-pied par des liens fibreux, qui les empêchent de se luxer au niveau de leur réflexion. On distingue deux forts épaississements de cette gaine fibreuse ; l'un, le *frein supérieur*, réunit les deux bords de la gouttière des péroniers derrière la malléole ; l'autre, le *frein inférieur*, fixe les tendons au-dessus et au-dessous du tubercule externe du calcanéum.

Nerfs. — Les nerfs de la loge des péroniers sont exclusivement fournis par le *sciatique poplité externe ;* au moment où ce nerf croise la face externe du col du péroné, en passant sous l'arcade fibreuse qui interrompt les insertions du long péronier latéral, il est déjà aplati, indice de sa division prochaine ; sous le long péronier, il se divise en trois rameaux principaux, tous logés dans un tunnel ostéofibreux.

Le rameau supérieur est constitué par le *nerf supérieur du jambier antérieur ;* ce nerf croise le bord antérieur du péroné, en passant sous une petite arcade fibreuse qui lui est propre, et qui est formée par l'aponévrose intermusculaire, séparant les péroniers de la loge antérieure. Ce rameau naît, soit du tronc du sciatique poplité externe, soit quelquefois de l'origine du nerf tibial antérieur.

Le rameau moyen, plus important, est aussi transversal, c'est le *nerf tibial antérieur :* il croise, comme le précédent, mais au-dessous

MUSCLES

Le muscle long péronier latéral montre ses trois territoires d'insertion :

1° Le supérieur [**Lg. per. l. 1**], inséré à la tête du péroné, des deux côtés d'une expansion aponévrotique intramusculaire donnant par ses deux faces naissance à des fibres charnues ;

2° L'inféro-antérieur [**Lg. per. l. 3**], sectionné sur la figure, s'insère sur le péroné en avant de la gouttière du nerf musculo-cutané.

3° L'inféro-postérieur [**Lg. per. l. 2**], inséré sur la face externe du péroné, en arrière de la gouttière du musculo-cutané. Ce chef, plus important que le précédent, descend beaucoup plus bas.

Le muscle court péronier latéral [**Crt per. lat.**] est un muscle bipenné, inséré à la face externe du péroné, au-dessous du muscle précédent.

NERFS

N. sc. popl. ext. = sciatique poplité externe, qui a déjà donné le saphène péronier [**N. saph. per.**] et la branche cutanée péronière [**Br. cut. per.**] vient croiser le col du péroné, en passant sous le long péronier latéral. Il se divise en : un *tronc supérieur*, le nerf tibial antérieur [**N. tib. ant.**], qui donne, par son bord supérieur, le nerf supérieur du jambier antérieur [**N. sup. j. ant.**]. Le tibial antérieur sépare le territoire supérieur des deux territoires inférieurs du long péronier ; il perfore, sous une arcade aponévrotique, la cloison qui sépare la loge externe de la loge antérieure de la jambe. Une petite arcade, sus-jacente, donne passage au nerf supérieur du jambier antérieur.

Le *tronc inférieur*, résultant de la division du sciatique poplité externe est le musculocutané [**N. mus. cut.**], qui passe aussi sous le long péronier latéral, mais descend verticalement, séparant l'un de l'autre les deux territoires inférieurs de ce muscle ; le musculo-cutané quitte la loge, en passant entre le long et le court péronier latéral. Ce nerf a donné, près de son origine, des filets multiples pour le long péronier latéral [**N. lg. per. 1, 2, 3**] ; plus bas, dans le canal vertical du long péronier, le musculo-cutané émet un filet descendant pour le court péronier latéral [**N. crt. per.**], filet qui donne, dans sa partie supérieure, au long péronier latéral [**N. lg. per. 4**].

ARTÈRES

Les artères de la région viennent de la tibiale antérieure. Cette artère [**A. tib. ant.**], située dans la loge antérieure, est visible à travers les arcades de l'aponévrose intermusculaire. Elle donne, par chacune des deux arcades, une branche pour la loge des péroniers : la supérieure, peu importante, remonte vers le sciatique poplité externe ; l'inférieure, artère des péroniers latéraux [**A. des per. l.**], descend, satellite du musculo-cutané, et s'épuise dans les deux corps musculaires.

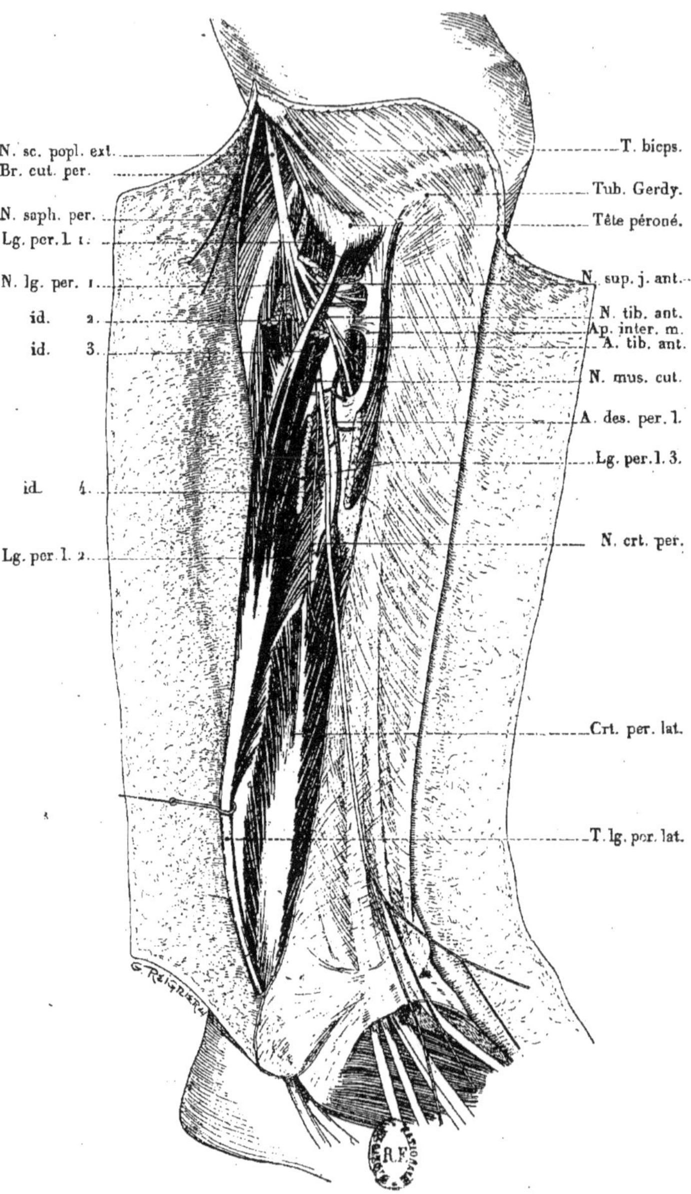

Loge des péroniers latéraux

MASSON ET Cⁱᵉ, ÉDITEURS

de lui, le bord antérieur du péroné, en passant sous une arcade fibreuse formée par l'aponévrose intermusculaire et pénètre dans la loge antérieure.

Le rameau inférieur constitue le *musculo-cutané ;* il descend verticalement, séparant les deux territoires inférieurs du long péronier. Lorsque les fibres antérieures de ce muscle cessent, le nerf devient sous-aponévrotique, en sortant entre les deux péroniers ; puis, il perfore obliquement l'aponévrose, en se dirigeant en bas et en dedans, pour devenir sous-cutané, au quart inférieur de la jambe ; nous retrouverons le musculo-cutané au chapitre du dos du pied.

Dans son trajet, le musculo-cutané a donné des filets aux deux péroniers. Le long péronier latéral reçoit toujours plusieurs nerfs. Un filet, né souvent de la fin du sciatique poplité externe, avant son entrée dans le tunnel, se distribue aux faisceaux postérieurs du muscle ; d'autres filets l'abordent par sa face profonde ; enfin les fibres inférieures du territoire postéro-inférieur reçoivent d'ordinaire un filet du nerf du court péronier. Ce dernier naît du musculo-cutané dans son canal vertical intra-musculaire ; il aborde le court péronier par sa face externe et se divise en plusieurs filets avant de le pénétrer.

Artères. — Les artères de la région viennent presque toutes de la tibiale antérieure ; cette dernière, dans la loge antérieure, donne constamment un rameau important, qui sort sous l'arcade de pénétration du tibial antérieur, et qui, sous le long péronier, devient satellite du musculo-cutané et se distribue aux deux péroniers. C'est l'*artère des péroniers latéraux*.

Bien souvent, une petite artère, née aussi de la tibiale antérieure, au-dessus de la précédente, devient récurrente et suit, en sens inverse, le trajet du nerf supérieur du tibial antérieur.

Nous avons vu, à la région postérieure, l'origine de la tibiale antérieure donner parfois un rameau, dit récurrent péronier, qui pénètre les insertions supérieures du long péronier.

CHAPITRE IX

LOGE ANTÉRIEURE DE LA JAMBE

Si l'on étudie, sur une coupe, la constitution de la loge antérieure de la jambe (fig. 12 et 13), on voit qu'elle est ainsi limitée : en avant, l'aponévrose jambière ; en dedans, la face externe du tibia, sur le bord antérieur duquel vient se fixer l'aponévrose jambière ; en arrière, le ligament interosseux, tendu entre le bord externe du tibia et la crête interosseuse du péroné ; cette crête divise la face interne du péroné en deux territoires ; l'antérieur toujours très étroit, fait seul partie des parois de la loge antérieure ; en dehors, une cloison aponévrotique, tendue entre le bord antérieur du péroné et la face profonde de l'aponévrose jambière, sépare la loge antérieure de celle des péroniers latéraux.

Pour préparer cette région, nous pratiquons une longue incision, allant du tubercule de GERDY jusqu'au cou-de-pied ; deux incisions transversales, branchées aux extrémités de la précédente, permettent de relever la peau en deux lambeaux latéraux. Le lambeau externe reçoit par sa face profonde des filets de la branche cutanée péronière ; le lambeau interne reçoit les ramifications antérieures du nerf saphène interne ; au tiers inférieur de la jambe, on aperçoit le musculo-cutané, qui perfore l'aponévrose par une ou deux branches, au niveau de la limite externe de la loge et qui, oblique en bas, en avant et en dedans, gagne la face dorsale du pied.

Muscles. — L'aponévrose jambière, qu'on a sous les yeux, est une forte aponévrose, surtout formée, à la partie supérieure, de fibres verticales, tandis qu'à sa partie inférieure ce sont les fibres horizontales qui dominent ; on aperçoit, d'ordinaire, un épaississement marqué de ces fibres transversales, qui remonte jusqu'à deux travers de doigt

au-dessus de l'articulation tibio-tarsienne ; au-dessous de cet épaississement, une zone plus mince le sépare du ligament fundiforme, ou ligament annulaire antérieur du cou-de-pied.

L'aponévrose sera incisée de bas en haut, en partant du ligament
fundiforme. L'incision remontera jusqu'au quart supérieur de la jambe,
là où les muscles de la région prennent insertion à la face profonde de
cette aponévrose. A ce niveau, l'aponévrose sera incisée transversalement, d'un seul coup de ciseau, d'un côté jusqu'au bord antérieur du
tibia, de l'autre jusqu'à la cloison des péroniers ; puis, on cherchera
à séparer les muscles de la loge antérieure, et spécialement le jambier
antérieur de l'extenseur commun. Cette séparation est facile, dans les
deux tiers inférieurs de la jambe : plus haut, elle est rendue difficile
parce que les deux muscles s'insèrent sur la cloison fibreuse qui les
sépare ; aussi, pour séparer ces muscles et pour pouvoir atteindre dans
la profondeur l'entrée des vaisseaux et nerfs, est-il nécessaire : 1° de
sectionner artificiellement l'aponévrose jambière, le long du bord antérieur du jambier antérieur, jusqu'au niveau de ses insertions supérieures au tibia ; 2° de désinsérer les fibres de ce muscle, qui se
jettent sur la face interne de la cloison, commune avec l'extenseur
commun. Trois muscles remplissent la loge antérieure, ce sont :
1° *le jambier ou tibial antérieur;* 2° *l'extenseur commun des orteils ;*
3° *l'extenseur propre du gros orteil.* Nous y joindrons un muscle
inconstant, souvent fusionné avec l'extenseur commun, *le péronier
antérieur.*

Le *jambier antérieur* est un muscle puissant, qui s'insère, en haut,
à la moitié supérieure de la face externe du tibia, excavée pour le
recevoir, et à la portion adjacente du ligament interosseux. A la partie supérieure du tibia, les insertions remontent jusqu'au tubercule de
Gerdy et à la crête qui réunit ce tubercule à la tubérosité antérieure
du tibia ; à ce niveau, les insertions du jambier antérieur confinent à
celles du tenseur du fascia lata. De plus, le jambier antérieur s'insère
encore à la face profonde de l'aponévrose jambière et à la cloison
fibreuse qui le sépare de l'extenseur commun, en réalité cette cloison
est uniquement constituée par les fibres tendineuses faisant partie des
deux muscles. Il est à remarquer que le bord externe du jambier antérieur s'éloigne beaucoup du tibia, pour s'amincir, en recouvrant l'extenseur ; c'est une notion utile en médecine opératoire. La volumineuse
masse musculaire du jambier se jette sur un tendon ; d'abord caché au
milieu du muscle, il s'en dégage à la portion moyenne de la jambe, ne
recevant plus à ce niveau qu'un certain nombre de fibres, sur son bord

postérieur ; chez les sujets musclés, ces fibres descendent très bas, jusqu'au quart inférieur de la jambe. Le tendon du muscle, fort et aplati, suit le bord tibial, passe, au cou-de-pied, dans une des loges du ligament fundiforme, et vient s'insérer au bord interne du pied, partie sur le premier cunéiforme, partie sur la base du premier métatarsien.

L'*extenseur commun des orteils* est un long muscle qui s'insère : 1° sur les deux tiers supérieurs de la face interne du péroné, en avant du ligament interosseux ; 2° sur la partie externe de ce ligament, dans sa partie toute supérieure ; en haut, l'extenseur s'insère sur la tubé-rosité externe du tibia, en arrière des insertions du jambier antérieur ; enfin, ce muscle prend encore des insertions à la face profonde de l'aponévrose jambière et sur les deux cloisons qui le séparent en dedans du jambier antérieur, en dehors du long péronier latéral. De ces insertions, les fibres musculaires, courtes et parallèles, viennent toutes se jeter sur le bord postérieur d'un tendon de plus en plus volumineux à mesure qu'il reçoit ses fibres musculaires ; ce tendon s'aplatit, se divise en deux, puis en quatre languettes tendineuses, qui passent, en se réfléchissant, dans la fronde la plus externe du ligament fundiforme. Les tendons se distribuent aux quatre derniers orteils en s'insérant, comme à la main, aux deux dernières phalanges.

L'*extenseur propre du gros orteil*, plus court que les deux muscles précédents, naît dans le fond de l'interstice qui les sépare ; comme le précédent, c'est un muscle semi-penniforme. Il longe, en dedans, les insertions de l'extenseur ; mais, le muscle ne commence qu'au-dessous du quart supérieur de la jambe ; il s'insère sur la face interne du péroné, en arrière des insertions parallèles de l'extenseur commun, et déborde un peu sur la portion adjacente du ligament interosseux ; ses fibres se jettent sur le bord postérieur d'un tendon, qui devient superficiel au quart inférieur de la jambe, et passe sous le ligament fundiforme, dans la fronde moyenne, en croisant de dehors en dedans les vaisseaux et nerfs tibiaux antérieurs. De là, il se dirige au gros orteil et s'insère sur sa phalange unguéale.

Le *péronier antérieur*, qui manque parfois, se fusionne d'ordinaire avec l'extenseur commun ; pour l'en séparer, il faut procéder de bas en haut ; il s'insère sur le tiers inférieur de la face interne du péroné, près du bord antérieur et, par quelques fibres, sur le ligament interosseux ; quand il est distinct de l'extenseur commun, il le recouvre en dehors. Semi-penniforme également, il se termine sur un tendon, qui accompagne l'extenseur commun, s'en sépare sur le dos

PLANCHE 41. — *Loge antérieure de la jambe.*

MUSCLES

M. jamb. ant. = jambier antérieur, échancré à sa partie supérieure, pour laisser voir le ligament interosseux [**Lig. inter.**] et l'arrivée des vaisseaux et des nerfs. On voit son insertion à la face profonde de l'aponévrose jambière [**Apon. jamb.**] relevée. Il constitue nettement un muscle bipenné.

M. ext. pr. = muscle extenseur propre du gros orteil, muscle unipenné, de même que le muscle extenseur commun [**M. ext. com.**]. Ce dernier est échancré à sa partie supérieure et érigné en dehors.

Au niveau du cou-de-pied, on a sectionné le ligament fundiforme, au niveau de l'extenseur propre. En dehors, on voit les deux piliers de la fronde de l'extenseur commun [**Ligt. fund. 1 et 2**] ; en dedans, on voit la gaine du jambier antérieur [**Ligt. fund. 3**].

ARTÈRES

A. tib. ant. = artère tibiale antérieure, qui pénètre par la partie supérieure du ligament interosseux. Elle donne, près de son origine : 1° la récurrente tibiale antérieure [**A. rec. tib. ant.**], qui reste longtemps sous le jambier antérieur, avant de devenir superficielle ; 2° une petite artère qui remonte vers le sciatique externe [**X**] ; 3° l'artère des péroniers latéraux [**A. des per. l.**]. Puis, l'artère donne un certain nombre de branches musculaires, nées à angle droit ; et, dans la région des malléoles, les deux malléolaires, dont l'externe est ici bien développée [**A. mall. ext.**]

NERFS

Le nerf supérieur du jambier antérieur [**N. sup. j. ant**] entre dans la région, par l'arcade supérieure de l'aponévrose intermusculaire, bien visible sur la figure précédente. Ce nerf, divisé en trois ou quatre branches, se distribue à la volumineuse extrémité supérieure du jambier antérieur.

N. tib. ant. = nerf tibial antérieur pénétrant par l'arcade sous-jacente ; il donne plusieurs rameaux au jambier antérieur [**N. jamb. ant. 1, 2 et 3**], presque tous préartériels, un filet à l'extenseur commun [**N. ext. com.**] un autre à l'extenseur propre [**N. ext. pr.**].

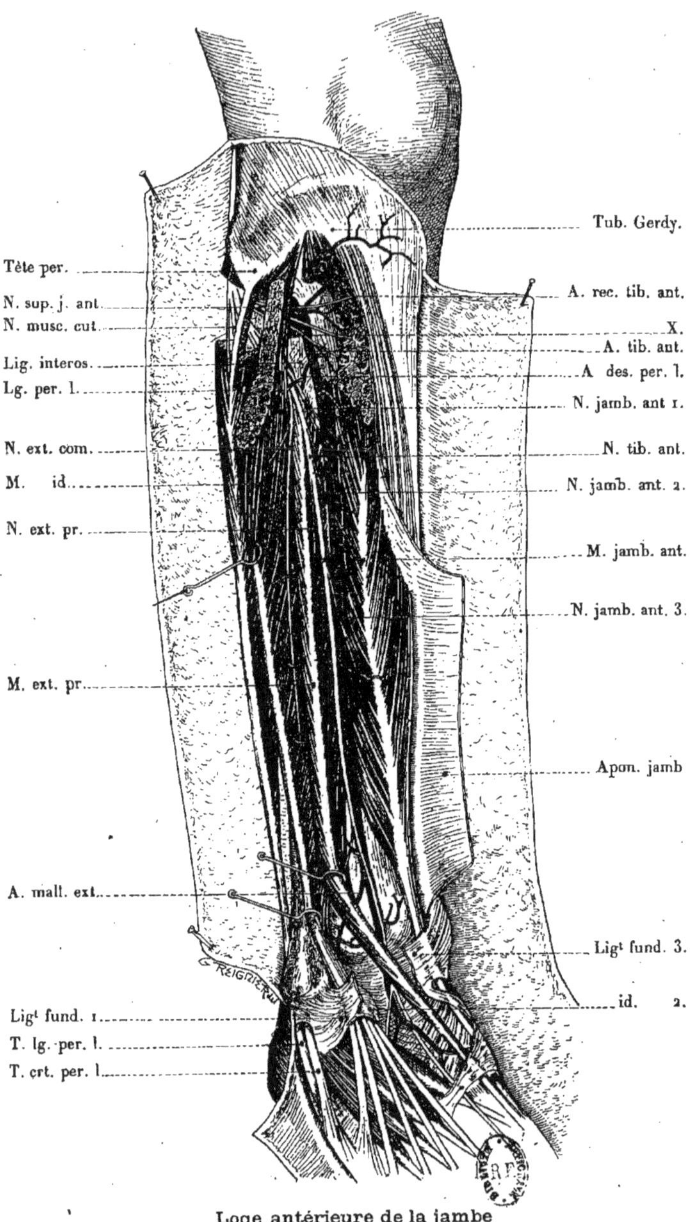

Loge antérieure de la jambe

MASSON ET Cⁱᵉ, ÉDITEURS

du pied, pour venir s'insérer à la tubérosité du cinquième métatarsien.

En terminant l'étude des muscles de la jambe, nous voulons donner une idée schématique de leur action sur le pied.

Il y a, au pied, deux muscles latéralisants purs ; sans grande action sur la flexion et l'extension, ils portent le pied en dedans et en dehors.

L'adducteur direct est le jambier postérieur, l'abducteur direct est le court péronier latéral.

Pour l'extension du pied sur la jambe, nous avons deux muscles : *l'extenseur-adducteur est le triceps sural, l'extenseur-abducteur est le long péronier latéral.*

Pour la flexion du pied sur la jambe, nous avons deux groupes musculaires :

La flexion-adduction est produite par le jambier antérieur et un peu par l'extenseur propre du gros orteil.

La flexion-abduction est due à l'extenseur commun et au péronier antérieur.

Nerfs. — Les nerfs abordent tous la région en traversant des anneaux ostéo-fibreux, limités, en arrière, par le bord antérieur du péroné, en avant, par des arcades de la cloison aponévrotique qui sépare les loges musculaires antérieure et externe ; par l'orifice supérieur arrive le *nerf supérieur du tibial antérieur*, déjà divisé en trois ou quatre filets. Ce nerf provient, nous le savons, soit de la fin du sciatique poplité externe, soit de l'origine du nerf tibial antérieur ; les filets de ce nerf croisent la face antérieure de l'artère et abordent la partie supérieure du muscle par sa face profonde.

Par un orifice sous-jacent, arrive le tronc du *tibial antérieur ;* ce nerf descend, accolé sur le ligament interosseux, entre les extenseurs et le tibial antérieur. Le nerf, d'abord externe par rapport à l'artère, lui devient antérieur à la partie inférieure, puis interne ; plus bas, vaisseaux et nerfs sont surcroisés par l'extenseur propre. Le nerf tibial antérieur donne par son bord interne une série de filets pour le tibial antérieur. Ils croisent, pour la plupart, la face antérieure de l'artère. Par son bord externe, le nerf donne deux rameaux : 1° le nerf de l'extenseur commun, qui s'accole à la face interne de ce muscle, en envoyant de distance en distance des filets pénétrants ; 2° le nerf de l'extenseur propre, qui suit de même la face interne de ce dernier muscle.

Le péronier antérieur reçoit d'ordinaire un filet du musculo-cutané.

Vaisseaux. — L'artère tibiale antérieure pénètre dans la région en perforant la partie supérieure de l'espace interosseux ; puis, elle descend verticalement jusqu'au milieu du cou-de-pied, accolée sur le ligament interosseux ; bien souvent, dans sa partie supérieure, l'artère est recouverte par un feuillet antérieur de dédoublement du ligament interosseux. L'artère est entourée de deux veines, anastomosées en échelle ; à la partie supérieure, le nerf du ligament interosseux (branche du sciatique poplité interne) l'abandonne pour pénétrer le ligament.

Plus bas, nous avons vu les rapports avec le nerf, qui surcroise la partie inférieure de l'artère ; plus bas c'est encore l'extenseur propre qui surcroise le tout, sous le ligament annulaire.

La tibiale antérieure donne, en haut, un certain nombre de branches importantes :

1° La *récurrente tibiale antérieure*, née du bord interne de l'artère à sa sortie du ligament interosseux ; elle traverse les origines du muscle jambier antérieur, pour venir s'anastomoser avec le réseau artériel du genou.

2° Une artère accompagne en sens inverse le nerf supérieur du muscle jambier antérieur.

3° Une artère assez importante, l'*artère des péroniers latéraux*, passe par le trou du nerf tibial antérieur, et se distribue, comme nous l'avons vu, aux muscles péroniers.

Sur le reste de son parcours, l'artère tibiale antérieure donne un grand nombre de branches musculaires ; leur caractère est de naître à angle droit de l'artère, fait important pour la taille du lambeau dans l'amputation de jambe. Tout à fait à sa partie inférieure, l'artère donne les deux malléolaires.

La *malléolaire interne* se dirige en dedans et passe sous le jambier antérieur ; la *malléolaire externe* va en dehors en passant sous les tendons extenseurs.

Ajoutons qu'à sa partie supérieure, l'artère est recouverte par un petit ganglion lymphatique, le ganglion tibial antérieur.

Enfin, nous avons déjà vu que la péronière antérieure traversait le ligament interosseux pour devenir antérieure à la partie inférieure de la jambe.

CHAPITRE X

RÉGION DORSALE DU PIED

Pour préparer cette région, on trace une incision médiane allant de deux doigts au-dessus du milieu de l'espace intermalléolaire, jusqu'à la racine du troisième orteil. Deux incisions transversales croisent les extrémités de la première. La supérieure va d'une malléole à l'autre ; l'inférieure croise la racine des orteils ; on détermine ainsi deux volets latéraux, qu'on rabat peu à peu.

La région dorsale du pied comprend des organes superficiels, ou sus-aponévrotiques, et des organes profonds, ou sous-aponévrotiques.

Organes sus-aponévrotiques. — Parmi les organes sus-aponévrotiques, on rencontre des veines et des nerfs superficiels.

Le *plan veineux* est, dans son ensemble, plus superficiel que le plan nerveux ; un certain nombre de filets nerveux passe pourtant au-dessus des veines ; ces dernières sont assez souvent comprises dans une boutonnière nerveuse.

Les veines du dos du pied forment, schématiquement, une arcade dorsale, à concavité dirigée en arrière. Cette arcade, qui répond à peu près aux articulations métatarso-phalangiennes, reçoit, par son bord antérieur, les veines digitales et les veines commissurales, anastomotiques avec les veines plantaires. Cette arcade se continue, en arrière, le long des bords du pied, en formant les deux veines marginales ; ces veines marginales reçoivent, par leur bord éloigné de l'axe du pied, les nombreuses veines venues de la semelle plantaire, qui croisent les bords du pied ; la *veine marginale externe* s'anastomose, par un gros tronc, avec les veines profondes, au-dessous de la malléole externe ; à partir de cette anastomose, elle prend le nom de *saphène externe* et croise, en arrière, la malléole externe, accompagnée du nerf de même nom.

La *veine marginale interne*, plus volumineuse, s'anastomose également, au-dessous de la malléole, avec les veines profondes ; au-dessus de cette anastomose, d'ordinaire volumineuse, la veine marginale, devenue *saphène interne*, passe en avant de la malléole interne, accompagnée des dernières ramifications du nerf saphène interne ; c'est là, en avant de la malléole interne, que la veine saphène, souvent visible, toujours sensible à la palpation, doit être dénudée, lorsqu'on veut pratiquer une injection intra-veineuse.

Les *nerfs superficiels* du dos du pied viennent : 1º du saphène interne ; 2º du musculo-cutané ; 3º du saphène externe.

Le *nerf saphène interne*, satellite de la veine du même nom, donne peu de filets au pied ; il se termine en épanouissant ses filets sur la partie moyenne du bord interne du pied. En arrière, sont les filets du rameau calcanéen du tibial postérieur ; en avant, les filets les plus internes du musculo-cutané ; on voit assez souvent de fines anastomoses nerveuses entre ces divers territoires.

Le *musculo-cutané* est le nerf le plus important de la région ; il se distribue au dos du pied par deux rameaux, dits *cutanés dorsaux*. Ces deux rameaux se séparent toujours au-dessus de l'articulation tibio-tarsienne ; mais la séparation se fait tantôt avant, tantôt après le passage du musculo-cutané à travers l'aponévrose jambière ; cette dernière est ainsi perforée, suivant les cas, en un ou deux endroits.

Le nerf *cutané dorsal interne* est le plus volumineux ; il se divise en trois rameaux : l'interne donne quelques filets à la peau du bord interne du pied et se termine en formant le nerf collatéral dorsal interne du gros orteil ; le rameau moyen suit le 1ᵉʳ espace interosseux et donne, en s'anastomosant avec la terminaison du nerf pédieux, les deux collatéraux dorsaux du 1ᵉʳ espace ; le rameau externe donne les deux collatéraux dorsaux du 2ᵉ espace.

Le *nerf cutané dorsal moyen* est la branche externe de bifurcation du musculo-cutané ; beaucoup plus grêle que l'interne, il se termine en fournissant les deux collatéraux du 3ᵉ espace ; ce nerf s'anastomose constamment par un filet externe avec un filet du saphène externe. Le nerf issu de cette anastomose va fournir les deux collatéraux dorsaux du 4ᵉ espace ; si bien qu'il est difficile de dire si c'est le musculo-cutané ou le saphène externe, qui donne ces collatéraux.

Le *nerf saphène externe* décrit une courbe, qui encadre la pointe de la malléole externe, restant distante de cette malléole d'un centimètre environ ; puis, le nerf suit le bord externe du pied, en donnant une série de filets à la peau de la région. Il se divise enfin en deux filets :

l'externe se termine en formant le nerf collatéral dorsal externe du 5ᵉ orteil ; l'interne, qui s'anastomose soit en anse, soit à angle aigu avec le musculo-cutané, va donner, en grande ou en petite partie, les deux nerfs collatéraux dorsaux du 4ᵉ espace.

Aponévrose. — L'aponévrose, qui recouvre le dos du pied, adhère profondément au niveau des bords ; en avant, elle se perd sur les gaines des orteils ; en arrière, elle se continue avec une formation assez complexe, connue sous le nom de ligament annulaire antérieur du cou-de-pied, ou mieux de *ligament fundiforme* (1).

Ce ligament est important, non seulement par ses fibres superficielles, mais encore par ses fibres profondes, qui forment de véritables frondes, dans lesquelles glissent les tendons antérieurs du cou-de-pied. Le ligament fundiforme s'insère, par ses fibres superficielles, à la face supérieure de la grande apophyse calcanéenne, au seuil du sinus du tarse (tunnel astragalo-calcanéen) ; certaines de ses fibres se continuent avec le frein inférieur des muscles péroniers. De leur origine calcanéenne, les fibres du faisceau superficiel du ligament fundiforme croisent obliquement le cou-de-pied et viennent se perdre sur le bord antérieur du tibia et de la malléole interne ; les fibres inférieures suivent une direction différente ; elles abandonnent les fibres tibiales, au milieu de l'espace intermalléolaire, et se dirigent en dedans et légèrement en avant pour croiser le bord interne du pied et se jeter sur l'aponévrose de l'adducteur du gros orteil et même sur le bord supérieur de ce muscle. Chez les sujets musclés, il naît du bord supérieur du ligament fundiforme un frein, plus ou moins puissant, allant s'attacher à la malléole externe ; lorsque cette disposition existe, le ligament annulaire mérite le nom de *ligament cruciforme*, sous lequel le désignent plusieurs anatomistes (pl. 42).

Par leur face profonde, les fibres calcanéo-tibiales émettent un certain nombre de prolongements. C'est d'abord un prolongement qui passe sous le tendon du jambier antérieur pour se terminer sur le tibia comme les fibres superficielles. Le jambier antérieur est ainsi compris dans une gaine fibreuse, dont le feuillet antérieur est parfois si mince qu'il semble manquer ; le tendon du jambier paraît dans ces cas passer au-dessus du ligament fundiforme. Plus en dehors, de la face profonde du faisceau calcanéo-tibial naissent des fibres récurrentes, qui se réfléchissent en dedans, puis au-dessous du tendon extenseur

(1) *De funda, æ, fronde.*

propre, formant fronde à ce tendon et allant plus loin contribuer à former le faisceau profond du ligament fundiforme. Plus en dehors encore, une seconde fronde, beaucoup plus forte que la première, mais de constitution analogue, vient entourer les tendons extenseur commun et péronier antérieur. Les fibres profondes, nées de ces deux frondes, forment un fort faisceau, qui suit la face profonde du faisceau superficiel, se réfléchit sur la partie externe du col de l'astragale et vient se fixer à la grande apophyse calcanéenne, en arrière et en dedans du faisceau superficiel. Les insertions du muscle pédieux se font entre les deux piliers du ligament fundiforme. D'ordinaire le muscle intrique ses fibres avec eux, notamment avec le pilier superficiel.

Organes sous-aponévrotiques. — Au-dessous de l'aponévrose dorsale du pied, nous trouvons un premier étage tendineux, constitué par les tendons qui traversent les diverses coulisses du ligament fundiforme en glissant dans des gaines synoviales.

Le plus interne est le tendon du *jambier antérieur*, qui suit le bord interne du pied et s'insère sur deux facettes bien marquées : l'une, sur le premier cunéiforme, l'autre sur le premier métatarsien, au niveau de sa base. La gaine synoviale du jambier antérieur commence à deux travers de doigt au-dessus du ligament fundiforme et se termine, en avant, au niveau de l'interligne scapho-cunéen. Il existe d'ordinaire un autre organe séreux, interposé entre le tendon et le premier cunéiforme, tout près de l'insertion. Cette bourse ne communique que rarement avec la grande gaine du jambier.

L'*extenseur propre du gros orteil* traverse la première fronde du ligament fundiforme ; à ce niveau, le tendon croise, en se dirigeant en avant et en dedans, le paquet vasculo-nerveux, puis, suivant la face dorsale du 1er métatarsien et du gros orteil, vient s'insérer sur la phalange ungéale de ce dernier. Il est entouré d'une gaine synoviale, qui commence plus bas que celles du jambier, au niveau du ligament fundiforme ; elle se termine au niveau du premier cunéiforme. Au niveau du point où le tendon croise l'interligne cunéo-métatarsien, on trouve d'ordinaire une et même deux bourses séreuses superposées ; la superficielle sus-tendineuse, communique parfois avec la gaine synoviale, qui paraît alors plus longue ; la profonde, sous-tendineuse, signalée par MORESTIN, communique parfois par un orifice ovalaire avec la bourse superficielle.

Les tendons de l'*extenseur commun* et du *péronier antérieur* passent dans la seconde fronde, beaucoup plus forte que la première ; les tendons se réfléchissent sur cette fronde, en formant un angle obtus regardant en dedans ; au sortir de la fronde, les tendons vont à leurs orteils respectifs ; ils sont réunis parfois par des anastomoses fibreuses, analogues à celles de la main, mais beaucoup plus faibles. Les tendons extenseurs envoient, au niveau des articulations métatarso-phalangiennes, des expansions latérales, se fusionnant avec la capsule ; ils se terminent, comme à la main, sur les deux dernières phalanges de chaque orteil.

Le péronier antérieur vient s'épanouir sur la tubérosité du 5e métatarsien, envoyant parfois des fibres profondes récurrentes à la base du 4e métatarsien. Les fibres superficielles recouvrent d'ordinaire un tendinet, qui prolonge les insertions du court péronier latéral jusqu'au niveau du tendon du 5e orteil.

Les tendons de l'extenseur commun et du péronier antérieur glissent dans une gaine synoviale, qui commence à un doigt au-dessus du ligament fundiforme et se termine, divisée en plusieurs culs-de-sac, au niveau de l'interligne scapho-cunéen ; à la hauteur de la tête de l'astragale, on rencontre une bourse séreuse, interposée aux tendons et à l'os ; elle communique souvent avec la gaine commune.

Au-dessous du plan tendineux, se trouve un muscle court, le *pédieux*. Il s'insère, en arrière, à l'entrée du sinus du tarse, sur la face supérieure de la grande apophyse calcanéenne ; il intrique ses insertions avec celles des deux piliers du ligament fundiforme. Les fibres superficielles s'insèrent sur le bord antérieur du pilier superficiel ; les fibres moyennes séparent les deux piliers ; les fibres profondes s'insèrent sur le pilier profond. Le corps musculaire, ainsi formé, s'étale sur le dos du pied et se divise en 4 languettes destinées aux 4 orteils internes. La première languette, la plus forte, croise en écharpe l'artère pédieuse et vient s'insérer, sous le tendon extenseur propre, à la base de la première phalange du gros orteil ; les autres tendons se jettent sur le bord externe des tendons extenseurs. Le muscle pédieux est un muscle en régression, aussi présente-t-il de nombreuses anomalies ; signalons un tendon pour le 5e orteil et une expansion se rendant à l'aponévrose interosseuse. Nous avons représenté (pl. 42) une bandelette fibreuse qui, née du pédieux et du 3e métatarsien, vient s'insérer sur le bord interne du pied, en recouvrant l'artère pédieuse, le premier chef du pédieux et l'extenseur propre. Cette bandelette est inconstante.

Artères. — L'*artère pédieuse*, accompagnée de deux veines satellites, fait suite à la tibiale antérieure, au-dessous du ligament annulaire.

21

PLANCHE 42. — *Région du dos du pied.*

Sur cette figure on a détruit l'aponévrose jambière, dont il ne reste qu'un lambeau interne [**Ap. j.**] et un lambeau externe [**Ap. jamb.**] ; le ligament fundiforme conservé, présente, sur ce sujet, la disposition cruciforme, classique pour certains auteurs. On aperçoit le pilier superficiel de la fronde [**L. fund.**] sur lequel s'insère en partie le muscle pédieux [**Péd.**]. On voit en **X** les fibres tibiales de ce ligament formant gaine au muscle jambier antérieur [**J. ant.**] ; en **Z** l'expansion qui croise le bord interne du pied ; en **Y** le frein supérieur allant à la malléole externe.

On a enlevé l'aponévrose dorsale du pied, dont on voit les restes, près de la racine des orteils ; on a conservé une petite expansion, d'ailleurs anormale [**D (anom.)**] qui, née de la deuxième digitation du pédieux, va se perdre sur le bord interne du pied.

J. ant. = jambier antérieur, avec son tendon [**T. j. ant.**], qui passe sous le ligament fundiforme.

Ext. 1ᵉʳ = muscle extenseur propre du gros orteil ; il croise, à la jambe, les vaisseaux et nerfs tibiaux antérieurs, passe dans une gaine du ligament fundiforme et réapparaît au-dessous [**T. ext. 1ᵉʳ**] pour atteindre le gros orteil.

Ext. com. = muscle extenseur commun des orteils se divisant, sous le ligament fundiforme, en quatre tendons, pour les orteils ; avec lui, passe le péronier antérieur, qui va à la tubérosité du 5ᵉ métatarsien.

Péd. = muscle pédieux, dont la première digitation [**1ʳᵉ dig. péd.**] surcroise la fin de l'artère pédieuse.

ARTÈRES

. **A. tib. ant.** = artère tibiale antérieure, qui devient pédieuse, en passant sous le ligament fundiforme [**A. péd.**] ; elle se termine, en perforant la partie supérieure du premier espace interosseux.

Elle donne : l'artère dorsale du tarse [**A. dors. tarse**] ; l'artère dorsale du métatarse [**A. dors. métat.**] ; et l'interosseuse du premier espace [**A. int. 1ᵉʳ esp.**].

NERFS

Le nerf musculo-cutané [**N. musc. cut.**] se divise en deux branches. La *branche interne* [**M. cut. (int.)**] fournit : le nerf collatéral interne du gros orteil ; un rameau anastomotique avec la fin du tibial antérieur [**An. 2**] ; les deux collatéraux dorsaux du premier espace, provenant de la bifurcation du nerf du premier espace [**N. 1ᵉʳ esp. int.**] ; le nerf du 2ᵉ espace interosseux [**N. 2ᵉ esp. int.**], qui fournit deux collatéraux.

La *branche externe* [**M. cut. (ext.)**], plus petite, s'anastomose avec le nerf saphène externe [**An. 1**] et donne le nerf du 3ᵉ espace [**N. 3ᵉ esp.**] et celui du 4ᵉ [**N. 4ᵉ esp.**], qui donnent, tous deux, deux collatéraux dorsaux.

Le nerf saphène externe [**N. saph. ext.**] donne, outre son rameau anastomotique, le collatéral dorsal externe du 5ᵉ [**C. ext. 5ᵉ**].

Le nerf tibial antérieur [**N. ant.**] donne : le nerf du pédieux [**N. du péd.**] ; un rameau [**E**] qui perfore, avec l'artère, le premier espace interosseux ; le nerf tibial antérieur se termine en s'anastomosant avec le musculo-cutané [**An. 2**], contribuant à fournir les collatéraux dorsaux du premier espace.

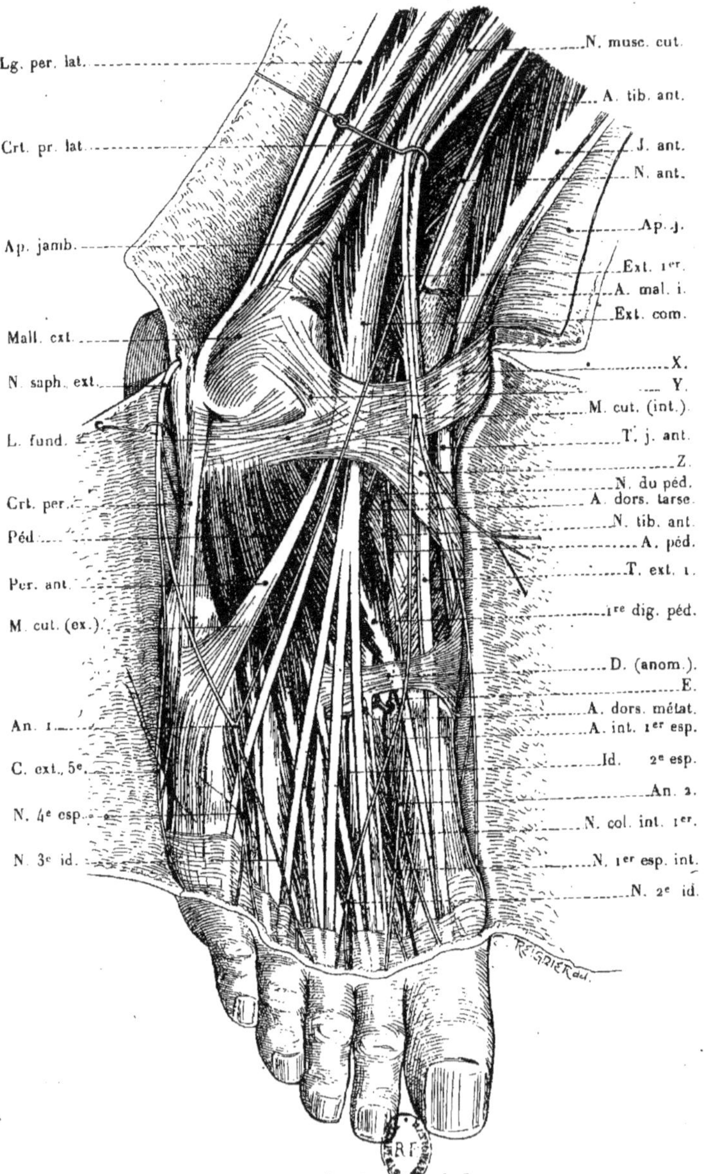

Région du dos du pied

MASSON ET Cie, ÉDITEURS

21*

Cette artère se dirige du milieu de l'espace intermalléolaire à la partie postérieure du premier espace interosseux, où elle devient perforante pour aller former l'arcade plantaire.

L'artère ne passe pas dans la même loge fibreuse que le muscle extenseur propre, au niveau du ligament fundiforme ; elle passe en arrière de la loge tendineuse, toujours séparée du tendon par un plan fibreux assez net. C'est sous le ligament, ou légèrement au-dessus, que l'artère est croisée par le tendon. Le pédieux recouvre d'ordinaire l'artère, surtout lorsque le muscle est étalé par son aponévrose, d'où le conseil de chercher l'artère immédiatement au-dessous du bord interne du pédieux ; près de sa terminaison, la première digitation du pédieux surcroise l'artère, qui, au niveau de sa terminaison est nettement en dehors de cette digitation. L'artère pédieuse est souvent anormale ; dans la plupart des anomalies, l'artère provient de la péronière antérieure ; elle est alors entièrement située sous le muscle pédieux.

L'artère pédieuse donne un certain nombre de branches. De son bord interne, naît une artère (quelquefois deux), qui, passant sous les tendons extenseur propre et jambier antérieur, croise le bord interne du pied, en avant ou en arrière de la tubérosité du scaphoïde, et s'anastomose avec la plantaire interne. De son bord externe naissent :

1° La *dorsale du tarse* ; née à angle aigu de la pédieuse, au niveau du bord inférieur du ligament fundiforme, elle croise la face profonde du pédieux qu'elle vascularise et se termine sur le bord externe du pied, en s'anastomosant avec la plantaire externe et avec la fin de la dorsale du métatarse ; elle donne toujours un rameau pour le tunnel astragalo-calcanéen.

2° La *dorsale du métatarse*, qui manque parfois, naît de la pédieuse tout près de sa terminaison ; elle se dirige transversalement en dehors, sous les tendons, s'anastomosant souvent à sa terminaison avec la fin de la dorsale du tarse. De son bord inférieur, naissent un certain nombre d'artères interosseuses grêles. Elles se divisent, au niveau des commissures, en deux digitales dorsales. Ces artères s'anastomosent avec les artères plantaires, à la partie postérieure des espaces interosseux (perforantes postérieures), et à leur partie antérieure (perforantes antérieures).

3° L'*interosseuse dorsale du premier espace* naît du point où la pédieuse devient perforante. Elle se divise, dans la commissure du gros orteil, en donnant les deux collatérales dorsales du gros orteil et la collatérale interne du second.

21**

Lorsque cette artère est volumineuse, ce qui est fréquent, elle envoie à la plante un fort rameau, qui fournit un certain nombre de collatérales plantaires.

Nerfs. — Le *nerf tibial antérieur,* qui est devenu interne en surcroisant l'artère, au niveau de la partie inférieure de la jambe, suit l'artère pédieuse ; il lui reste en général interne, mais la recroise souvent en passant dessus ou dessous ; il passe sous le premier chef du pédieux et se divise en formant les deux collatéraux dorsaux profonds du 1er espace. Il s'anastomose, comme nous l'avons vu, avec le musculocutané. Le tibial antérieur donne une branche importante, sous le ligament annulaire ; cette branche, ou *nerf* du *pédieux*, est satellite de la dorsale du tarse ; elle croise l'artère pédieuse, en passant dessus ou plus souvent dessous, aborde le pédieux par sa face profonde et envoie une série de fins rameaux, satellites des branches artérielles, pour les articulations du tarse. Le nerf tibial antérieur donne encore un filet, qui pénètre avec la pédieuse dans le canal de l'espace interosseux. Ce nerf qui, pour certains auteurs, donnerait au premier interosseux est plutôt un nerf articulaire.

CHAPITRE XI

PLANTE DU PIED

Pour préparer la plante du pied, il faut : soit coucher le sujet sur le ventre, soulevant le bas de la jambe par un billot, de façon à avoir la plante bien en face de soi ; soit sectionner la jambe en son milieu et la fixer sur un liège dans une position analogue.

Incisions. — Une première incision part de la partie saillante du talon et suit le bord externe du pied jusqu'au niveau de l'articulation métatarso-phalangienne du cinquième orteil. Une deuxième incision,

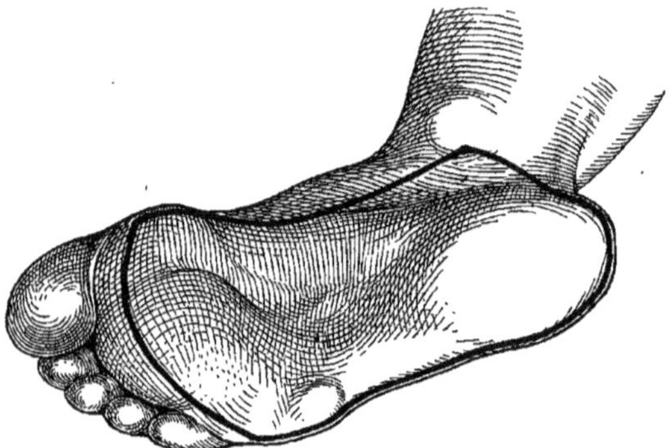

Fig. 15. — Incisions cutanées de la plante du pied.

transversale, suit les articulations métatarso-phalangiennes ; elle commence à l'extrémité antérieure de l'incision externe et aboutit, au niveau du bord interne du pied, sur l'articulation métatarso-phalangienne du gros orteil. Une troisième incision interne, n'est pas rectiligne ; elle comprend deux segments : le postérieur part de l'extrémité postérieure de l'incision externe, contourne le talon en passant immédiatement au-dessous de l'insertion du tendon d'Achille, puis remonte vers la pointe de la malléole interne, sans l'atteindre. Le segment antérieur part d'un centimètre au-dessous de la malléole interne, atteint, oblique en bas et en avant, la tubérosité du scaphoïde et de là, suivant le bord interne du pied, rejoint l'incision transversale au niveau de l'articulation métatarso-phalangienne du gros orteil.

L'incision, en arrière et en dehors, doit être profonde ; elle traverse la peau, épaisse, le pannicule adipeux sous-cutané, formé de lobules graisseux enfermés dans des logettes fibreuses, limitées par des tractus tendus entre la peau et l'aponévrose. Il faut pousser l'incision jusqu'à ce qu'on tombe sur l'aponévrose ; là seulement, on trouve un plan de clivage, permettant d'enlever d'une seule couche peau et pannicule sous-cutané. La dissection est facile en arrière et en dehors, où l'aponévrose est épaisse ; en dedans, au contraire, on trouve une aponévrose, recouvrant les organes de la gouttière calcanéenne, tendue entre la malléole interne et la tubérosité postéro-interne du calcanéum ; cette aponévrose, bien moins épaisse que l'aponévrose plantaire, a reçu le nom de ligament annulaire interne ; il faut la disséquer avec soin ; plus en avant, l'incision interne répond à la mince aponévrose qui recouvre la chair musculaire de l'adducteur du gros orteil. On détache peu à peu toute la peau plantaire, d'arrière en avant, en sectionnant les filets nerveux ou vasculaires, qui traversent l'aponévrose pour aller à la peau. A la partie antérieure du pied, l'aponévrose plantaire devient moins dense ; aussi faut-il prendre garde de ne pas sectionner les nerfs collatéraux des orteils, dans les espaces qui séparent les languettes aponévrotiques.

Aponévrose plantaire. — L'aponévrose plantaire, que nous avons maintenant sous les yeux, comprend trois territoires : un médian et deux latéraux. Le territoire médian contient l'aponévrose plantaire proprement dite ; cette aponévrose, extrêmement forte et résistante, s'insère sur le calcanéum, au niveau des deux tubérosités postérieures ; les fibres superficielles de cette aponévrose se continuent avec le tendon d'Achille ; bien souvent, en dedans, le tendon du plantaire grêle se continue en partie avec elle, rappelant une disposition, qui existe chez certains animaux, et qu'on retrouve à la main, où le petit palmaire se continue avec l'aponévrose palmaire. Les fibres de l'aponévrose plantaire sont presque toutes longitudinales ; elles forment une aponévrose resplendissante et nacrée, très facile à dénuder ; pourtant, à l'union

du quart postérieur et des trois quarts antérieurs de la plante, l'aponévrose plantaire est croisée par des trousseaux fibreux transversaux,
qui adhèrent aux fibres longitudinales et qui rendent la dissection de
cette partie de l'aponévrose un peu pénible ; plus en avant, l'aponévrose plantaire s'étale et s'amincit ; enfin elle se divise en languettes
digitales, séparant des espaces interdigitaux remplis de graisse, dans
lesquels passent les vaisseaux et nerfs collatéraux. Les fibres de ces
languettes digitales se divisent en fibres médianes, allant à la peau plantaire de l'orteil, et en fibres latérales, qui vont contourner l'articulation métatarso-phalangienne. Chaque articulation, avec les tendons
interosseux et lombricaux qui lui appartiennent, forme un tout, séparé
de l'articulation voisine par un tissu cellulaire lâche, quelquefois par
une bourse séreuse ; pour séparer deux articulations métatarso-phalangiennes, il faut simplement couper quelques trousseaux fibreux dorsaux
et plantaires, réunissant les deux articulations voisines. La digitation
qui va au gros orteil est, en général, forte, bien isolée et vient se
perdre sur le métatarsien ou l'articulation métatarso-phalangienne. A
la partie antérieure, les fibres longitudinales de l'aponévrose plantaire
sont croisées par quelques fibres transversales, irrégulièrement disposées, et qui ne forment pas, comme à la main, un ligament transverse
bien net.

Les bords de l'aponévrose plantaire sont séparés par deux *rigoles*
des aponévroses latérales. L'aponévrose externe est forte et résistante
dans sa moitié postérieure, où elle constitue, en dehors, le ligament dit
calcanéo-5e métatarsien, tendu entre la tubérosité postéro-externe du
calcanéum et le tubercule du 5e métatarsien ; plus en dedans, l'aponévrose externe est plus mince et vient former la berge externe de la profonde rigole qui la sépare de l'aponévrose plantaire moyenne ; cette
rigole est comblée par de la graisse ; mais, parfois, des fibres aponévrotiques passent en pont au-dessus de la rigole et isolent sa graisse
de la graisse sous-cutanée ; il faut autant que possible, dans une première dissection, sectionner ces fibres en pont, et nettoyer du premier
coup le fond de la rigole externe ; c'est du fond de cette rigole qu'on
voit sortir une série de rameaux vasculaires et nerveux allant à la peau ;
il est nécessaire de les sectionner pour rabattre cette dernière. L'aponévrose plantaire externe est mince dans sa moitié antérieure ; elle
laisse voir par transparence : 1° le tendon de l'abducteur du petit orteil,
qui paraît sortir, au niveau de l'extrémité postérieure du 5° métatarsien,
d'une sorte de fourche aponévrotique, sur laquelle nous reviendrons ;
2° en dedans de ce tendon, les muscles courts du 5e orteil. Cette mince

aponévrose envoie, dans la profondeur, des septa assez résistants, qui passent dans les espaces intermusculaires, séparant ainsi les muscles les uns des autres.

L'aponévrose plantaire interne est un mince feuillet qui recouvre le muscle adducteur du gros orteil; en dedans, cette aponévrose se fixe sur le bord interne du pied et reçoit une ou plusieurs expansions des aponévroses dorsales, notamment, un faisceau constant du ligament fundiforme; en arrière, cette aponévrose interne se continue avec l'aponévrose du canal calcanéen, tendue entre la malléole interne et la tubérosité postéro-interne du calcanéum. Cette aponévrose, décrite parfois sous le nom de ligament annulaire interne, adhère dans la profondeur, d'une façon très intime, au tendon de l'adducteur du gros orteil, si bien qu'on ne peut l'en détacher. Ce ligament du canal calcanéen se continue, en haut, avec les deux aponévroses de la jambe, qu'on est obligé de traverser pour tomber sur l'artère tibiale postérieure. En dehors, l'aponévrose plantaire interne forme avec la moyenne une rigole interne, très marquée; du fond de cette rigole, sortent aussi des vaisseaux et des nerfs cutanés, qu'on est obligé de sectionner.

On décrit d'ordinaire sous le nom d'aponévroses intermusculaires interne et externe, des cloisons aponévrotiques, détachées de la face profonde de l'aponévrose plantaire, et séparant la plante du pied en trois loges distinctes; ainsi conçues, ces cloisons intermusculaires n'existent pas. On voit partir des bords de l'aponévrose plantaire moyenne, des trousseaux fibreux, qui plongent dans la profondeur, et qui vont s'attacher, soit à une saillie osseuse, soit à une gaine tendineuse. Mais ces trousseaux fibreux ne forment pas une cloison continue; ils constituent une sorte de *peigne*, entre les dents duquel passent les organes, tendons, vaisseaux et nerfs, allant d'une loge à l'autre. La cloison interne, incomplète, ainsi formée, s'accole au muscle adducteur du gros orteil; elle se fixe, dans la profondeur, au *sustentaculum tali* (petite apophyse du calcanéum), au scaphoïde, au premier cunéiforme, et même entre-croise ses faisceaux avec les expansions du jambier postérieur, il est d'ailleurs très difficile de préparer ces prétendues cloisons intermusculaires, tant à cause de leur irrégularité, qu'à cause de leurs adhérences aux tissus environnants; on s'aperçoit nettement de leur existence quand, en disséquant les vaisseaux et nerfs plantaires internes par exemple, on sectionne de forts trousseaux fibreux allant dans la profondeur.

La cloison externe est formée d'une façon analogue; elle se fixe, dans la profondeur, sur le ligament calcanéo-cuboïdien, sur la gaine

du long péronier latéral, et l'on voit un fort trousseau fibreux se jeter
sur l'extrémité postérieure des muscles courts du petit orteil, donnant
naissance à une partie de leurs fibres.

Premier plan musculaire. — Pour pénétrer plus profondément, il
faut détruire l'aponévrose plantaire. Pour cela, on dissèque d'abord le
muscle interne ou *adducteur du gros orteil*. On commence à la partie
antérieure, où le muscle n'est représenté que par un fort tendon, facile
à isoler; mais, à mesure qu'on s'avance vers le talon, on voit des fibres
musculaires, disposées en faisceaux, s'enrouler sur les bords du muscle
pour se terminer sur le tendon comme les barbes d'une plume. Le bord
supérieur du muscle reçoit, comme sa gaine, une expansion du ligament fundiforme; mais ce n'est pas là une insertion proprement dite;
de même, au niveau de la tubérosité du scaphoïde, le muscle adhère
et parfois même s'insère par un petit faisceau; plus en arrière, enfin,
les fibres tibio-calcanéennes adhèrent si intimement à la face superficielle du muscle qu'on dirait une insertion; il n'en est rien, comme on
peut s'en apercevoir en disséquant la face profonde du muscle; toutes
les fibres se réfléchissent, pour aller s'insérer par un fort tendon à la
tubérosité postéro-interne du calcanéum, mais les fibres tibiales tirent
sur l'extrémité postérieure du muscle, contribuant à maintenir sa
courbe à concavité inférieure; en somme elles constituent une sorte de
frein supérieur. De même, tout à fait en arrière, partent, de la face
profonde du muscle, deux cloisons fibreuses allant s'insérer à la petite
apophyse du calcanéum et séparant : l'interne, les tendons fléchisseurs
des vaisseaux et nerf plantaires internes; l'externe, les vaisseaux et
nerf plantaires internes, des vaisseaux et nerf plantaires externes
(v. pl. 43).

La dissection du bord externe du muscle est rendue pénible par
deux particularités; d'abord, c'est l'adhérence intime de ce bord et de
l'aponévrose plantaire, notamment au niveau de la cloison intermusculaire; ensuite, c'est par ce bord que pénètrent le ou les nerfs du
muscle. Or ces nerfs, qu'il faut conserver, passent dans de vrais tunnels
fibreux, où il est facile de les couper. Voici comment on peut procéder pour les conserver : on part du collatéral interne du gros orteil,
très facilement visible à la partie antérieure, en dehors du muscle; on
le suit d'avant en arrière, en coupant avec précaution les tractus
fibreux qui enserrent le nerf; on remonte ainsi, petit à petit, jusqu'au
point où naissent du tronc du nerf plantaire interne, en dedans le nerf
de l'adducteur, en dehors le nerf du court fléchisseur; une fois ces

PLANCHE 43. — *Gouttière calcanéenne.*

On a réséqué, dans cette figure, la partie postérieure de l'adducteur du gros orteil,
pour laisser voir les· organes (tendons, vaisseaux et nerfs) qui, venus de la loge postérieure de la jambe, traversent la gouttière calcanéenne pour atteindre la plante du pied.

MUSCLES

Add. gr. ort. = adducteur du gros orteil envoyant dans la profondeur deux expansions : l'une [**Exp. 1**] passe au-dessus du nerf plantaire interne ; l'autre [**Exp. 2**] sépare
les vaisseaux et nerfs plantaires internes des vaisseaux et nerfs plantaires externes.

Dans le fond de la gouttière calcanéenne, on aperçoit les fibres musculaires de la chair
carrée [**Ch. car.**].

Le tendon du jambier postérieur [**Tend. jamb. post.**] sous-croise celui du fléchisseur
commun, pour lui devenir antérieur, et aller s'insérer au tubercule du scaphoïde [**Tub.
scaph.**].

Le muscle fléchisseur commun [**M. fléch. com.**] pénètre sous l'adducteur du gros orteil,
en passant au-dessus de l'expansion supérieure.

Le muscle fléchisseur propre du gros orteil [**M. fléch. pr.**], après avoir glissé dans la
gouttière postérieure de l'astragale, limitée en dehors par l'os trigone [**Os trig.**], sous-
croise le nerf plantaire externe et la bifurcation de la tibiale postérieure pour leur devenir antérieur et passer entre les deux expansions profondes de l'adducteur.

ARTÈRES

L'artère tibiale postérieure [**Art. tib. post.**], avant de se bifurquer, donne plusieurs
rameaux dont un calcanéen [**A. calc.**].

L'artère se bifurque très bas, au niveau du calcaneum, en : **Art. pl. int.** = artère plantaire interne, qui pénètre dans l'espace limité par les deux expansions de l'adducteur ;
A. pl. ext. = artère plantaire externe plus volumineuse, qui s'applique sur la chair carrée.

NERFS

Le nerf tibial postérieur [**N. tib. post.**] se bifurque plus haut que l'artère (au niveau de
l'astragale) et sur un plan plus profond.

Avant de se diviser, le nerf tibial postérieur donne souvent par un tronc commun :
R. calc. = rameau calcanéen et **R. cut. pl.** = rameau cutané plantaire.

Le nerf plantaire interne [**N. pl. int.**] sous-croise, immédiatement après sa naissance,
l'artère tibiale postérieure, et pénètre, au-dessus de l'artère plantaire interne dans l'espace limité par les deux expansions de l'adducteur.

Le nerf plantaire externe [**N. pl. ext.**], après avoir donné le nerf de l'abducteur du 5°
[**N. abb. 5°**], sous-croise la bifurcation artérielle, et réapparait, dans la fourche des artères
plantaires, pour suivre le trajet de la plantaire externe, dont il longe le bord antéro-
interne.

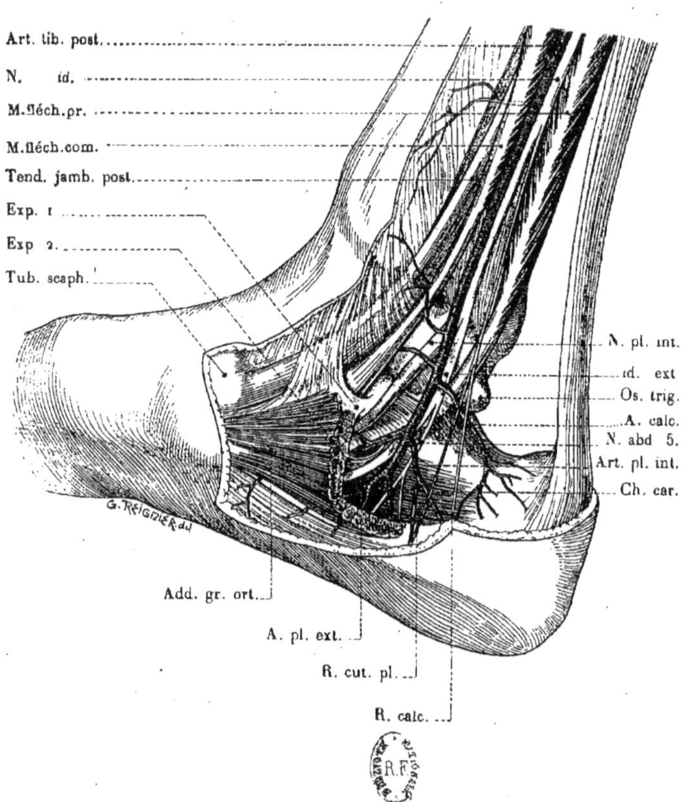

Gouttière calcanéenne

MASSON ET Cie, ÉDITEURS

nerfs reconnus, on n'a plus rien à craindre et l'on peut hardiment couper l'aponévrose plantaire, le long du bord externe du muscle adducteur, jusqu'à son insertion calcanéenne; ceci fait, on taille artificiellement un bord postéro-supérieur au ligament de la gouttière calcanéenne; il est alors possible d'isoler les vaisseaux et les nerfs qui traversent cette gouttière; pour continuer la dissection, on peut, soit sectionner le muscle adducteur, soit mieux, faire sauter son insertion calcanéenne; pour ce faire, on isole nettement l'insertion du muscle, jusqu'à l'os, puis, avec une fine scie ou un fort couteau, on fait sauter la lamelle osseuse sur laquelle s'insère le tendon du muscle.

Avant d'aborder la dissection des vaisseaux et nerfs plantaires, il faut sectionner le muscle court fléchisseur des orteils et l'aponévrose plantaire. On coupe en travers l'aponévrose plantaire moyenne, immédiatement en avant de la portion où le muscle court fléchisseur s'insère à sa face profonde; puis, on détruit toute la partie antérieure de l'aponévrose; *entre l'aponévrose plantaire et le court fléchisseur*, on ménage les rameaux nerveux du plantaire interne, allant au premier, au deuxième et au troisième espace interosseux; de même on conserve, si possible, la fine anastomose, qui du plantaire interne va au plantaire externe; cette anastomose est assez difficile à conserver, en raison de son volume souvent très faible et de son irrégularité; dans certains cas, en effet, elle vient du plantaire externe; elle peut être formée par deux rameaux en Y, donnant au sommet de l'Y des filets cutanés. Toujours dans le même espace, entre l'aponévrose plantaire moyenne et le court fléchisseur, on aperçoit le nerf interosseux du 4° espace venant du plantaire externe; il y a donc là un vrai treillis nerveux entre l'aponévrose et le court fléchisseur plantaire; il faut prendre bien garde de ne pas en sectionner une branche en détruisant l'aponévrose; faute d'autant plus facile à commettre que ces nerfs interosseux envoient des filets cutanés qui traversent l'aponévrose plantaire, et qu'en renversant cette dernière on attire en même temps les branches nerveuses.

Le *court fléchisseur plantaire* s'insère, en arrière : aux deux tubérosités postérieures du calcanéum, surtout à l'interne; de plus, à la face profonde de l'aponévrose plantaire, dans son tiers postérieur au moins, si bien qu'il est impossible, en arrière. de séparer les deux organes. En avant, le muscle se divise en quatre tendons, allant aux quatre orteils externes; le tendon qui va au 5° orteil diverge nettement en dehors, les trois autres continuent à peu près la direction du muscle. Nous avons déjà vu que, pour disséquer le bord interne du muscle, il

fallait sectionner l'aponévrose plantaire et notamment les forts tractus fibreux qui, croisant ce bord, vont dans la profondeur constituer la cloison incomplète dite intermusculaire interne; nous avons dit aussi que, dans cette dissection, il faut ménager avec grand soin le nerf de ce muscle, branche du nerf plantaire interne, qui l'aborde par sa face profonde, tout près de son bord interne. Pour disséquer le bord externe, il faut aussi sectionner, à plein tranchant, l'aponévrose plantaire et les tractus de l'aponévrose intermusculaire externe, qui croisent le bord du muscle. Dans cette dissection du bord externe, il faut ménager, en avant, le nerf du 4ᵉ espace interosseux, qui, venu de la profondeur, se réfléchit sur le bord externe du muscle; puis le muscle court fléchisseur est sectionné, au niveau où il se divise en ses quatre faisceaux digitaux. Chacun de ses faisceaux est disséqué avec soin et rabattu sur son orteil respectif ; il faut, pour cela, dégager chaque tendon de la palmure nerveuse et des nerfs plantaires, plus superficielle.

Reste à étudier le muscle *abducteur du 5ᵉ orteil*. Ce muscle forme, avec le court fléchisseur plantaire et l'adducteur du gros orteil, une *première couche superficielle*, issue des tubérosités postérieures du calcanéum; l'adducteur du gros orteil occupe la loge interne, le court fléchisseur la loge moyenne, l'abducteur du 5ᵉ la loge externe. Ce dernier muscle s'insinue, en arrière, au-dessus du court fléchisseur, de sorte qu'il s'insère, non seulement sur la tubérosité postéro-externe, mais encore sur l'interne, immédiatement en avant des insertions du court fléchisseur; de plus, le muscle s'insère encore à la face profonde de l'aponévrose plantaire externe, notamment au niveau de la portion que nous avons appelée ligament calcanéo-5ᵉ métatarsien; arrivé au niveau de la tubérosité du 5ᵉ métatarsien, le muscle paraît sortir d'une *fourche aponévrotique*, très résistante, formée par l'aponévrose plantaire; la dent externe de la fourche se fixe au sommet de la tubérosité du 5ᵉ métatarsien, elle est très exactement représentée (pl. 44). La dent interne plonge dans la profondeur, en contournant le bord interne du muscle et se fixe, partie sur la gaine du long péronier latéral, partie sur l'origine des muscles courts du 5ᵉ orteil. Il faut de toute nécessité sectionner la dent interne de la fourche, pour pouvoir suivre le bord interne du muscle sur toute son étendue. Le tendon vient s'insérer au tubercule externe de la base de la première phalange et à l'articulation métatarso-phalangienne. Bien souvent, un faisceau du muscle s'arrête en chemin, en se fixant à la tubérosité du 5ᵉ métatarsien, constituant ainsi un abducteur du 5ᵉ métatarsien. Pour bien se rendre compte de l'architecture du muscle, il faut l'éverser en dehors et l'étudier par sa face profonde.

Ce serait le moment de décrire les vaisseaux et nerfs plantaires, qui sont en grande partie situés au-dessus du premier plan musculaire de la plante ; mais, pour ne pas scinder leur étude, nous allons successivement étudier les autres plans musculaires, qui constituent la plante du pied.

Au-dessus du court fléchisseur, entre le premier et second plan, se trouve une aponévrose, assez résistante, parfois une partie des fibres du court fléchisseur s'y insère en dehors. Cette aponévrose, qui recouvre les vaisseaux et nerfs, est épaisse, en arrière, au niveau du tarse ; elle s'amincit et se perd, en avant, au niveau du métatarse.

Deuxième plan. — Ce plan est constitué par le long fléchisseur propre du gros orteil, le long fléchisseur commun des orteils et ses annexes musculaires, la chair carrée et les lombricaux.

Le tendon du *long fléchisseur propre du gros orteil*, contenu dans une coulisse ostéo-fibreuse, pourvue d'une synoviale, parcourt la gouttière rétro-astragalienne, puis la gouttière située à la face inférieure du *sustentaculum tali* (petite apophyse du calcanéum). Il est, dans ce trajet, recouvert par les origines de l'adducteur du gros orteil, qui contribue à fortifier sa gaine, par la plus interne des expansions fibreuses qu'il envoie dans la profondeur. Plus en avant, le tendon s'entre-croise avec celui du long fléchisseur commun, en passant entre ce dernier et le plan osseux. Au niveau de cet entre-croisement, les deux tendons s'envoient réciproquement une anastomose ; mais c'est toujours l'anastomose venue du fléchisseur propre qui est la plus constante et la plus importante ; le tendon continue sa marche jusqu'à l'articulation métatarso-phalangienne, il s'applique à ce niveau sur le ligament glénoïdien, entre les deux sésamoïdes et se termine en s'insérant à la base de la phalange unguéale.

Le tendon du *fléchisseur commun*, accolé, derrière la malléole interne, au tendon du jambier postérieur, glisse, lui aussi, dans une coulisse fibreuse qui passe au-dessus de l'adducteur du gros orteil, affleure la partie saillante du sustentaculum, se dirige obliquement en avant et en dehors, croise superficiellement le tendon long fléchisseur du gros orteil et se divise en quatre tendons qui suivent exactement les tendons du court fléchisseur plantaire, à la face profonde desquels ils sont accolés. Aux orteils, le court fléchisseur joue le rôle de fléchisseur per-

La peau a été incisée suivant les lignes indiquées (fig. 15). L'aponévrose plantaire a été enlevée ; il ne reste que la partie postérieure [Apon. pl.] sur laquelle s'insère le court fléchisseur commun [M crt. fl.]. En dehors, on voit encore la portion externe de l'aponévrose plantaire, notamment le ligament calcanéo 5ᵉ métatarsien [Lig᷉ calc. 5ᵉ m.]. Cette portion externe donne attache à l'abducteur du petit orteil [Abd. 5ᵉ]. Le tendon de ce muscle sort, au niveau de la tubérosité du 5ᵉ métatarsien, d'une fourche aponévrotique, dont la dent externe [Dent. ext.] insérée à la tubérosité du 5ᵉ métatarsien est conservée ; la dent interne a été sacrifiée ; on en voit le vestige [Dent. int.] qui sert d'origine aux muscles courts du 5ᵉ orteil.

MUSCLES

Première couche. L'adducteur du gros orteil [Add. 1ᵉʳ ort.] dont on a fait sauter l'insertion osseuse à la tubérosité postéro-interne du calcaneum [Ins. add. (Coupe)], et qu'on a renversé en dedans [Ins. add.] envoie dans la profondeur deux expansions tendineuses. La première [Exp. 1] du dedans des vaisseaux et nerf plantaires internes, la seconde [Exp. 2] entre ces organes et les vaisseaux et nerf plantaires externes.

Le court fléchisseur, dont les quatre tendons sectionnés sont rabattus sur les orteils, et dont le chef postérieur est renversé vers le calcaneum [M. crt fl.].

L'abducteur du 5ᵉ orteil [Abd. 5] dont l'insertion postérieure se glisse entre le précédent et le calcaneum.

Deuxième couche. Le tendon du fléchisseur propre du gros orteil, visible dans la gouttière calcanéenne [T. fl. pr.] ; plus en avant, il sous-croise le tendon fléchisseur commun en lui envoyant une expansion [Tend. fl. pr.].

Le tendon fléchisseur commun, visible dans la gouttière calcanéenne, par un trou fait à sa gaine, se divise à la plante du pied [Tend. fl. comm.] en quatre tendons.

Ce tendon a comme annexes :

1° La chair carrée, dont le gros chef interne, se voit dans la gouttière calcanéenne [Ch. carr. (ch. int.)] et, plus en avant, sous le court fléchisseur [Ch. carr. (ch. i.)] ; le chef externe [Ch. carr. (ch. ex.)] est toujours plus grêle ;

2° Les lombricaux, annexés aux quatre tendons du fléchisseur profond [Lombr. 1, 2, 3, 4].

Troisième couche. Formée de muscles courts :

1° Le court fléchisseur du gros orteil, avec ses deux chefs : l'interne [Crt fl. (ch. int.)] est sésamoïdien interne, avec l'adducteur ; l'externe [Crt fl. (ch. ex.)] est sésamoïdien externe, avec l'abducteur ;

2° L'abducteur du gros orteil avec ses deux chefs : l'oblique [Abd. obl.] et le transverse [Abd. tr.].

3° Le court fléchisseur du 5ᵉ [Crt fl. 5ᵉ].

Lg. pér. lat. == long péronier latéral, envoyant une expansion aux muscles courts externes [Exp. lg. pér.].

ARTÈRES

La tibiale postérieure [A. tib. p.] se bifurque, dans le canal calcanéen, plus superficiellement et plus bas que le nerf :

A. pl. int. = plantaire interne, passant entre les 2 expansions de l'adducteur, et se terminant en s'anastomosant avec l'interosseuse du premier espace [An. art.]. Elle fournit d'ordinaire la collatérale interne du gros orteil.

A. pl. ext = plantaire externe, plus volumineuse, donne des rameaux calcanéens ; passe, dans une portion oblique, entre l'accessoire et le court fléchisseur et décrit un coude [Coude V. et N.] à concavité interne, pour former, dans la profondeur, l'arcade plantaire. Au niveau de son coude, elle donne la collatérale externe du 5ᵉ [A. col. e. 5ᵉ] ; l'artère interosseuse du 4ᵉ espace [A. 4ᵉ esp.]. On aperçoit la fin des artères interosseuses des 3ᵉ, 2ᵉ, 1ᵉʳ [A. 3ᵉ, 2ᵉ, 1ᵉʳ esp. int.], branches de l'arcade palmaire profonde.

NERFS

Le nerf tibial postérieur se divise plus haut et sur un plan plus profond que l'artère.

N. pl. i. = nerf plantaire interne, donne : les nerfs du court fléchisseur [N. crt fl.] et de l'adducteur [N. add. 1ᵉʳ] ; le nerf collatéral palmaire interne du 1ᵉʳ orteil [N. col int. 1ᵉʳ] donnant au court fléchisseur du même orteil [N. crt fl. 1ᵉʳ] ; le nerf du premier espace interosseux [N. 1ᵉʳ esp. int.] qui fournit au 1ᵉʳ lombrical ; le nerf du 2ᵉ espace [N. 2ᵉ esp. int.] qui fournit au 2ᵉ lombrical ; le nerf du 3ᵉ espace interosseux, né sur la figure, par un tronc commun avec le précédent.

An. nerv. = anastomose très grêle avec le plantaire externe.

N. pl. ext. = nerf plantaire externe donne : près de son origine, le nerf de l'abducteur du 5ᵉ [N. abd. 5ᵉ] qui croise l'origine de la chair carrée, pour aborder son muscle par sa face profonde ; N. ch. car. = filet de la chair carrée ; des filets superficiels : N. 4ᵉ esp. = le nerf interosseux du 4ᵉ espace ; N. col. e. 5 = nerf collatéral externe du 5ᵉ, qui fournit des filets aux muscles courts du 5ᵉ. La branche profonde, qui décrit un coude, comme l'artère, est plus visible sur la planche suivante.

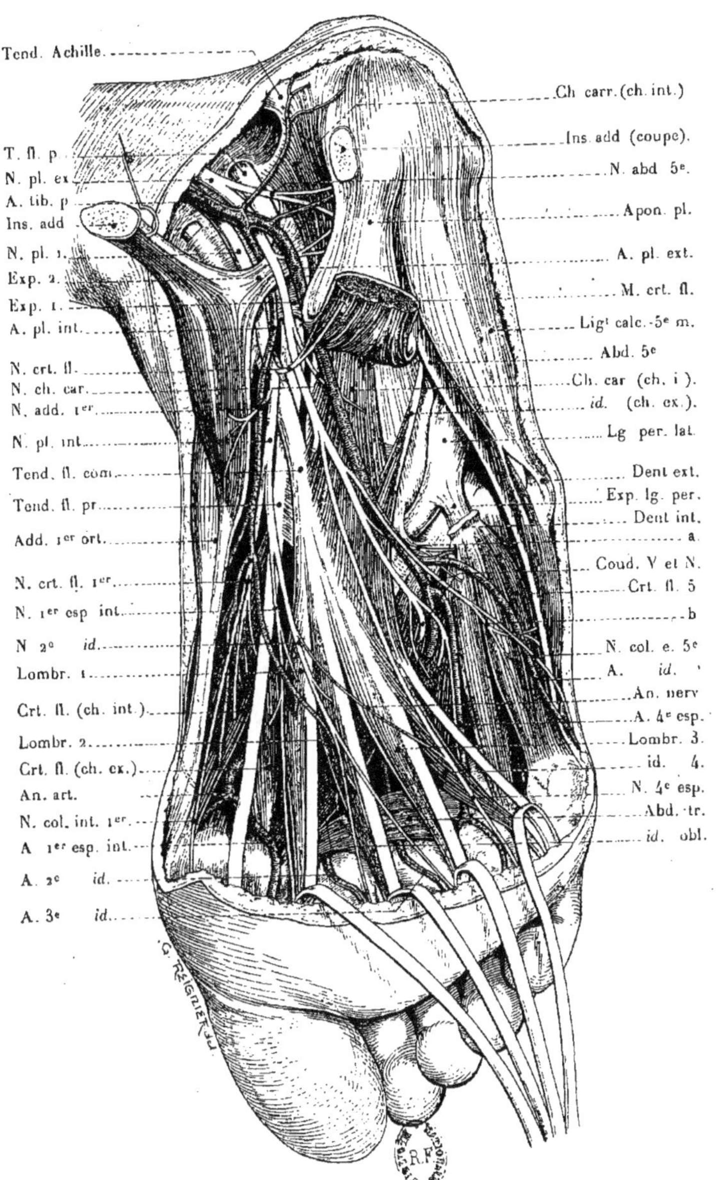

Plante du pied (Plan superficiel)

MASSON ET Cie, ÉDITEURS

22'

foré et ne va qu'à la seconde phalange, le fléchisseur profond est perforant et va à la troisième phalange.

A ce muscle sont annexés : 1° la chair carrée ou accessoire du long
fléchisseur ; 2° les lombricaux, analogues à ceux de la main.

La *chair carrée* s'insère, en arrière, par deux chefs : l'externe est
un petit tendon de forme triangulaire, dont la pointe s'insère à l'union
des faces inférieure et externe du calcanéum, immédiatement en avant
de la tubérosité postéro-externe. Le chef interne, beaucoup plus important, est toujours musculaire, il s'insère à toute la gouttière calcanéenne ; ses insertions viennent affleurer celles du tendon d'Achille ; on
les voit toujours déborder, en arrière, l'arcade du ligament annulaire
interne ; lorsqu'on a fait sauter l'insertion osseuse de l'adducteur du
gros orteil et renversé ce muscle en dedans, on aperçoit très nettement
ce chef interne, tapissant le fond de la gouttière calcanéenne ; son bord
externe adhère au grand ligament calcanéo-cuboïdien qu'il recouvre ;
il vient s'insérer, après s'être fusionné avec le chef externe, sur le
bord externe et la face profonde du tendon fléchisseur commun, déjà
épanoui.

Les *lombricaux*, au nombre de quatre, sont annexés aux tendons fléchisseurs profonds ; le premier naît du bord interne du tendon destiné
au 2° orteil ; les trois derniers naissent de la fourche formée par l'écartement des autres tendons. Ces muscles, d'ordinaire grêles et peu
développés, viennent contourner le côté interne des quatre dernières
articulations métatarso-phalangiennes, pour se terminer sur le tendon
de l'extenseur en adhérant plus ou moins à la base de la première phalange.

Troisième plan. — Pour passer à l'étude du troisième plan, il faut
sectionner le second ; pour cela, je conseille de sectionner franchement,
d'un seul coup de ciseau, le long fléchisseur commun et la fin de la
chair carrée, au niveau où le tendon commence à s'épanouir ; on sectionne, à la même hauteur, le fléchisseur propre du gros orteil. Puis
on rabat sur chaque orteil son tendon fléchisseur, les 4 externes avec
leurs lombricaux ; ici les nerfs des lombricaux sont difficiles à conserver ; les deux lombricaux internes, innervés superficiellement par le
plantaire interne, seront éversés en dedans ; les deux externes, innervés profondément par le plantaire externe, seront éversés en dehors.
Quant au segment postérieur du deuxième plan musculaire, on peut le
soulever en bloc et le renverser en arrière, pour étudier les parties plus
profondes.

22**

Le troisième plan musculaire de la plante du pied est constitué par des muscles courts, presque entièrement situés dans la moitié antérieure du pied. Pourtant, ces muscles ne sont courts qu'en apparence; ils se continuent, en arrière, avec des fibres tendineuses et ligamenteuses, confondues pour la plupart avec le grand ligament calcanéocuboïdien; aussi, avant de décrire ces muscles, dirons-nous un mot des productions tendineuses et ligamenteuses, visibles à l'arrière-pied. C'est d'abord *le grand ligament calcanéo-cuboïdien*. Né de la face inférieure du calcanéum, sur toute la surface qui va des tubérosités postérieures à la tubérosité antérieure de cet os, ce ligament se continue, par ses fibres superficielles, longues, avec la plupart des muscles du troisième plan : en dedans, le court fléchisseur et l'abducteur oblique du gros orteil, en dehors, les muscles du petit orteil. Les fibres profondes s'insèrent, à la face inférieure du cuboïde, sur tout le croissant de cet os situé en arrière de la gouttière du long péronier latéral; les fibres superficielles passent en pont au-dessus de cette gouttière, qu'elles convertissent en canal ostéo-fibreux.

Le *ligament calcanéo-scaphoïdien inférieur* est tendu entre le bord antérieur de la petite apophyse du calcanéum et le scaphoïde; son bord externe se confond avec le ligament calcanéo-cuboïdien, son bord interne reçoit une grande partie des fibres du ligament latéral interne de l'articulation tibio-tarsienne. Par sa face supérieure, ce ligament contribue à former la cavité qui loge la tête astragalienne; il est situé très profondément à la plante; pour bien voir ses fortes fibres divergentes, il faut enlever de gros lobules graisseux, qui le cachent, et tendent à faire saillie dans l'articulation médio-tarsienne, en passant dans les interstices de ses faisceaux.

Plus en dedans encore, on voit l'insertion forte et complexe du *jambier postérieur*. Par ses fibres internes, le tendon de ce muscle coiffe la tubérosité du scaphoïde et s'y insère; mais les fibres superficielles vont plus loin, jusque sur le premier cunéiforme; les fibres externes, plus profondes, recouvrent en partie le ligament calcanéo-scaphoïdien inférieur; elles irradient, en forts faisceaux, vers les os du tarse (trois cunéiformes et base des trois métatarsiens moyens). Les fibres émanées du jambier postérieur s'intriquent en somme avec tous les plans fibreux de la plante; on en a suivi jusqu'à la petite apophyse du calcanéum et au cuboïde, ces dernières confondues avec le ligament calcanéocuboïdien; enfin, un certain nombre des fibres de ce tendon se continuent avec les muscles courts, notamment le court fléchisseur et l'adducteur oblique du gros orteil.

Le *long péronier latéral* croise le bord externe du pied et entre dans la gouttière du cuboïde; il ne répond pas au fond de cette gouttière, mais il se réfléchit, renflé en un noyau fibro-cartilagineux, sur la berge postérieure de la gouttière, revêtue de cartilage pour faciliter son glissement. De là, le tendon croise profondément la plante du pied, oblique en avant et en dedans et vient se terminer en s'épanouissant en grande partie sur une facette, bien marquée à la base du premier métatarsien et par quelques fibres sur le premier cunéiforme; d'ordinaire un gros lobule graisseux, situé entre ces deux insertions, répond à l'interligne cunéo-métatarsien. Le tendon du long péronier latéral est caché par des fibres qui le recouvrent; ce sont les fibres superficielles du ligament calcanéo-cuboïdien, déjà décrites, et aussi les expansions du tendon jambier postérieur. Mais le tendon du long péronier latéral donne aussi, très souvent, des expansions servant d'origine aux muscles courts de la plante. Ces expansions varient suivant les sujets; parfois très développées, elles naissent de tout le bord antérieur de la portion plantaire du tendon; en général, les expansions ne naissent qu'au niveau du coude du tendon et donnent insertion à une partie des fibres des muscles courts du 5° orteil; parfois enfin elles sont réduites à des insertions ligamenteuses sur le 5° métatarsien et servent alors de frein antérieur au sésamoïde du tendon.

Les muscles courts de la plante convergent, en avant, les uns, vers le premier orteil, les autres vers le cinquième.

Parmi les premiers, on trouve deux muscles: *le court fléchisseur* et *l'abducteur du gros orteil*.

Le *court fléchisseur* est en réalité composé de deux muscles; réunis par leur extrémité postérieure, ils divergent en avant pour se terminer: l'un sur le sésamoïde interne, l'autre sur le sésamoïde externe. En arrière, ce muscle a une triple origine; les fibres superficielles viennent de l'aponévrose plantaire moyenne, par un fort trousseau, parti de son bord interne, qui plonge dans la profondeur, constituant une partie de la cloison intermusculaire; les fibres moyennes proviennent d'expansions du ligament calcanéo-cuboïdien et du tendon épanoui du jambier postérieur; les fibres profondes naissent des 2° et 3° cunéiformes; de chacune des faces du fort tendon, ainsi constitué, naît un des faisceaux musculaires sésamoïdiens; le musle *sésamoïdien interne* se jette sur le tendon de l'adducteur et avec lui sur le sésamoïde interne; de là, il atteint le tubercule interne de la première phalange. Le muscle *sésamoïdien externe* va se jeter, avec le tendon du muscle suivant, sur le sésamoïde externe et, de là, sur le tubercule externe de la première

Cette figure représente le plan profond de la plante, ligamenteux en arrière, musculaire en avant. Pour la nécessité du dessin, on a enlevé la plupart des muscles et tendons des deux premiers plans ; on peut les conserver sur une préparation, en les sectionnant à leur partie moyenne et en les relevant en avant et en arrière. La section du second plan doit porter à peu près au niveau de l'articulation cunéo-1er métatarsien : on relève en arrière, le fléchisseur commun et la chair carrée, sans les séparer ; on rabat sur les orteils chaque tendon du long fléchisseur commun, avec le lombrical qui lui appartient, en conservant, si possible, les nerfs de ces petits muscles.

LIGAMENTS ET MUSCLES

Dans la gouttière calcanéenne, on a sectionné les expansions de l'adducteur du gros orteil. On voit encore l'externe [**Exp. 2**], l'interne est fusionnée avec la gaine ouverte [**A**] du fléchisseur propre. On a fait sauter l'insertion calcanéenne de l'adducteur [**Ins. add. (coupe)**] ; il ne reste du muscle que sa partie antér. [**Add. gr. ort.**].

J. post. = le tendon du jambier postérieur, renflé en un noyau sésamoïde, au niveau du ligament glénoïdien, s'insère sur le tubercule du scaphoïde [**Tub. scaph.**], il envoie des fibres jusqu'au premier cunéiforme [**Cunéif. 1**], et, plus en dehors, une forte expansion en éventail [**Exp. post.**].

Fl. pr. 1 = fléchisseur propre du gros orteil, sectionné. **Fl. pr. 2** = partie terminale de son tendon, relevée, laissant voir la gouttière intersésamoïdienne dans laquelle il glisse [**Gout. inter.**].

La chair carrée montre son chef interne [**Ch. car.**] coupé en avant [**Ch. car. (coupe)**]. pour laisser voir l'épanouissement du grand ligament calcanéo-cuboïdien.

L'aponévrose plantaire et le muscle court fléchisseur, fusionné avec elle, sont sectionnés près de leur insertion calcanéenne [**Apon. plant.**].

M. abd. 5e = l'abducteur du 5e orteil, sectionné au niveau de son bord interne, est renversé au dehors, montrant sa face profonde.

Gr. lig. calc. cub. = grand ligament calcanéo-cuboïdien ; [**B**] expansion servant d'origine au court fléchisseur du gros orteil ; [**Y**] expansion donnant insertion à quelques fibres de l'abducteur oblique ; les fibres externes, qui convertissent en canal la gouttière du long péronier latéral, ont été détruites.

L. cal.-sc. inf. = ligament calcanéo-scaphoïdien inférieur, visible dans la profondeur ; des pelotons adipeux dissocient ses faisceaux.

Le long péronier latéral renflé en un noyau sésamoïde, au niveau de la gouttière cuboïdienne [**Sés. lg. per.**] se réfléchit sur la berge postérieure de cette gouttière [**G. cub. (berg. p.)**], envoie une expansion aux muscles courts du 5e orteil et va se terminer en s'insérant sur le 1er métatarsien [**Ins. lg. per.**] ; un petit faisceau va au cunéiforme.

Le court fléchisseur du gros orteil se bifurque en avant en ses deux chefs : le sésamoïdien interne [**M. crt. fl. (sés. int.)**] ; le sésamoïdien externe [**id. sés. ext.**].

L'abducteur du gros orteil présente sa portion oblique [**Abd. obl.**], échancrée, pour laisser voir l'arcade plantaire ; sa portion transverse [**id. tr.**].

Au niveau du petit orteil, on voit le muscle court fléchisseur [**Crt. fl. 5e**], le muscle 1er interosseux plantaire [**1er int. pl.**].

Les autres interosseux [**M. interosseux**] s'aperçoivent dans la profondeur.

On n'a conservé que le 3e lombrical avec son nerf [**3e lomb.**]

ARTÈRES

Les artères sont déjà étudiées dans la figure précédente ; on voit, en plus, l'arcade plantaire [**Arc. plant.**] formée par la plantaire externe, s'anastomosant avec la pédieuse. Cette anastomose est cachée par l'abducteur oblique.

NERFS

Outre les détails déjà étudiés à la figure précédente, on voit la terminaison du nerf de l'abducteur du 5e [**N. abd. 5e**]. On voit, en plus, sur cette figure, l'épanouissement de la branche profonde du plantaire externe, notamment le nerf de l'abducteur oblique [**N. abd. obl.**] ; les nerfs de l'abducteur transverse [**N. abd. tr.**] et de multiples rameaux interosseux ; un rameau articulaire [**N. artic.**] arrive à la 3e articulation métatarso-phalangienne.

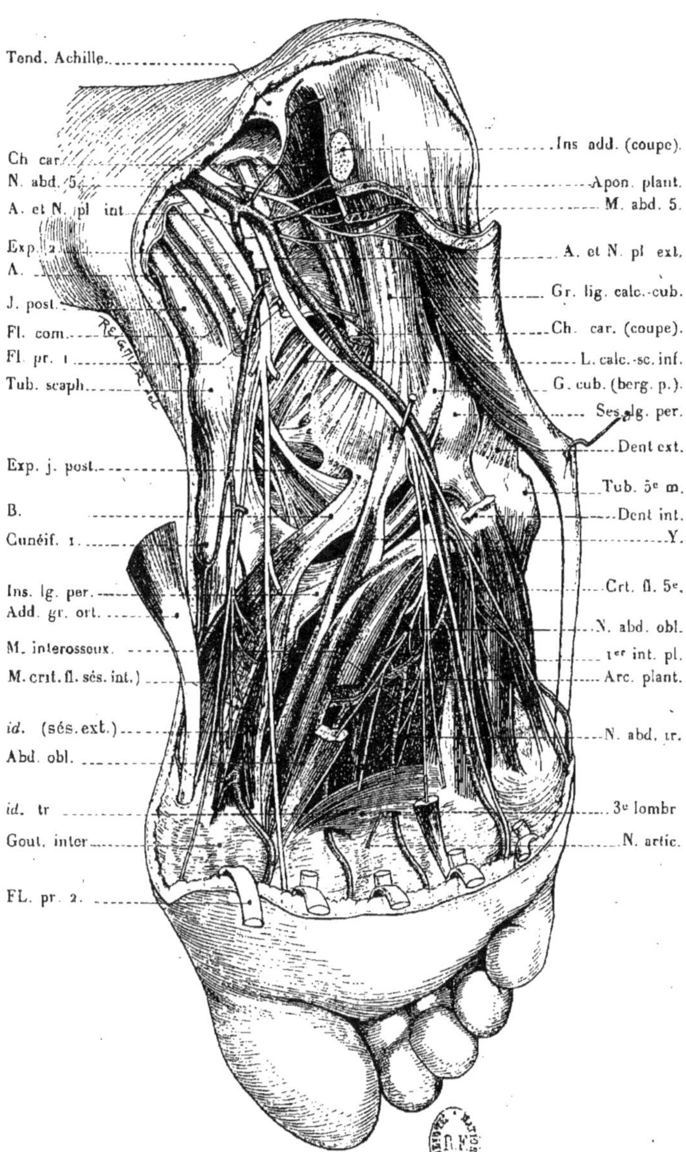

Plante du pied (plan profond)

MASSON ET Cⁱᵉ, ÉDITEURS

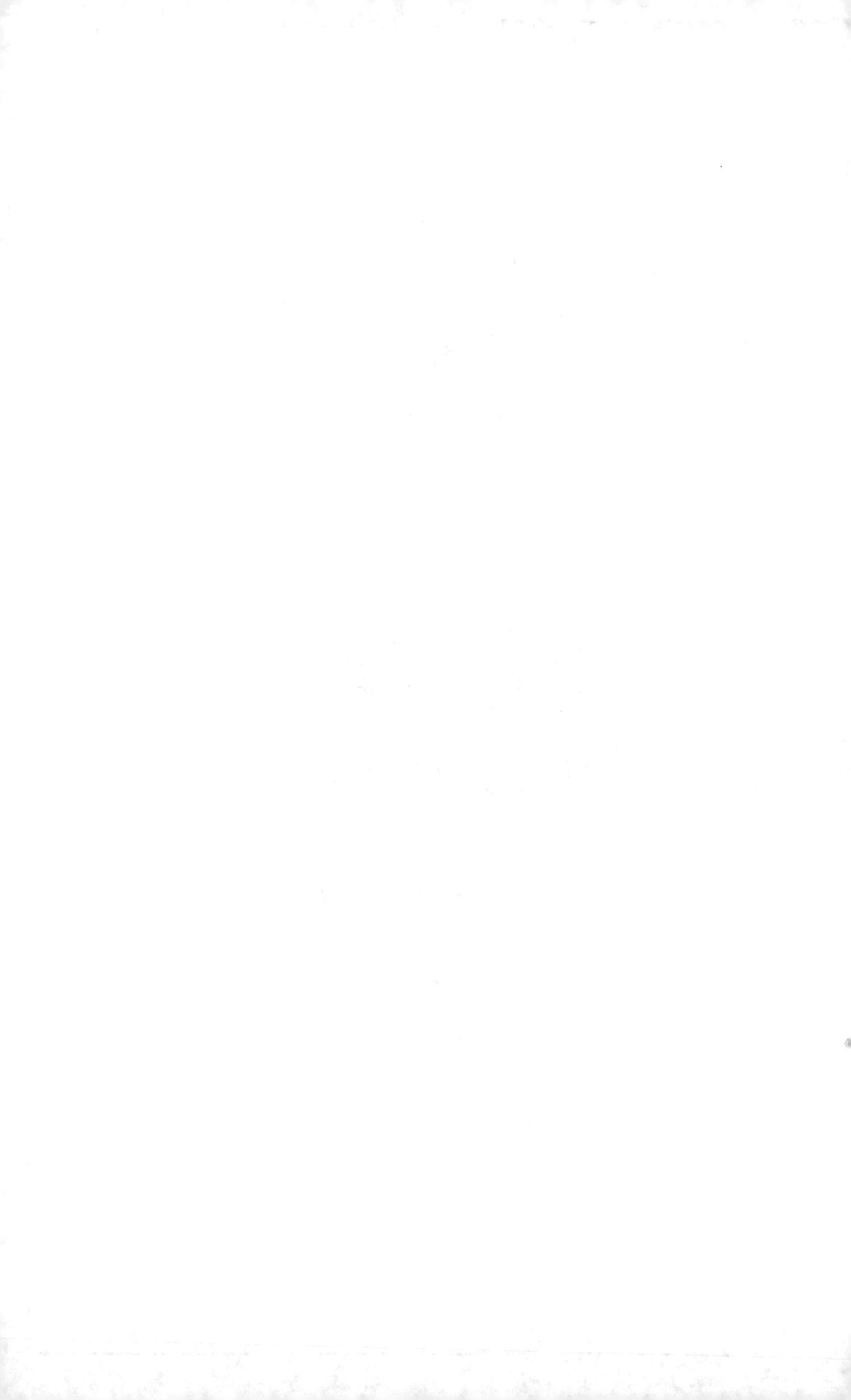

phalange. Entre ses deux muscles sésamoïdiens, glisse le tendon du fléchisseur propre du gros orteil, qui se creuse une gouttière entre les deux sésamoïdes.

Le muscle *abducteur du gros orteil* est constitué par deux portions ; l'une oblique, l'autre transverse. La *portion oblique* forme une épaisse masse musculaire, comblant la concavité transversale du gril métatarsien ; ses origines sont complexes ; comme celles du court fléchisseur, elles viennent : 1° de l'aponévrose plantaire ; 2° du ligament calcanéo-cuboïdien, du jambier postérieur, quelquefois du long péronier latéral ; 3° et surtout d'insertions osseuses, sur le cuboïde en arrière de la gouttière, sur le 3e cunéiforme, sur la base des 2e, 3e et 4e métatarsiens, parfois aussi sur le premier ; de là, les fibres convergent sur un volumineux tendon, qui engaine le sésamoïde externe et va à la première phalange. L'*abducteur transverse* est un petit muscle, d'importance variable. Il naît par trois languettes, qui se recouvrent les unes les autres, issues de la face inférieure des articulations métatarso-phalangiennes des 3e, 4e et 5e orteils ; le 2e orteil est sur un plan trop élevé pour donner insertion à une languette. De là, le muscle vient se jeter sur le sésamoïde externe et sur le bord externe du tendon de l'abducteur oblique, en arrière du sésamoïde.

Pour étudier les muscles du gros orteil par leur face profonde, et apercevoir les derniers filets du nerf plantaire externe, on peut désarticuler l'articulation métatarso-phalangienne du gros orteil, par sa face dorsale, séparer complètement cette articulation de celle du second orteil, en entaillant à fond la commissure des deux premiers orteils. On rabat alors, en arrière et en bloc, le gros orteil, les deux sésamoïdes et leurs muscles, cet artifice permet de creuser les insertions de ces divers muscles et de nettoyer la préparation.

Les muscles du petit orteil, comme ceux du premier, ont une origine complexe. Des fibres viennent : 1° de l'aponévrose plantaire (dent interne de la fourche de l'abducteur) ; 2° du ligament calcanéo-cuboïdien ; 3° d'une expansion du long péronier latéral. Du fort tendon commun, ainsi constitué, naissent en partie, non seulement les muscles du 5e orteil (court fléchisseur et opposant) mais encore un grand nombre des muscles interosseux.

Le *court fléchisseur*, en plus du tendon commun, a des insertions osseuses au cuboïde et à la base du 5e métatarsien. Le corps musculaire, grêle et allongé, se termine sur la capsule métatarso-phalangienne du cinquième orteil et sur la base de la première phalange.

L'*opposant* est constitué par quelques fibres musculaires, qui nécs du tendon commun, se séparent du court fléchisseur et se terminent sur le flanc externe du 5⁰ métatarsien.

Nous ne décrirons pas ici les interosseux, analogues à ceux de la main, avec cette différence qu'au pied l'axe passe par le 2⁰ orteil ; il y a quatre interosseux dorsaux écarteurs et trois ou quatre palmaires rapprocheurs ; le premier, fusionné avec les fibres profondes de l'adducteur oblique, est ici moins constant qu'à la main.

Nerfs. — Les nerfs de la plante viennent tous de la bifurcation du tibial postérieur en plantaire interne et plantaire externe (pl. 44).

Avant de se diviser, le nerf tibial postérieur envoie à la peau du talon un filet important, le *filet calcanéen plantaire*, qui, traversant l'aponévrose à la partie toute supérieure de la gouttière calcanéenne, va se distribuer à la peau interne du talon et au tiers postérieur de la peau de la plante.

Lorsque le nerf tibial postérieur se divise, il est situé derrière la malléole interne, immédiatement en arrière de l'artère. Le paquet vasculo-nerveux, recouvert par deux aponévroses, est à ce niveau dans la gaine du fléchisseur propre, en dedans de ce muscle. Le fléchisseur commun, dans son épaisse gaine propre est situé en avant et en dedans du paquet. C'est au niveau de la pointe de la malléole interne que se divise le nerf ; le *nerf plantaire interne*, plus gros que l'externe, se porte en avant, en sous-croisant l'artère non encore divisée, pour lui devenir antérieur. Puis, le nerf passe dans le canal fibreux, limité par les deux expansions profondes de l'adducteur du gros orteil (pl. 43), séparé à ce niveau du fléchisseur propre, plus profondément situé dans une gaine propre ; le nerf reste toujours entre les deux fléchisseurs.

Aussitôt sorti du canal de l'adducteur, le nerf plantaire est croisé profondément par le fléchisseur commun, qui va en dehors s'anastomoser avec le fléchisseur propre ; à partir de ce point, le nerf est en dedans des deux tendons fléchisseurs, mais il ne tarde pas à se diviser. Il a déjà donné deux branches importantes, immédiatement à sa sortie du canal fibreux de l'adducteur ; ce sont les *nerfs de l'adducteur du gros orteil* et du *court fléchisseur ;* nous les avons déjà signalés.

Le nerf se divise en deux branches : l'interne, plus grêle, longe en dehors le tendon de l'adducteur et, après avoir donné des filets au chef sésamoïdien interne du court fléchisseur, se termine comme *collatéral interne du gros orteil.*

La branche externe, plus grosse se divise bientôt en deux autres branches ; l'interne, longeant en dedans le court fléchisseur, constitue le nerf du 1ᵉʳ espace interosseux ; il donne au 1ᵉʳ *lombrical,* au *chef sésamoïdien externe* du court fléchisseur du gros orteil et se divise, dans la première commissure, en *collatéral externe du gros orteil* et *interne du second orteil.* La branche restante du plantaire interne contourne, comme nous l'avons déjà vu, le bord interne du court fléchisseur et se divise, entre l'aponévrose plantaire et ce muscle, en deux nerfs interosseux. Le nerf du 2ᵉ espace donne parfois au 2ᵉ *lombrical* et va donner *deux nerfs collatéraux* aux orteils. Le nerf du 3ᵉ espace, qui envoie parfois une anastomose grêle au plantaire externe, va donner également *deux nerfs collatéraux* dans la commissure du 3ᵉ et du 4ᵉ orteil.

Le *nerf plantaire externe,* un peu plus petit que l'interne, descend verticalement : il passe sous l'origine de la plantaire externe, si bien qu'on le voit apparaître dans l'angle de bifurcation de la tibiale postérieure (v. pl. 43 et 44). Profondément, il croise le long fléchisseur propre du gros orteil pour lui devenir externe ; puis, accompagné de l'artère plantaire externe, qui longe son bord externe, le nerf accolé au chef interne de la chair carrée, est recouvert par l'adducteur du gros orteil, qui forme arcade au-dessus de lui. Lorsqu'on a fait sauter l'insertion osseuse de ce muscle, rien n'est plus facile que de disséquer ce nerf dans toute son étendue. Le plantaire externe quitte la gouttière calcanéenne, pour croiser obliquement en avant et en dehors la plante du pied ; il est situé là, entre le premier et le second plan musculaire, entre le court fléchisseur et la chair carrée ; c'est sa portion oblique, où il suit le bord postéro-externe du tendon long fléchisseur commun, parallèle à lui, à un travers de doigt en arrière. C'est à la fin de cette portion oblique que le nerf se termine en un bouquet de filets nerveux très riche et très délicat à préparer. Mais le nerf a donné auparavant des branches collatérales. Tout près de son origine, naît le *nerf de l'abducteur du petit orteil,* qui croise le tendon fléchisseur propre du gros orteil, glisse sur la chair carrée, passe entre elle et le court fléchisseur, et enfin aborde son muscle par sa face profonde, entre lui et le ligament calcanéo-cuboïdien ; le nerf se distribue au muscle abducteur, en décrivant à sa face profonde une courbe bien visible, si on retourne le muscle (v. pl. 45).

Plus loin, dans la gouttière calcanéenne, le nerf plantaire externe donne, en dehors, deux rameaux grêles ; tous deux croisent profondément l'artère plantaire interne. L'un va au ligament calcanéo-cuboïdien et un peu à la chair carrée ; l'autre se distribue uniquement à la chair carrée. Lorsque le nerf se divise, il présente des *filets superficiels* et des *filets profonds*. Parmi les premiers, on trouve le *nerf du 4ᵉ espace interosseux* et le collatéral externe du 5ᵉ orteil. Le premier contourne, pour devenir superficiel, le court fléchisseur plantaire et va donner, dans la 4ᵉ commissure, deux nerfs collatéraux. Ce nerf donne aussi, sur tout son trajet, des nerfs cutanés dont nous avons déjà parlé. Le *nerf collatéral externe du* 5ᵉ orteil donne, peu après son origine, des filets moteurs aux muscles courts du 5ᵉ orteil et aux interosseux du 4ᵉ espace ; un filet grêle descend jusqu'à l'articulation métatarso-phalangienne. Puis, le nerf, envoyant de nombreux filets à la peau du bord externe du pied, se termine comme collatéral externe du 5ᵉ orteil.

La *branche profonde* décrit, comme l'arcade artérielle plantaire, une courbe à concavité interne, comprenant dans sa concavité le fléchisseur commun et l'abducteur oblique. De la convexité de l'arcade naissent de multiples filets, qui vont : 1° aux deux lombricaux externes ; 2° à l'abducteur transverse ; 3° aux interosseux des 2ᵉ et 3ᵉ espaces ; 4° à l'abducteur oblique par plusieurs gros rameaux ; 5° les derniers filets croisent profondément l'abducteur oblique pour se terminer dans les interosseux du 1ᵉʳ espace. Souvent, on peut suivre des filets du plantaire externe jusque dans le faisceau sésamoïdien externe du court fléchisseur du gros orteil. On voit aussi, en général, des filets grêles allant jusqu'aux articulations métatarso-phalangiennes.

Artères. — Les artères de la plante du pied sont fournies par la tibiale postérieure, et ses deux branches de bifurcation, les plantaires.

L'artère tibiale postérieure se divise beaucoup plus bas que le nerf de même nom. Tandis que la bifurcation nerveuse se fait légèrement au-dessous d'une horizontale passant par la pointe malléolaire interne, c'est d'ordinaire dans la gouttière du calcanéum que se fait la division de l'artère. La *division artérielle se fait aussi sur un plan plus superficiel que la division nerveuse ;* aussi les nerfs plantaires passent-ils, comme nous l'avons déjà vu, au-dessous des branches artérielles qu'ils croisent. En général, dans l'angle formé par la bifurcation artérielle, on aperçoit le nerf plantaire externe et plus profondément le tendon du fléchisseur propre, caché par sa gaine. L'artère tibiale postériale donne, plus ou moins près de sa bifurcation, un *rameau calcanéen interne* qui vascularise la peau interne du talon.

L'*artère plantaire interne*, moins grosse que l'externe, se dirige, à son origine, presque horizontalement en avant, passe avec le nerf plantaire interne, mais au-dessous de lui, dans le canal fibreux limité par les expansions de l'adducteur du gros orteil. Pendant ce trajet, nerf et artère plantaires internes sont situés entre les deux fléchisseurs; à leur sortie de ce canal, ils croisent superficiellement le tendon du fléchisseur commun, qui se dirige obliquement en dehors ; à partir de ce moment, nerf et artères sont et restent en dedans des tendons fléchisseurs. L'artère, dans ce trajet, croise superficiellement le nerf, pour lui devenir interne : elle est elle-même plus profondément située que le nerf de l'adducteur qui la croise ; puis, située dans la loge interne de la plante, en partie couverte par l'adducteur, l'artère plantaire interne se divise d'une façon extrêmement variable. En général, on trouve trois rameaux terminaux ; l'interne passe entre l'adducteur et le plan osseux, et, parvenu au niveau du bord du pied, le longe jusqu'à l'articulation métatarso-phalangienne ; sur la planche 44, cette artère se termine dans l'interosseuse du 1er espace, branche de la plantaire externe. La seconde branche, satellite du nerf collatéral interne du gros orteil, donne, comme ce nerf, un rameau au chef sésamoïdien interne du court fléchisseur, et se termine, soit en donnant l'artère collatérale interne du gros orteil, soit en se jetant, comme la première branche, dans la fin de l'interosseuse du premier espace. La troisième branche, très variable, est satellite du nerf plantaire interne ; en général très grêle, elle se distribue entre l'aponévrose et le court fléchisseur, accompagnant les filets du plantaire interne ; quelquefois même on trouve un rameau anastomotique avec la plantaire externe, analogue à l'anastomose nerveuse ; dans ces cas, loin d'être constants, il existe une vraie arcade plantaire superficielle ; mais elle est toujours très grêle et n'a pas d'importance fonctionnelle. Avant de se bifurquer, la plantaire interne envoie des rameaux latéraux aux muscles environnants (adducteur, court fléchisseur plantaire), des rameaux profonds, pour le plan osseux et ligamenteux, et des rameaux superficiels, qui passent entre l'adducteur et l'aponévrose intermusculaire, pour sortir dans le fond de la rigole interne et se terminer dans la peau.

L'*artère plantaire externe*, beaucoup plus volumineuse, passe avec le nerf plantaire externe, mais en arrière de lui, dans un canal formé par l'adducteur. Ce canal est limité, en haut et en avant, par l'expansion fibreuse inférieure de l'adducteur, en bas et en arrière, par l'insertion du muscle à la tubérosité postéro-interne du calcanéum. L'artère repose, dans la profondeur, sur le chef interne de la chair carrée. Puis, dans une portion dite oblique, elle traverse la plante du pied, entre le court fléchisseur et la chair carrée ; l'artère est recouverte par l'aponévrose située à la face profonde du court fléchisseur, aponévrose qui applique les vaisseaux et les nerfs sur la chair carrée. La portion oblique se termine avant d'atteindre le bord externe du pied, au niveau du 4° métatarsien ; là, l'artère décrit un coude, embrassant dans sa concavité interne le 2° et le 3° plan musculaire ; c'est-à-dire la chair carrée et l'abducteur oblique. L'artère se termine par une portion transversale, entre l'abducteur oblique et les interosseux, pour se terminer en s'anastomosant avec la pédieuse, qui perfore la partie postérieure du premier espace interosseux. Dans cette portion transversale, l'artère croise la partie postérieure du corps des 3° et des 2° métatarsiens. Les rapports avec le nerf plantaire externe ont besoin d'être précisés. Dans la portion oblique, le nerf est parallèle à l'artère, mais situé en avant ; plus loin, le nerf décrit son coude, plus en arrière que l'artère ; au niveau du coude artériel, les branches nerveuses croisent superficiellement les vaisseaux, quelques filets passent néanmoins plus profondément, si bien que l'artère est entourée par les branches nerveuses.

Les branches de la plantaire externe sont : 1° dans la gouttière calcanéenne, une *branche sous-calcanéenne*, satellite du nerf calcanéen plantaire ; c'est cette artère qui nourrit le lambeau talonnier dans la désarticulation tibio-tarsienne, par le procédé de Syme.

2° Dans sa portion oblique, des rameaux musculaires et ostéo-articulaires, et des rameaux superficiels cutanés.

3° Au niveau de son coude, l'artère donne la collatérale externe du cinquième orteil, qui croise les muscles courts de cet orteil en lui envoyant des rameaux.

4° Dans sa portion transversale, l'arcade plantaire donne, par sa convexité, quatre branches interosseuses, qui suivent les espaces interosseux, couchées sur les muscles et se divisent dans la commissure en deux collatérales. Les interosseuses des 2° et 3° espaces sont croisées superficiellement par l'abducteur transverse. L'interosseuse du premier espace, d'ordinaire volumineuse, paraît souvent naître de la fin de la pédieuse ; elle vient se montrer entre les deux chefs du court fléchisseur ; là se trouve un vrai rendez-vous artériel, où se rendent : 1° des branches terminales de plantaire interne ; 2° des rameaux perforants de l'interosseuse dorsale du premier espace.

C'est de ce rendez-vous que naissent : 1° la collatérale interne du gros orteil, qui croise le bord postérieur du sésamoïde interne, en passant au-dessous du tendon de l'adducteur ; 2º le tronc des deux collatérales du premier espace; ce tronc contourne le sésamoïde externe et croise superficiellement le tendon qui s'y jette, formé par le chef externe du court fléchisseur et l'abducteur du gros orteil. Nous avons en général trouvé que les collatérales du premier espace venaient de l'arcade plantaire. M. Poirier donne comme origine habituelle de ces collatérales la perforante antérieure de l'interosseuse dorsale.

Outre ces branches interosseuses, l'arcade plantaire donne : 1º des rameaux musculaires et ostéo-articulaires ; 2º des rameaux perforants, qui traversent la partie postérieure des 2e et 3e espaces interosseux, s'anastomosant avec les artères dorsales, branches de la pédieuse. Cette dernière par sa terminaison représente la perforante du 1er espace.

CHAPITRE XII

ARTICULATION COXO-FÉMORALE

Pour préparer l'articulation coxo-fémorale, il convient de la détacher du reste du corps, pour la rendre maniable. Pour ce faire, on ouvre la symphyse du pubis et on pratique, soit une coupe médiane de bassin, soit une désarticulation sacro-iliaque ; on achève de sectionner les tissus mous, rattachant l'os iliaque au reste du corps. Ceci fait, on sectionne la cuisse en son milieu.

Pour aborder l'articulation, une fois la peau enlevée, il faut disséquer le manchon musculaire péri-articulaire. On commence par disséquer les muscles fessiers, dont l'importante masse recouvre la partie postéro-externe de l'articulation ; cette dissection est rapidement menée. Le grand fessier, dont les insertions sont éloignées de l'articulation, peut être détruit. Au contraire, on conservera l'insertion du moyen fessier au grand trochanter. Avec le petit fessier commence la dissection proprement dite de l'articulation. On désinsère ce muscle de l'os iliaque et on le rabat avec précaution vers son insertion au trochanter ; le petit fessier adhère, en effet, par sa face profonde, à la capsule articulaire ; bien souvent, ses faisceaux profonds se jettent sur la capsule et il est impossible de détacher les insertions de ce muscle, jusqu'au grand trochanter, sans intéresser la capsule ; dans ces cas, on conservera autant que possible ces faisceaux du petit fessier qui sont de véritables renforcements capsulaires. Les fessiers, disséqués, on abordera la face antérieure de l'articulation ; on détruira la masse des adducteurs, en conservant le pectiné, qui recouvre directement la capsule ; on incisera ce muscle à sa partie moyenne et on conservera ses deux insertions, en relevant chacune de ses portions, surtout la supérieure, qui découvrira l'origine du ligament pubo-fémoral.

Le muscle psoas sera ensuite disséqué ; on détruira l'arcade fémo-

Planche 46. — *Articulation coxo-fémorale (face antérieure)*.

LIGAMENTS

Le ligament de Bertin montre ses deux faisceaux : le faisceau ilio-trochantérien [L. il. troch.] ; le faisceau ilio-préfémoral [L. il. pré. fém.].

L. pub. préfém. = ligament pubo-préfémoral.

MUSCLES

Le pectiné sectionné montre son segment supérieur relevé [Pect.].

Le psoas iliaque [Psoas il.] est sectionné et rabattu.

Le quadriceps fémoral montre ses quatre portions : M. dr. ant. = droit antérieur, relevé ; on voit son tendon direct, inséré à l'épine iliaque antéro-inférieure, son tendon réfléchi qui file en arrière, son tendon récurrent, qui par ses fibres superficielles [A] va au trochanter en se fusionnant avec le tendon du petit fessier, et par ses fibres profondes [B] se fusionne avec la capsule de la hanche.

Vaste ext. = muscle vaste externe qui par quelques-unes de ses fibres Y se continue avec la capsule de la hanche.

Vaste int. = muscle vaste interne.

M. crural. = muscle crural, ici nettement séparé des deux vastes.

Moy. fes. = moyen fessier.

Pet. fes. = petit fessier.

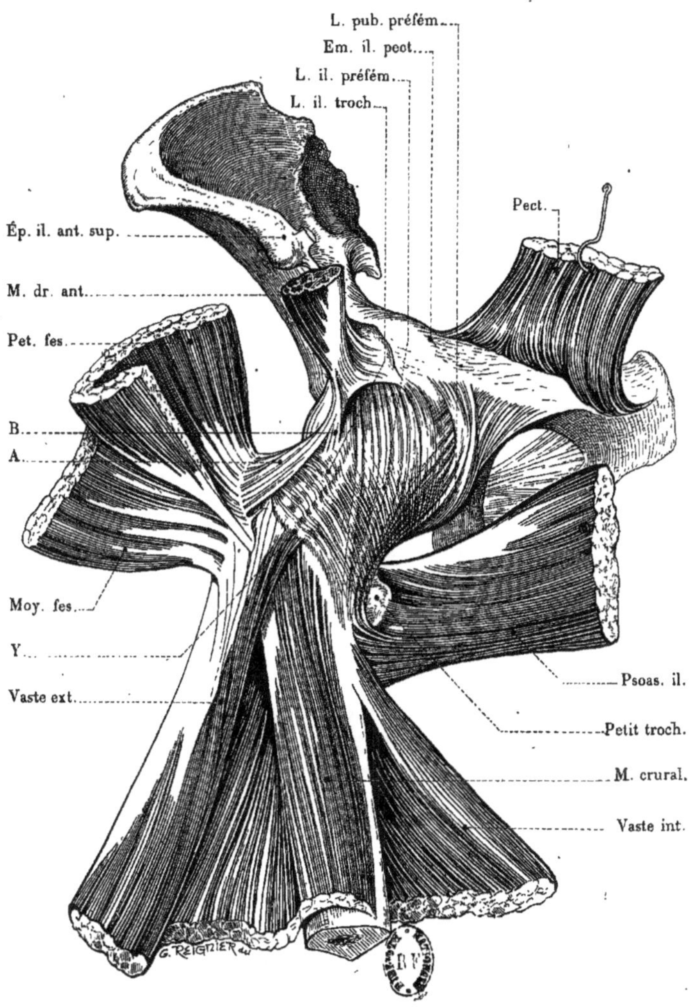

Articulation coxo-fémorale (face antérieure)

MASSON ET Cⁱᵉ, ÉDITEURS

rale, enlevant·vaisseaux et nerfs : le psoas, sectionné dans la fosse iliaque, sera rabattu vers son insertion trochantérienne. Ce faisant, on ouvre la bourse séreuse importante, située entre le muscle et le bord antérieur de l'os iliaque, en dehors de l'éminence ilio-pectinée ; cette bourse communique souvent avec la synoviale de la hanche, on prendra bien garde, dans ces cas, de ne pas léser la capsule, en rabattant le psoas ; ce muscle, une fois disséqué jusqu'à son insertion au petit trochanter, laisse visible une bonne partie de la face antérieure de l'articulation, notamment la fossette située en avant du petit trochanter, *fossette prétrochantérienne*, où la capsule prend une forte insertion ; d'ordinaire, un tissu cellulaire lâche, plus ou moins adipeux, comble l'espace qui sépare la capsule du psoas à ce niveau.

Le *droit antérieur de la cuisse* est le dernier muscle à disséquer pour mettre entièrement à découvert la face antérieure de cette articulation ; mais les rapports qu'affecte ce muscle avec la capsule sont si importants que nous devons y insister un peu. Le droit antérieur de la cuisse s'insère, en haut, par un triple tendon (pl. 47). Le *tendon direct*, fort et résistant, recouvre la capsule, sans y adhérer beaucoup, et vient se fixer à l'épine iliaque antéro-inférieure, juste au-dessus de la forte attache du ligament de Bertin. Le *tendon réfléchi* forme une lame, large et forte, qui se dirige en dehors, pénètre dans un dédoublement capsulaire et vient se fixer à l'os iliaque, au-dessus du sourcil cotyloïdien, dans une gouttière, quelquefois bien marquée ; mais un grand nombre des fibres de ce tendon réfléchi, surtout au niveau de son bord inférieur, se perdent dans la capsule et contribuent à la renforcer. Le tendon, que nous appellerons *récurrent*, peu décrit par les auteurs, se dirige en dehors et en bas ; il se tisse lui aussi dans la capsule ; ses fibres superficielles s'accolent à là face profonde du tendon du petit fessier ; ses fibres profondes pénètrent dans la capsule ou lui adhèrent intimement et vont s'insérer à l'angle antéro-supérieur du grand trochanter : nous avons vu les fibres inférieures de ce tendon récurrent se continuer avec les faisceaux d'origine du vaste externe (v. pl. 47).

Ajoutons que le tendon récurrent est de force variable ; très développé sur certains sujets, il l'est beaucoup moins sur d'autres, ce qui explique l'oubli dans lequel on l'a injustement laissé.

La face postérieure de l'articulation est également recouverte par des muscles ; ce sont les tendons des pelvi-trochantériens, qui convergent vers le grand trochanter. Le *pyramidal* est le plus élevé, il s'accole à la capsule, en allant vers son insertion au bord supérieur du grand trochanter. Au-dessous de lui, on trouve *l'obturateur interne* et les

PLANCHE 47. — *Insertions du droit antérieur de la cuisse.*

Cette figure représente les détails de l'insertion du droit antérieur.

Ce muscle prend naissance par trois tendons :

1° Le direct [**T. dir. dr' ant.**] s'insère à l'épine iliaque antérieure et inférieure ; de son bord antérieur, naît une lame aponévrotique, épaisse, qui sépare le couturier du psoas iliaque et qui n'est autre chose qu'une portion épaissie du fascia iliaca, fusionné avec le tendon direct [**Apon. psoas**] ;

2° Le tendon réfléchi [**Tend. réfl. dr. ant.**], fort et étalé, pénètre dans la capsule. Pour le voir, on a sectionné les fibres capsulaires superficielles [**Fibr. caps. superf. 1 et 2**] ;

3° Le tendon récurrent [**Tend. récurr. dr. ant.**], par ses fibres superficielles [**A**] se fusionne avec le tendon du petit fessier et va au trochanter ; par ses fibres profondes [**B**] il se fusionne avec la capsule pour atteindre avec elle le grand trochanter.

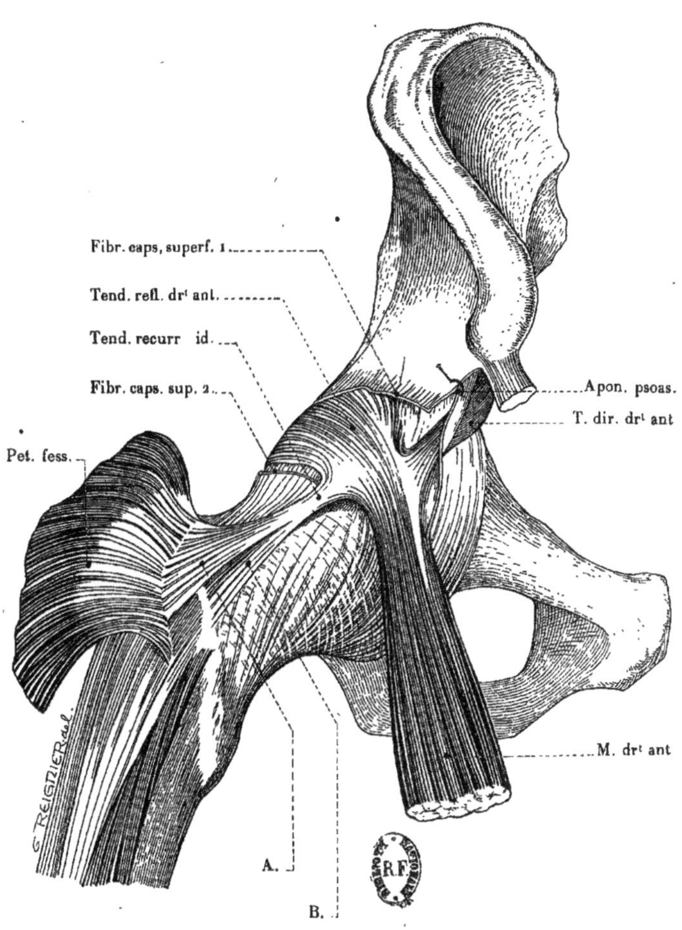

Insertions du droit antérieur de la cuisse

jumeaux, qu'on sectionnera le plus près possible de la petite échancrure sciatique, pour les rabattre en dehors, jusqu'à leur insertion qui se fait au-dessus de la fossette digitale. Plus bas, c'est le *carré crural*, qu'on sectionnera et dont on conservera l'insertion fémorale. Au-dessous du carré crural, on trouve l'*obturateur externe*, qui s'accole à la partie inférieure de la capsule. Ce muscle, devenu tendineux, croise la face postérieure du col, immédiatement en dehors de la capsule ; il se creuse d'ordinaire une gouttière sur l'os, gouttière oblique en haut et en dehors, jusqu'au fond de la cavité digitale, où il s'insère. Ce muscle sera sectionné en plein corps musculaire et on conservera la portion trochantérienne.

Capsule. — La capsule et les faisceaux de renforcement qu'elle présente sont alors abordables par toute leur surface extérieure. La capsule est constituée par un épais manchon fibreux, allant du pourtour de la cavité cotyloïde à la portion externe du col fémoral. Elle prend naissance sur l'os iliaque, à la lèvre externe du sourcil cotyloïdien elle s'insère, sur plusieurs points, à la face externe du bourrelet cotyloïdien qui vient prolonger le sourcil et que nous étudierons tout à l'heure. Les insertions cotyloïdiennes se font d'ordinaire sur une surface assez large ; les fibres superficielles, fusionnées avec le périoste, forment de petites brides allant, sur certains points, s'insérer assez loin du sourcil. A la partie inférieure, au niveau de l'échancrure ischiopubienne, la capsule s'insère entièrement sur le ligament, dit transverse, qui convertit en trou cette échancrure ; ce ligament est, en grande partie, formé par le bourrelet, et la capsule adhère intimement à toute sa face extérieure.

Sur le fémur, l'insertion doit être précisée. En avant, l'insertion capsulaire est étendue à toute la ligne rugueuse, dite intertrochantérienne antérieure ; cette ligne naît de l'angle antéro-supérieur du grand trochanter, pour se diriger, oblique en bas et en dedans, vers le petit trochanter, qu'elle n'atteint pas, séparée qu'elle en est par la fossette prétrochantérienne. En arrière, la capsule prend de très faibles insertions sur le col fémoral ; elle est constituée à ce niveau par une arcade fibreuse à bord assez net, dite *zone orbiculaire* ou *zonula*. Cette arcade est débordée, en dehors, par un bourrelet synovial, doublé de quelques fibres rares et peu solides, se fixant au col fémoral. On peut donc presque dire qu'en arrière la capsule glisse sur le col sans s'y insérer, en tout cas, les insertions sont si fragiles qu'on peut les négliger. La zone orbiculaire croise la face postérieure du col, obliquement, de bas

Planche 48. — *Articulation coxo-fémorale (face postérieure)*.

La capsule présente le ligament ischio-sus-cervical [**L. isch. sus.c.**], et des fibres ischio-zonulaires qui vont à la zone orbiculaire ou zonula [**L. isch. zon.**].

Un bourrelet synovial [**Bourrel. syn.**] déborde en dehors de la zonula.

MUSCLES

Moy. fes. = moyen fessier.

Car. crur. = carré crural sectionné, son segment externe, éversé en dehors.

Les muscles 2e et 3e aducteurs montrent leurs fibres supérieures également renversées en dehors [**M. 2e et 3e Add.**].

Psoas il. = psoas iliaque inséré, par des fibres tendineuses, au petit trochanter [**Pet. troch.**] et par des fibres musculaires à la crête sous-jacente.

Le tendon de l'obturateur externe est sectionné, près de son insertion, pour laisser voir la gouttière qu'il creuse à la face postérieure du col [**Goutt. obt. ext.**].

T. obt. int. = tendon de l'obturateur interne, flanqué des deux jumeaux ; **T. pyr.** = tendon du pyramidal.

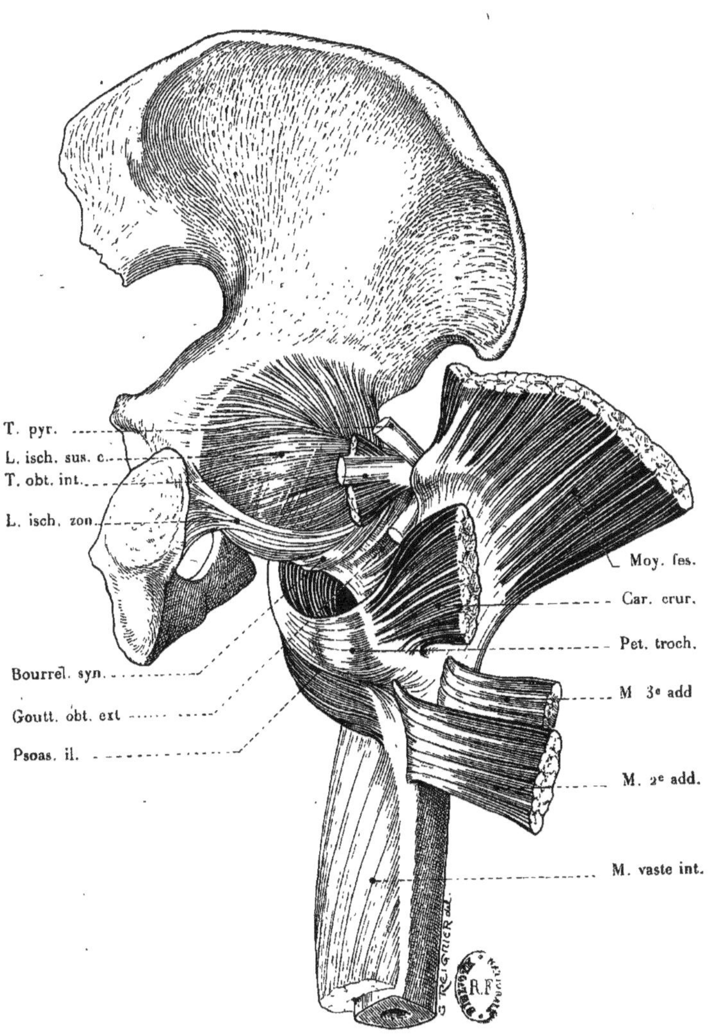

Articulation coxo-fémorale (face postérieure)

MASSON ET Cⁱᵉ, ÉDITEURS

en haut et de dedans en dehors; si bien qu'il existe, à ce niveau, une
portion du col extra-capsulaire, cette surface est plus large en bas qu'en
haut; c'est sur elle que nous avons vu l'obturateur externe se creuser
une gouttière. En haut, la capsule adhère au col, immédiatement en
dedans des insertions des pelvi-trochantériens. Elle vient rejoindre
la forte insertion antérieure à l'angle antéro-supérieur du grand trochanter. En bas, la zone orbiculaire croise le bord inférieur du col en
passant notablement au-dessus du petit trochanter; puis, la capsule
prend sur l'os des insertions de plus en plus fortes, à mesure qu'on
s'approche, en avant, de la fossette prétrochantérienne. Il y a donc un
contraste frappant, au niveau des insertions fémorales, entre les postérieures, qui n'existent pour ainsi dire pas, et les antérieures, qui
sont au contraire extrêmement fortes. En avant, on voit souvent les
fibres superficielles se continuer avec les origines du muscle vaste externe.

La capsule coxo-fémorale est renforcée par un certain nombre de
ligaments. Ces ligaments rayonnent des trois pièces constitutives de la
cavité cotyloïde. Il y a un ligament *iliaque*, un *pubien* et un *ischiatique*. Le ligament iliaque est de beaucoup le plus fort et le plus important; on l'appelle souvent ligament de BERTIN ou de BIGELOW du nom
des deux auteurs qui l'ont bien étudié : BERTIN au point de vue anatomique, BIGELOW au point de vue physiologique et pathologique. C'est
en effet ce ligament qui règle la physiologie pathologique des luxations
de la hanche. Le ligament de BERTIN s'insère, par une puissante
attache, immédiatement au-dessous de l'épine iliaque antéro-inférieure,
sous l'insertion du tendon direct du droit antérieur de la cuisse. De là,
il se dirige en bas et en dehors en s'épanouissant. On peut le diviser
en deux faisceaux. Le supérieur, dit encore oblique ou *ilio-trochantérien* est le plus fort des deux. Epais d'un centimètre, il vient s'insérer
sur une facette qui martèle l'angle antéro-supérieur du grand trochanter. Ce faisceau limite surtout la rotation externe. Le faisceau
inférieur vertical ou *ilio-préfémoral* (FARABEUF) vient s'insérer, en
bas, dans la fossette prétrochantérienne. Ce faisceau, très puissant,
l'est pourtant moins que le précédent; il limite l'extension. Dans
l'angle formé entre ces deux faisceaux, la capsule, moins épaisse
qu'au niveau de ces derniers, est néanmoins très résistante et s'insère,
comme nous l'avons vu, à la ligne intertrochantérienne antérieure. Il
ne faudrait pas croire que les faisceaux du ligament de BERTIN soient
nettement séparés de la capsule; ce ne sont que de simples épaississements de cette dernière, c'est surtout à la coupe qu'on peut apprécier

Planche 49. — *Articulation coxo-fémorale (vue intérieure).*

On a pratiqué sur cette figure la coupe de l'os iliaque et on a fendu la partie antérieure de la capsule en passant entre le ligament de Bertin et le ligament pubo-préfémoral.

La cavité cotyloïde montre son arrière-fond [**Arr. fond**] et son croissant articulaire, avec ses deux cornes, l'une postérieure [**Crt. art. (c. p.)**], l'autre antérieure [**Crt. art. c. ant.)**].

Le bourrelet cotyloïdien [**Bour. cot. 1 et 2**] montre sa coupe triangulaire [**Coupe bour.**] et le ligament transverse de l'acetabulum [**Lig. transv.**], qui passe, en pont, d'une corne à l'autre du croissant articulaire.

Le fémur montre sa tête cartilagineuse, l'empreinte iliaque [**Empr. il.**], le col [**Col (fac. ant).**], le grand trochanter [**Gr^d troch.**] et le petit trochanter [**Pet. troch.**]

La capsule, mince en haut, au niveau du passage du psoas [**A**], est très épaisse, en bas [**B**], la coupe intéressant à ce niveau le ligament de Bertin.

Le ligament rond montre bien son insertion sur la tête fémorale [**Ins. lig. rd.**], et ses deux faisceaux : l'antérieur [**Lig. rd. 2**], inséré à la corne antérieure ; le postérieur [**Lig. rd. 1**], qui se réfléchit, au niveau de la corne postérieure, pour s'insérer en dehors de l'arrière-fond.

C. = Fibres réfléchies de la capsule, formant le pli pectinéo-fovéal.

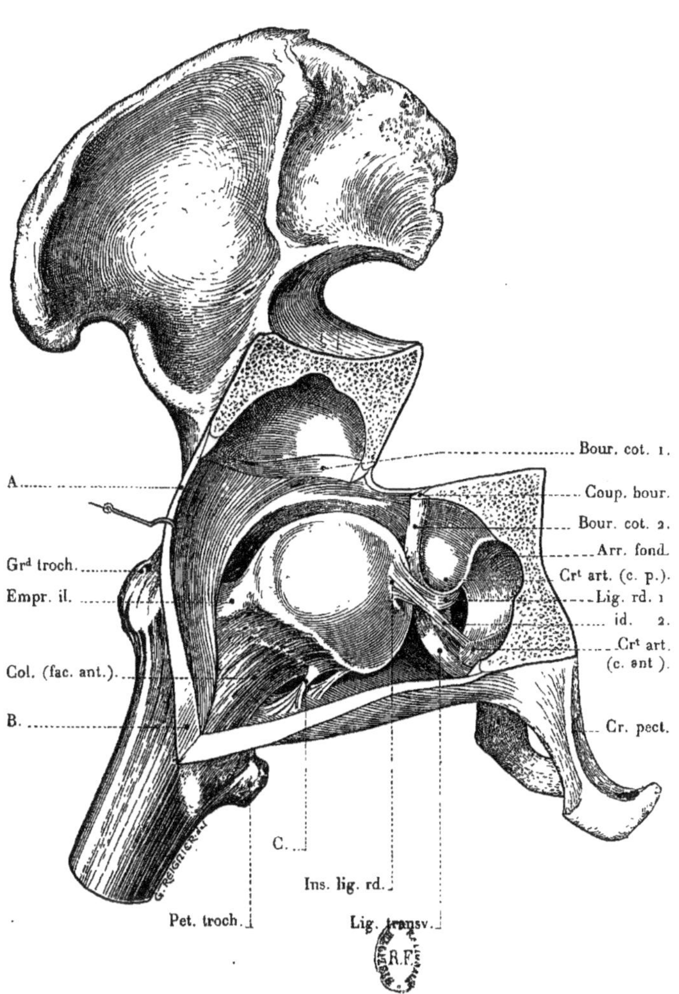

Articulation coxo-fémorale (vue-intérieure)

MASSON ET Cie, ÉDITEURS

24

leur importance. De plus, on voit souvent (pl. 46) quelques fibres circulaires croiser perpendiculairement leur direction ; si bien que leur dissection est délicate et qu'ils ne présentent jamais l'aspect lisse, resplendissant et nacré, qu'on trouve d'ordinaire au niveau des puissants ligaments articulaires.

Le renforcement pubien porte le nom de *pubo-préfémoral* (FARABEUF). Né par des fibres peu fortes de l'éminence ilio-pectinée et du bord antérieur de la branche horizontale du pubis, ce ligament est séparé du pectiné par toute la largeur de la surface pectinéale ; de là, il contourne la saillie de la tête fémorale et se perd dans la capsule, en envoyant la plupart de ses fibres à la fossette prétrochantérienne ; ce faisceau très peu résistant se voit bien lorsqu'on tend ses fibres, en mettant le fémur en abduction. Entre le ligament pubo-préfémoral et l'ilio-préfémoral, existe un espace angulaire à base supérieure, iliaque. La capsule, mince à ce niveau, est recouverte par le psoas iliaque ; fréquemment, comme nous l'avons dit, la bourse séreuse qui l'accompagne communique avec la synoviale au niveau de cet espace.

Le renforcement ischiatique est encore moins bien individualisé que les précédents ; il est décomposable en une série de couches, plus ou moins intriquées les unes avec les autres, variables d'ailleurs d'un sujet à l'autre. On peut distinguer : 1° des fibres *ischio-sus-cervicales* (FARABEUF), ce sont les plus importantes ; nées de l'ischion, au-dessus de sa tubérosité, elles montent obliquement en dehors, bretellent le bord supérieur du col et viennent se fixer près de l'angle antéro-supérieur du grand trochanter. Le ligament ischio-sus-cervical est d'ordinaire large et résistant ; 2° des fibres *ischio-zonulaires* (FARABEUF), allant de la partie externe de la tubérosité de l'ischion à la zone orbiculaire ou zonula ; la plupart de ces fibres abordent obliquement cette zonula et renforcent les fibres propres qui la constituent ; 3° des fibres *ischio-sous-cervicales* (FARABEUF), souvent peu développées, qui croisent la partie inférieure du col et se perdent dans la capsule.

En somme, la capsule est formée de fibres longitudinales et de fibres circulaires, plus ou moins intriquées les unes avec les autres ; les fibres circulaires sont en général profondes ; elles sont surtout visibles à la partie inférieure de la capsule entre les renforcements pubien et ischiatique ; ce sont elles qui constituent en partie la zone orbiculaire, sans qu'il soit possible de préciser leur origine exacte.

Pour étudier l'intérieur de l'articulation, il est commode de pratiquer une coupe osseuse. Elle présente plusieurs avantages : elle est d'exécution simple et rapide ; elle ouvre largement l'intérieur de l'articulation et n'abîme que fort peu la capsule; on peut, d'ailleurs, une fois qu'elle est pratiquée, réappliquer les deux surfaces sectionnées par un fil d'argent ou une agrafe, qu'on n'enlèvera qu'au moment de montrer l'intérieur de l'articulation. Cette coupe passe immédiatement en dehors de l'éminence ilio-pectinée; elle traverse le détroit supérieur, la surface quadrilatère. qui répond au cotyle et reste légèrement au-dessus de l'épine sciatique; puis elle parcourt la surface rétro-cotyloïdienne. Avant de pratiquer la coupe, on incisera longitudinalement la capsule entre les deux ligaments pubo et ilio-préfémoraux; on profitera, quand elle existe, de la perforation capsulaire au niveau de la bourse du psoas; il est inutile de pousser la section capsulaire aussi bas que sur la planche. 49. Nous avons allongé, sur cette préparation, l'incision capsulaire, d'abord pour la commodité du dessin et ensuite pour montrer l'épaisseur de la capsule. Cette incision une fois pratiquée, on fera pénétrer l'air dans la jointure, de façon à écarter le fémur du cotyle afin que la scie, en pénétrant dans l'articulation, ne lèse pas la tête. La section pratiquée, l'os iliaque s'ouvre, comme les deux feuillets d'un livre, en mettant largement à découvert l'intérieur de l'article et permettant d'étudier :

1° Les surfaces articulaires ;

2° Le bourrelet cotyloïdien ;

3° Le ligament rond ;

4° La synoviale.

La *tête du fémur* apparaît sous la forme d'une bille représentant les deux tiers d'une sphère ; elle regarde en dedans, en avant et en haut; elle est recouverte d'un épais cartilage hyalin; on aperçoit, au-dessous et en arrière de son pôle, l'insertion du ligament rond; le cartilage se prolonge sur la face antérieure du col au niveau de l'*empreinte iliaque* (Poirier); dans les mouvements de flexion, cette portion du col vient en effet prendre contact avec le rebord cotyloïdien.

La *cavité cotyloïde* représente un peu moins d'une demi-sphère ; elle regarde en dehors, en avant et légèrement en bas; sa surface comprend deux territoires : l'un, périphérique, encroûté de cartilage, forme un croissant, ouvert en bas et en avant; l'autre, central, déprimé, dit *arrière-fond du cotyle*, se prolonge en avant et en bas, entre les deux cornes du croissant articulaire, où elle confine au trou ovale. Le sourcil cotyloïdien, qui limite la cavité articulaire, présente trois portions saillantes, au niveau des trois parties constituantes de l'os iliaque (ilion, pubis, ischion); l'avancée de l'ilion, située à la partie supérieure, surplombe la tête dans la station verticale et supporte le poids du corps.

Entre chacune des parties de l'os iliaque, nous trouvons des échancrures ; l'ilio-pubienne et l'ilio-ischiatique sont peu marquées ; au contraire l'ischio-pubienne est très profonde, elle est limitée par deux cornes saillantes du croissant articulaire.

Le *bourrelet cotyloïdien*, triangulaire à la coupe, surmonte le sourcil sur lequel il s'insère, par sa base ; sa face interne, articulaire, augmente la cavité de réception et la rend plus grande qu'une demisphère ; le bord tranchant s'applique au cartilage de la tête, empêchant l'air de pénétrer, quand on cherche à écarter les deux surfaces articulaires ; par sa face externe le bourrelet donne insertion à la capsule, sauf près du bord libre, où cette face reste sans insertion.

A la partie inférieure, le bourrelet passe en pont au-dessus de l'échancrure ischio-pubienne, réunissant ainsi les deux cornes du croissant articulaire, c'est le ligament dit *transverse de l'acétabulum ;* au-dessous, pénètre une branche de l'artère obturatrice et un peloton adipeux, qui fait communiquer la graisse de l'arrière-fond avec la graisse péri-articulaire.

Le *ligament rond* est très facile à disséquer sur notre préparation ; il est formé de deux faisceaux, tous deux nés de la fossette de la tête. L'antérieur, plus faible, se fixe à la corne antérieure du croissant, le postérieur se réfléchit dans l'échancrure qui sépare la corne postérieure de l'arrière-fond, pour venir se fixer à la face externe de l'ischion. Entre ces deux faisceaux, n'existent que quelques fibres grêles, allant s'insérer au pourtour de l'arrière-fond et soulevant la synoviale en tente. Ajoutons qu'au-dessous de son insertion fémorale le ligament rond, par suite de ses mouvements, détermine une petite gouttière, qui prolonge par en bas sa facette d'insertion ; le fond de cette gouttière est dépourvu de cartilage hyalin.

La *synoviale* de l'articulation coxo-fémorale, double partout la capsule ; mais, comme cette dernière s'insère, en plusieurs endroits, loin de la surface encroûtée de cartilage, la synoviale se réfléchit sur ces surfaces, en allant de l'insertion capsulaire vers la surface cartilagineuse ; d'ailleurs, les fibres profondes de la capsule se réfléchissent en plusieurs points comme la synoviale, formant de petits tendinets saillants à l'intérieur de la séreuse ; cette disposition est constante à la partie inférieure du col, où ces tendinets forment le *repli pectinéofovéal d'Amantini.* Ce serait là, avec le ligament rond, les derniers vestiges d'un muscle à insertion intra-articulaire. Au niveau du ligament transverse de l'acétabulum, la synoviale s'insère sur le bord libre du bourrelet et se continue, au-dessus, avec la tente séreuse du ligament rond ; sous cette tente séreuse, on ne trouve, en dehors des deux faisceaux déjà décrits dans le ligament rond, que du tissu adipeux, qui comble la tente, l'arrière-fond, et communique, comme nous l'avons vu, avec la graisse extérieure, au-dessous du ligament transverse.

La synoviale de la hanche présente plusieurs prolongements :

1º Le prolongement antérieur, ou plutôt la communication avec la bourse du psoas. Rare chez l'enfant, cette communication est fréquente chez l'adulte ;

2º En dehors de la zone orbiculaire la synoviale vient faire saillie, en un bourrelet circulaire, maintenu à peine par quelques tractus fibreux ; si l'on injecte la synoviale, ce bourrelet se tend et finit par éclater ;

3º Dans certains cas, assez rares, la partie supérieure du bourrelet n'adhère pas au sourcil ; il peut se produire au-dessous, entre le sourcil et le bourrelet, un prolongement de la synoviale, origine possible de kystes péri-articulaires (Poirier).

CHAPITRE XIII

ARTICULATION DU GENOU

L'articulation du genou est une des plus difficiles à disséquer, en raison des multiples plans fibreux qui la constituent et de la situation profonde des ligaments croisés (1). Nous allons décrire cette articula-tion, en la disséquant, c'est-à-dire au fur et à mesure que nous découvrirons ses parties constituantes.

Dissection de la face antérieure. — *a*) Dissection du plan couturier-fascia lata. — Autant que possible, pour disséquer cette face, il ne faut pas couper le membre; sur un membre entier, l'aponévrose fémorale et le système du triceps seront naturellement tendus et le travail du scapel en sera singulièrement facilité. On pratiquera une incision médiane antérieure, qui, partant de 4 à 5 travers de doigt au-dessus de la rotule, ira jusqu'à 2 ou 3 travers de doigt au-dessous de la tubérosité antérieure du tibia; on branchera, aux deux extrémités de cette incision, deux autres incisions circulaires, qui permettront d'enlever la peau. Ces incisions doivent aller jusqu'à l'aponévrose exclusivement; on disséquera avec soin cette aponévrose, en commençant par le côté externe, du côté du tenseur du fascia lata. De ce côté, elle est très dense et très épaisse, se laisse facilement isoler, en présentant une surface lisse, resplendissante et nacrée. On s'aperçoit qu'elle est constituée par des fibres verticales solides, vrai tendon d'insertion du tenseur, qui aboutissent au tubercule de Gerdy et à la crête oblique, qui le réunit à la tubérosité antérieure. De plus, on y trouve des fibres transversales, décrivant une concavité supérieure au

____

(1) *Choix du sujet.* Pour disséquer avec profit une articulation du genou, il faut choisir, si possible, un homme, particulièrement un de ces hommes maigres à tissu fibreux bien développé.

PLANCHE 50. — *Articulation du genou droit (face antérieure)*.

M. dr. ant. = muscle droit antérieur.
M. vaste ext. = muscle vaste externe.
Vaste int. = muscle vaste interne.
M. crural = muscle crural, débordant en bas et en dehors le vaste externe.
Entrecr. = entre-croisement des fibres des vastes, au-dessus, et en avant de la rotule
Rot].
T. rot. = tendon rotulien, dont la partie antérieure est recouverte par des fibres arci-
formes [F. arc.] dépendance du plan tenseur du fascia lata-couturier.
T. f. lat = tenseur du fascia lata, allant s'insérer en bas au tubercule de Gerdy [Tub.
Gerdy].
Exp. vast. = expansions des vastes, faible en dehors, très importante en dedans.
M. biceps — muscle biceps, inséré à la tête du péroné [Tête pér]., englobant l'insertion
inférieure du ligament latéral externe [L. lat. ext.].
Exp. ant. bic. = expansion antérieure du biceps, renforçant l'aponévrose de la jambe,
Tub. ant. tib. = tubérosité antérieure du tibia.
Cout. = muscle couturier.
Dr. int. = muscle droit interne.
1/2 tend. = muscle demi-tendineux.
T. 3ᵉ add. = tendon du 3ᵉ adducteur.
Ail. rot. i. = aileron rotulien interne.
L. lat. int. = ligament latéral interne qui se continue en avant, presque sans distinc-
tion, avec l'expansion des vastes.

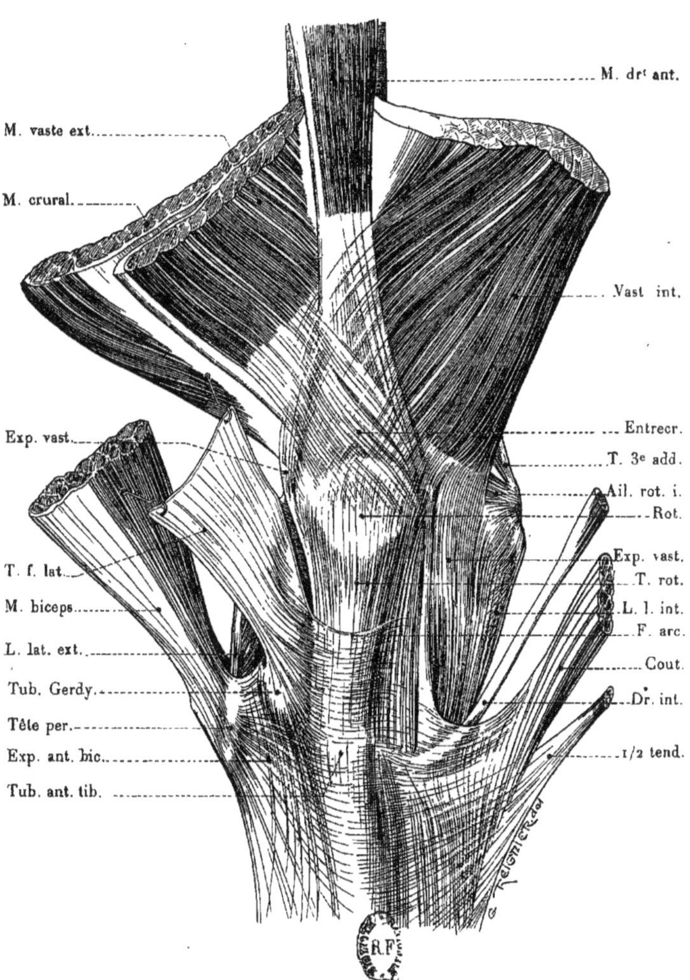

Articulation du genou droit (face antérieure)

niveau de la ligne médiane. Ces fibres, assez minces au niveau et au-
dessus de la rotule, deviennent assez solides, en avant du tendon rotu -
lien, où elles se continuent, en partie, avec des fibres issues de l'expansion que le couturier donne à l'aponévrose jambière; d'où le nom
de plan couturier-tenseur du fascia lata que donne M. FARABEUF à cette
première couche fibreuse du genou. En bas, le tenseur du fascia lata
envoie à l'aponévrose jambière des fibres superficielles, qui s'intriquent avec l'expansion que donne le muscle biceps à cette même aponévrose.

Lorsqu'on veut disséquer, en dedans, ce plan fibreux, on s'aperçoit
qu'il devient mince et adhère à la profondeur ; aussi, ne faut-il pas
chercher à le conserver à ce niveau, surtout à la partie supérieure ; on
dissèque de suite le second plan : quadriceps et expansions des vastes.
A la partie inférieure, on conservera pourtant l'insertion du couturier
et l'expansion, plus ou moins développée, qu'il donne à l'aponévrose
et dont nous avons déjà signalé les fibres arciformes.

b) DISSECTION DU PLAN QUADRICEPS. — Ce plan comprend : le tendon
du quadriceps, le tendon rotulien, les expansions des vastes.

On incisera l'aponévrose de la cuisse, de façon à bien disséquer les
fibres charnues du quadriceps. On commencera en avant, au niveau
du droit antérieur ; puis, latéralement, au niveau du vaste interne ;
on finira, en dehors, par le vaste externe, toujours débordé par le crural :
on conservera le mieux possible les fibres qui s'entre-croisent d'un côté
à l'autre ; les unes passent en avant du tendon du droit antérieur, les
autres en avant de la rotule. Plus bas, on incisera verticalement, en
avant du tendon rotulien, les fibres arciformes et on nettoiera faisceau
par faisceau, de la rotule à la tubérosité antérieure, le beau et puissant
ligament rotulien ; cette dissection, toujours délicate, ne peut se faire
que si le ligament est bien tendu ; on obtient cette tension en plaçant
un billot sous le jarret. On arrive ainsi à libérer facilement les bords
du ligament et à apercevoir derrière lui : dans son tiers supérieur, un
paquet adipeux , dans ses deux tiers inférieurs, une bourse séreuse très
étendue que nous retrouverons. C'est en disséquant fibre à fibre les
bords du ligament rotulien, qu'on le sépare : en dehors du tendon du
fascia lata ; en dedans, du plan fibreux des vastes, qui forme un épais
ligament, réunissant le tendon rotulien au ligament latéral interne du
genou (v. pl. 50).

Avant de passer à la dissection de la face postérieure, il convient de
sectionner le quadriceps et de le séparer complètement du fémur , en
le rabattant, on voit les fibres du sous-crural, qui viennent se perdre

Planche 51. — *Articulation du genou droit (face postérieure).*

3ᵉ add. = tendon du 3ᵉ adducteur.

V. int. = muscle vaste interne, vu par sa face profonde ; on voit l'aileron interne [**Ail. i.**], s'accoler à lui.

Jum. int. = muscle jumeau interne, avec son petit frein supérieur [**Frein**].

1/2 membr. = muscle demi-membraneux, s'entre-croisant avec le précédent ; à ce niveau existe la bourse séreuse commune aux deux muscles. Les trois tendons du demi-membraneux : **T. d.** = tendon direct ; **T. r.** = tendon réfléchi, qui pénètre sous le ligament latéral externe, garni d'une bourse séreuse ; **T. récurr.** = tendon récurrent.

Les trois muscles de la patte-d'oie, vus par leur face profonde, avec les expansions qu'ils envoient à l'aponévrose jambière : **Cout.** = couturier ; **Dᵗ i.** = droit interne ; **1/2 tend.** = demi-tendineux.

Lign obl. = ligne oblique de la face postérieure du tibia, limitant en bas la surface d'insertion du muscle poplité.

α = corde ligamenteuse.

Bic. = muscle biceps, avec son expansion postérieure à l'aponévrose jambière [**Exp. post. bic.**]

Jum. ext. = muscle jumeau externe.

P. gr. = muscle plantaire grêle, englobant le bord axial du précédent.

Lᵗ lat. ext. = ligament latéral externe.

Lᵗ pér.-sés. = ligament péronéo-sésamoïdien.

Lᵗ pop. arq. 1 et **Lᵗ. pop. arq. 2** = les deux arceaux du ligament poplité arqué.

Poplité = muscle poplité, sectionné après son passage sous le ligament poplité arqué ; sous lui, une bourse séreuse [**Bourse pop.**] et le ligament postérieur de l'articulation tibio-péronière [**Lᵗ pér. tib.-p.**].

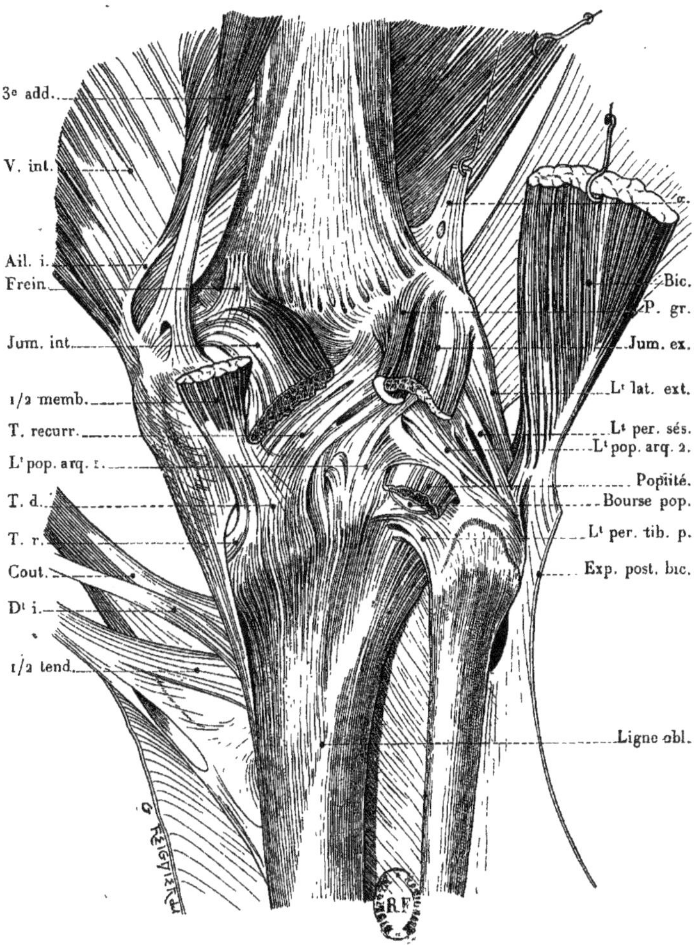

Articulation du genou droit (face postérieure)

sur le cul-de-sac synovial sous-quadricipital. De plus, en nettoyant l'aponévrose d'insertion du vaste interne, on aperçoit les fibres de l'aileron rotulien interne, qui, tendues transversalement de la tubérosité interne au bord rotulien, viennent adhérer à la face profonde du tendon du vaste interne.

Dissection de la face postérieure. — C'est après la dissection antérieure qu'il convient de scier les os ; on sectionne le fémur au-dessus de son tiers inférieur, et les os de la jambe au-dessus de leur milieu. On enlève complètement la peau. Puis on dissèque successivement les muscles qui limitent le creux poplité.

D'abord le *biceps*, qu'on suit en bas, jusqu'à son insertion à la tête du péroné. De même que ce muscle envoyait, en avant, une expansion à l'aponévrose jambière, de même, il envoie, en arrière, une expansion à l'aponévrose du mollet. Pour bien disséquer ses insertions, on désinsère, en haut, son chef fémoral, si bien qu'on peut rabattre le muscle en le séparant du ligament latéral externe ; nous y reviendrons.

Le biceps rabattu, on tombe sur la face superficielle du *jumeau externe* qu'on peut disséquer jusqu'à son insertion supérieure ; son bord externe, constitué par un fort tendon, vient se fixer sur une facette de là face externe du condyle, immédiatement au-dessus de l'insertion du ligament latéral externe ; c'est là, la forte insertion ; mais le muscle. large, vient coiffer, par sa partie interne, charnue, la coque du condyle externe, et se fixe, par des fibres musculaires sur le tubercule sus-condylien et sur une ligne réunissant ce tubercule à la facette d'insertion externe ; le bord interne du muscle est engainé d'ordinaire par le *plantaire grêle ;* quand ce dernier est bien développé, il s'insère par deux faisceaux : l'un sur le fémur au-dessus du jumeau, l'autre sur la partie interne de la coque du condyle externe ; cet engainement du bord interne du jumeau par le plantaire grêle se voit très nettement (pl. 51). Si l'on sectionne maintenant le jumeau externe, le plus bas possible, on peut, en le relevant, disséquer complètement son bord externe ; mais sa face profonde est intimement fusionnée à la coque du condyle, dans sa moitié supérieure ; à ce niveau on trouve d'ordinaire un noyau sésamoïde, plus ou moins développé suivant les sujets.

Si nous passons du côté interne, nous voyons d'abord le *jumeau interne*, qui s'insère d'une façon analogue au jumeau externe. Il coiffe la coque du condyle interne, se fixe par ses fibres axiales, charnues, sur le tubercule sus-condylien, et par son bord latéral, tendineux et épais, à une surface située en arrière du tubercule du 3ᵉ adducteur ; il présente à ce niveau diverses particularités : comme son bord axial décrit une courbe assez accentuée à convexité supérieure, une sorte de petit frein fibreux le rattache assez souvent à la portion sus-jacente de la surface poplitée. Sur notre planche, on voit un faisceau tendineux traverser un trou du tendon du 3ᵉ adducteur et déborder légèrement à la face interne du condyle. Enfin, il est fréquent de voir les insertions des jumeaux, aussi bien interne qu'externe, perforées par des pelotons adipo-synoviaux ; ce sont les *procès synoviaux sus-condyliens* (1). Lorsqu'on dissèque le bord latéral du jumeau, au point où il s'entre-croise avec le demi-membraneux, on trouve constamment une bourse séreuse ; c'est la bourse dite commune au demi-membraneux et au jumeau interne. Lorsqu'on sectionne le jumeau interne et qu'on le soulève, on voit un prolongement de cette bourse séparer le jumeau de la moitié inférieure de la coque du condyle interne ; souvent, une perforation de cette coque, à grand axe transversal, fait communiquer la bourse séreuse avec l'articulation ; au-dessus le jumeau adhère à la coque.

Le *demi-membraneux*, qu'il faut maintenant disséquer, affecte avec l'articulation des rapports très importants. Le corps charnu du muscle descend très bas et se résout brusquement en un fort tendon. Le *demi-tendineux* se creuse une demi-gouttière à la face postérieure du corps charnu et se dirige vers la patte d'oie. Le tendon du demi-membraneux vient s'épanouir au niveau de la partie postérieure du plateau interne du tibia ; il envoie, superficiellement, quelques-unes de ses fibres, qui contribuent à former l'aponévrose de recouvrement du poplité ; mais, si l'on enlève ce dernier muscle de sa surface d'insertion triangulaire, on voit que le demi-membraneux se fixe au tibia par deux tendons : l'un, *direct*, se fixe sur le tibia, au-dessous de la partie saillante du plateau interne ; ses fibres irradient à ce niveau et ne présentent pas de bord bien net ; souvent même, en dedans, on est obligé de créer une séparation artificielle avec le *tendon réfléchi ;* ce dernier passe sous le ligament interne, glisse à ce niveau dans une bourse séreuse, et vient se fixer à la partie externe du bord du plateau tibial ; le rebord supérieur de ce tendon réfléchi, tapissé par la bourse

---

(1) J'ai vu un de ces procès, très long, passer entre le fémur et le tendon de la troisième portion du grand adducteur, venant faire saillie sous le vaste interne. Si ce procès se sépare secondairement de la capsule, on peut avoir. sous le vaste interne, un kyste qui paraît indépendant de l'articulation. Nous en avons disséqué un cas.

séreuse, est toujours net et bien visible. On décrit sous le nom de *tendon récurrent* du demi-membraneux, un faisceau tendineux qui part du bord externe du tendon demi-membraneux et va se jeter sur la coque du condyle externe ; il est difficile de suivre la continuation des fibres du tendon récurrent avec celles du demi-membraneux ; il y a plutôt intrication que réflexion ; le tendon récurrent n'a d'ailleurs pas des bords très isolés, il se continue en haut et en bas avec ce plan fibreux incomplet, perforé par des lobules graisseux, qui constitue ce qu'on appelle le *ligament postérieur de l'articulation.*

Ce ligament postérieur est formé, en dehors, par ce qu'on a décrit comme *ligament poplité arqué.* Ce ligament, d'un développement très variable suivant les sujets, est constitué par une sorte d'arcade fibreuse péronéo-tibiale, à concavité inférieure, sous laquelle passe le tendon du poplité. Ce dernier s'en va profondément s'insérer sur une facette, allongée d'avant en arrière, située au-dessous de l'insertion fémorale du ligament latéral externe. L'arcade fibreuse du poplité arqué est formée par des fibres d'origine péronière et par des fibres d'origine tibiale ; les premières, toujours plus fortes que les secondes, naissent de l'apophyse styloïde du péroné, immédiatement en arrière de l'insertion du biceps. Les plus antérieures s'isolent sous forme d'un ligament assez résistant qu'on a appelé *ligament latéral externe court* ou *ligament de Berlin;* il va s'insérer, en haut, au sésamoïde du jumeau externe; nous l'appellerons *péronéo-sésamoïdien.* Il est toujours bien distinct du ligament latéral externe. En arrière de ce ligament, les fibres péronières du ligament, poplité arqué forment un plan, oblique en haut et en dedans, dont certaines fibres remontent, superficielles, s'intriquer avec le tendon récurrent du demi-membraneux, et dont les profondes adhèrent au tendon du poplité et se continuent avec son aponévrose d'enveloppe. Le plan fibreux ainsi constitué, n'est pas continu, il est perforé par des pelotons adipeux, comme cela se voit très nettement sur la planche 51. Les fibres d'origine tibiale, toujours plus grêles, quelquefois difficiles à trouver chez les sujets peu musclés et surtout chez la femme, s'insèrent sur la crête qui limite en haut la surface d'insertion triangulaire du poplité ; elles montent, en décrivant des arcades, constituer l'arceau interne du ligament arqué. Certaines fibres adhèrent aussi, comme en dehors, au tendon du poplité. L'origine de ces fibres tibiales est en partie recouverte par le poplité, si bien que, pour les voir nettement, il faut sectionner ce muscle et le relever, ouvrant ainsi sa bourse séreuse, qui communique en général avec l'articulation du genou et quelquefois (1 fois sur 10) avec la synoviale de

Planche 52. — *Articulation du genou droit (face externe)*.

Tens. syn. = muscle tenseur de la synoviale, sous-tendant le cul-de-sac sous-tricipital [C.-d-s. s.-tric.]; on voit nettement la ligne de réflexion de la synoviale [**Réflex. syn.**], qui se fait au niveau d'une crête courbe, allant de l'angle de la trochlée à la tubérosité externe [**T. ext.**], à une notable distance de la surface encroûtée de cartilage.

Capsule = fibres externes de la capsule irradiant de la tubérosité externe.

Fascia lata, avec ses trois plans de fibres : a = le plan moyen, de beaucoup le plus fort, inséré sur une crête oblique, tenu entre le tubercule de Gerdy [**Tub. Gerdy**] et la tubérosité antérieure du tibia [**Tub. ant. tib.**] ; b = le plan superficiel, qui forme les fibres arciformes, passant en avant du tendon rotulien; c = plan profond avec ses fibres latéro-rotuliennes.

B. intertib.-tend. = bourse intertibio-tendineuse.

Cord. ligam. = corde ligamenteuse.

J. ext. = jumeau externe.

L' lat. ext. = ligament latéral externe, visible grâce à la division pratiquée sur le biceps [**Bic. divisé**], au point marqué existe une bourse séreuse.

L' p.-s. = ligament péronéo-sésamoïdien.

L' pér. tib. ant. = ligament antérieur de l'articulation tibio-péronière.

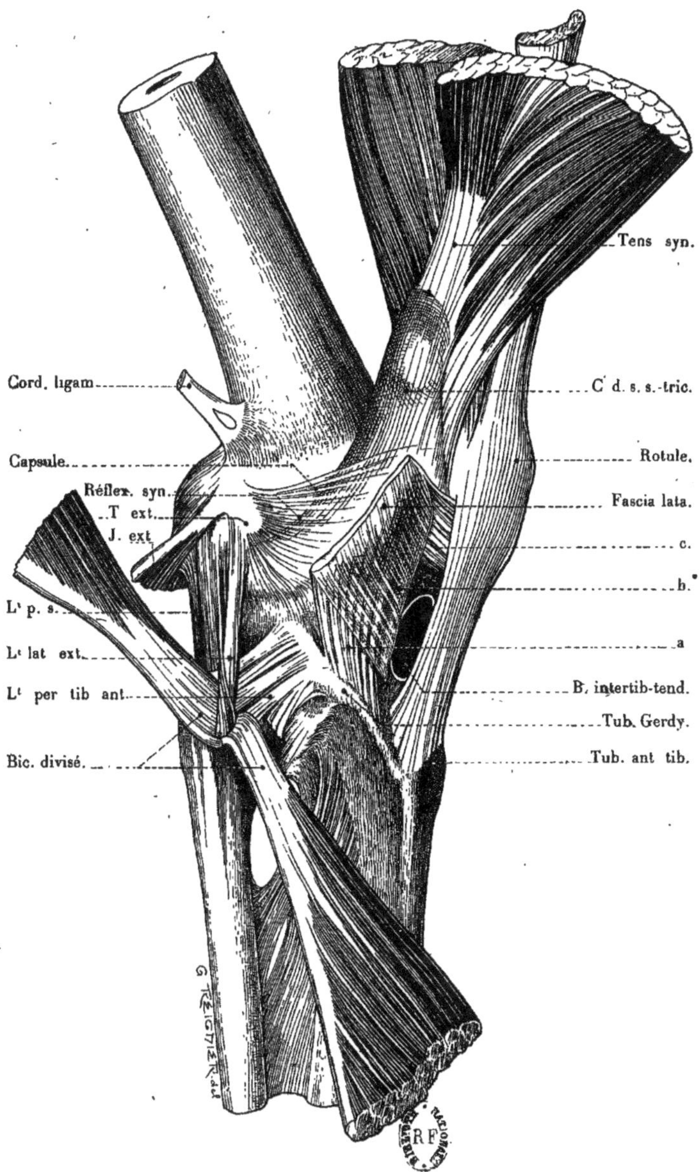

Articulation du genou droit (face externe)

MASSON ET Cⁱᵉ, ÉDITEURS

l'articulation péronéo-tibiale. A ce niveau, le tendon du poplité paraît
en effet perforer le plan fibreux de l'articulation du genou, pour s'insérer à l'intérieur; l'orifice de pénétration est limité, en haut, par le ligament poplité arqué, en bas, par le ligament postérieur de l'articulation
tibio-péronière supérieure ; le tendon poplité repose, à ce niveau, dans
une sorte de gouttière, à concavité supérieure, formée par le tibia et le
péroné, et même il imprime, sur la face postérieure du plateau externe
du tibia, une gouttière oblique en haut et en dehors, visible sur l'os
sec. Ajoutons en terminant, que l'aponévrose, qui recouvre en arrière
le poplité, vient se continuer, comme nous l'avons déjà dit, avec le bord
concave du ligament poplité arqué et que c'est un peu artificiellement
qu'on découpe le bord de ce ligament.

Dissection de la face externe. — Il faut successivement étudier : le
plan tenseur du fascia lata, le ligament latéral externe et enfin plus profondément la capsule doublant la synoviale.

Le tenseur du fascia lata vient s'insérer par de très fortes fibres sur
le tubercule de GERDY; l'insertion est si solide que, dans une variété
d'entorse du genou, le tendon du tenseur arrache son insertion osseuse ;
de plus, le fascia lata s'insère, à ce niveau, sous forme d'un tendon
aplati sur une crête oblique en bas et en avant, réunissant le tubercule
de GERDY à la tubérosité antérieure, et que l'on voit sur la planche 52.
Il faut séparer cette portion épaisse et solide du reste de l'aponévrose qui enveloppe le membre ; c'est simple, en arrière, car il y a un
bord net, facile à isoler ; en avant, c'est plus difficile, car le plan fascia
lata comprend plusieurs feuillets, dont nous n'avons décrit que le
moyen le plus fort d'ailleurs; plus superficiellement, on voit des
fibres d'une obliquité différente; elles viennent recouvrir, en avant, le
tendon rotulien, en formant des arcades déjà décrites à la face antérieure ; quand, ces fibres sectionnées, on dissèque avec soin le bord
externe du ligament rotulien, on tombe sur un paquet adipeux rétro-
tendineux ; on ouvre à ce niveau une bourse séreuse volumineuse, qui
sépare le tendon rotulien de la moitié supérieure, lisse, de la tubérosité tibiale antérieure ; cette bourse séreuse, complètement indépendante de la synoviale du genou, présentant des affections qui peuvent
se localiser exactement à elle, est plus étendue qu'on ne la décrit ordinairement ; elle a, sur une coupe médiane, une forme triangulaire (une
fois ouverte) ; la paroi antérieure est constituée par le tendon rotulien,
dans presque toute sa face postérieure ; la paroi postérieure remonte de
la tubérosité antérieure jusqu'au rebord antérieur du tibia ; la paroi

supérieure, éminemment mobile et dépressible, est constituée par des franges graisseuses qui viennent faire une saillie plus ou moins marquée à son intérieur. Nous appellerons cette bourse *intertibio-tendineuse.*

Lorsqu'on veut rabattre le plan fascia lata et disséquer sa face profonde, on voit qu'il y a, profondément, des fibres à direction un peu spéciale ; ces fibres viennent s'insérer sur les bords de la rotule en arrière du tendon rotulien ; elles adhèrent aux plans fibreux environnants et paraissent avoir une direction transversale ; je les ai vues, comme cela est figuré, se recourber en bas et en avant et venir former une couche profonde au plan tenseur du fascia lata. Quant à l'expansion des vastes, nous n'avons rien trouvé, en dehors, de comparable au fort plan fibreux que nous trouverons en dedans ; le quadriceps se termine en général à ce niveau par un bord très net, sans expansion, sur le bord externe de la rotule ; ce bord tendineux est constitué en grande partie par des fibres directes (crural) et par des fibres croisées (pl. 50).

Le *ligament latéral externe* est situé plus en arrière. Il va de la tubérosité externe du fémur à la tête du péroné ; on peut facilement disséquer sa partie supérieure ; son insertion fémorale est sous-jacente à celle du jumeau ; au-dessous, le ligament prend la forme d'une corde arrondie ; le bord antérieur est facile à isoler, le bord postérieur est plus ou moins fusionné avec un plan fibreux, qui formera, en arrière, le ligament poplité arqué ; mais, pour bien voir la partie inférieure de ce ligament, il faut fendre le tendon du biceps ; ce dernier forme, autour du tendon, une demi-gouttière à concavité antérieure et ce n'est qu'en fendant le tendon du biceps, qu'on peut bien voir la bourse séreuse qui sépare le ligament du tendon bicipital et l'insertion du ligament sur la tête du péroné ; comme l'a bien montré POIRIER, l'insertion du biceps forme, sur la tête du péroné, un croissant à concavité antéro-interne, dont la corne postérieure répond à l'apophyse styloïde (1). C'est dans la concavité de ce croissant que le ligament latéral vient marquer son empreinte circulaire. Olique en bas et en arrière, le ligament latéral externe adhère parfois au plan capsulaire sous-jacent ; le tendon du poplité croise sa partie supérieure, entre lui et l'os. Plus bas, le ligament croise le ménisque externe et c'est en général à ce niveau que passe l'artère articulaire externe inférieure. Cette dernière

---

(1) Chez certains sujets, le ligament latéral externe envoie des fibres superficielles, qui passent en avant et en dehors du biceps, pour venir s'insérer en avant de la tête du péroné. Dans ce cas, tendon et ligament s'intriquent réciproquement.

vient se ramifier dans un espace, contenant toujours du tissu cellulo-adipeux, limité, en dehors, par le plan du tenseur et le ligament latéral externe, en dedans, par le plan capsulaire. Nous retrouverons, à la face interne, un espace virtuel analogue, pour les branches de l'articulaire interne et inférieure.

C'est en disséquant l'extrémité inférieure du ligament latéral externe qu'on peut mettre en lumière les forts faisceaux du ligament antérieur de l'articulation tibio-péronière supérieure; le bord supérieur de ce ligament vient croiser profondément le ligament latéral externe.

Enfin, plus profondément, nous pouvons voir la capsule du genou doublant la synoviale. En dehors, les fibres de cette capsule semblent irradier de la tubérosité externe du fémur. On peut, de haut en bas, les diviser en horizontales, obliques et verticales; les supérieures, *horizontales*, viennent se fixer sur le bord rotulien; lorsqu'on met un doigt dans l'articulation, on sent qu'elles forment bride, et c'est tout ce qu'on peut décrire, en dehors, comme *aileron rotulien;* en réalité on a attaché beaucoup trop d'importance à cette formation, qui est toujours extrêmement faible, et dont l'individualisation ne peut être justifiée par aucune raison anatomique ou pathologique; les fibres *obliques* descendent en bas et en avant, elles se perdent dans le paquet adipeux antérieur du genou, mais on peut en suivre, comme nous le verrons plus tard, jusqu'au bord supérieur du ligament jugal ou transverse; les fibres *verticales* sont : les unes tibiales et superficielles, allant directement au tibia ; les autres, plus nombreuses, sont méniscales et se fixent au bord supérieur du ménisque; d'autres fibres ménisco-tibiales rattachent le bord inférieur du ménisque au plateau tibial.

Dissection de la face interne. — On peut schématiquement décrire ici trois plans superposés, comme l'enseignait le professeur Farabeuf :

1ᵉʳ *plan*. — Le plan fascia lata-couturier, faible, adhère au plan profond, à la partie supérieure; si bien qu'on ne peut le détacher du vaste interne et de son expansion; il est plus fort, en bas, où nous avons déjà signalé les fibres arciformes antérieures. On ne peut garder de ce plan que les fibres inférieures, venues du couturier; il faut détruire les autres pour nettoyer le second plan, beaucoup plus important.

2ᵉ *plan*. — Ce plan, formé par l'expansion des vastes, paraît d'abord continu et formé par de solides fibres verticales, comblant l'espace qui sépare le ligament rotulien du ligament latéral interne. C'est un peu

D. ant. = droit antérieur.

Vaste ext. = vaste externe.

Crural = muscle crural.

V. int. = vaste interne.

Lig'. rotul. = ligament rotulien.

Entrecr' = entre-croisement des fibres des vastes.

L'expansion des vastes est sectionnée : Exp. vastes 1 = le segment supérieur en place ; l'aponévrose fémorale, mince en dehors, est enlevée tant qu'elle est séparable ; on l'a sectionnée là où elle devient adhérente aux plans fibreux [Coupe ap. fém.] ; Exp vastes 2 = segment inférieur de l'expansion, rabattu, montrant l'espace décollable où se ramifie l'artère articulaire inféro-interne [Art. art. inf. int.].

B. intertib. tend. = bourse intertibio-tendineuse, avec, au plafond, un amas de graisse extra-articulaire [Graisse extr.-art.], séparé par les fibres capsulaires rotulo-méniscales [F. caps. rot.-men.] de la graisse intra-articulaire.

Les trois muscles de la patte d'oie : Coutur. = couturier ; Dr' int. = droit interne ; 1/2-tend. = demi-tendineux.

3ᵉ add. = 3ᵉ adducteur.

1/2-m. = demi-membraneux, avec son tendon réfléchi [T. réfl.].

L' lat. int. = ligament latéral interne, artificiellement séparé, en avant, de l'expansion des vastes : en arrière, ses fibres accessoires supérieures α, inférieures β.

Ail. r. int. = aileron rotulien interne.

Caps. = portion externe de la capsule.

Ménisq. = ménisque externe.

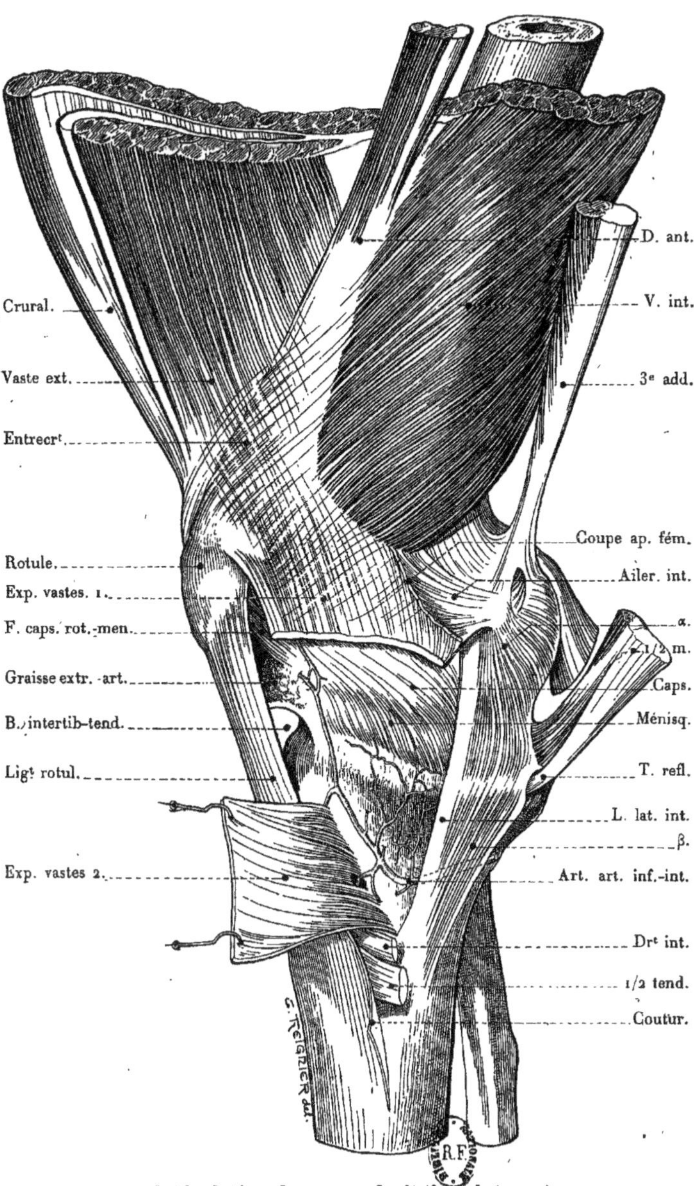

Articulation du genou droit (face interne)

MASSON ET Cie, ÉDITEURS

artificiellement qu'on peut séparer l'expansion des vastes; non pas tant en avant, où on arrive à la séparer du bord interne du ligament rotulien, mais en arrière, où cette expansion se continue, sans délimitation nette, avec le bord antérieur du ligament latéral interne; parfois une fente graisseuse ou vasculaire indique le plan de séparation, qu'il faut sans cela créer au scalpel (pl. 50 et 53). Cette expansion du quadriceps, très solide et épaisse, joue, en dedans, le même rôle que le tenseur du fascia lata, en dehors. Constituée par des fibres directes, par beaucoup de fibres croisées et par des fibres qui paraissent autonomes, ce vrai *tendon étalé* vient s'insérer, en bas, sur une ligne, oblique en bas et en arrière, allant de la patte d'oie à la partie supérieure de la tubérosité antérieure du tibia. Si l'on sectionne transversalement ce plan, on peut juger de son épaisseur et mettre en évidence l'espace décollable, rempli de tissu cellulaire lâche, dans lequel se ramifie l'artère articulaire interne et inférieure (v. pl. 53).

Tout à fait en haut, ce plan est rattaché à la tubérosité interne du fémur par ce qu'on est convenu d'appeler *l'aileron rotulien interne.* Ce dernier, toujours plus développé et plus isolé que l'externe, ne fait pas partie du plan capsulaire; il forme un triangle, dont la pointe s'insère sur la tubérosité interne du fémur et qui, de là, passant sous le plan du quadriceps et de son expansion, adhérant même aux fibres profondes du tendon du vaste interne, vient se terminer, par ses fibres inférieures, sur le bord interne de la rotule, par ses fibres supérieures, sur le tendon du quadriceps. Sur la planche 54, on voit bien cet aileron par sa face profonde, adhérant au tendon du vaste interne, séparé par un plan celluleux de la capsule.

Le *ligament latéral interne*, beaucoup plus long que l'externe, est aplati en bandelette, au lieu d'être arrondi en cordon. Il se dirige en bas et en avant, contrairement à l'externe, oblique en bas et en arrière. Inséré, par ses fibres supérieures, sur la tubérosité interne du fémur, recouvert à son origine par l'aileron rotulien, il descend s'insérer, en bas, sur la face interne du tibia, en arrière des muscles de la patte d'oie; si bien qu'à ce niveau se trouvent trois plans superposés, séparés par des bourses séreuses : 1° le couturier; 2° le droit interne et le demi-tendineux; 3° le ligament latéral interne.

Nous avons déjà vu qu'en avant la limite du ligament latéral interne est artificielle; en arrière, il est absolument impossible d'isoler ce ligament. De son insertion supérieure partent des fibres en éventail α qui vont, sous le jumeau, contribuer à la formation de la coque condylienne interne. De son insertion inférieure, montent des fibres, obliques en arrière, β qui vont former poulie de réflexion au tendon réfléchi du demi-membraneux (1).

Dans la profondeur, le ligament latéral interne croise : le ménisque du même côté ; puis le tendon réfléchi du demi-membraneux, qui vient s'insérer sur la face interne de la circonférence du plateau tibial, à l'intérieur de la capsule ; plus bas encore, l'artère articulaire inférieure et interne, qui passe entre le tibia et le ligament latéral, pour devenir ascendante et se ramifier dans l'espace celluleux interposé entre le second plan et le troisième ou capsulaire.

3° *plan*. — La *capsule du genou* ne peut se voir en dedans qu'après section de l'expansion des vastes. Comme en dehors, elle irradie de la tubérosité interne et présente, de haut en bas, des fibres *horizontales* rotuliennes, des fibres *obliques* jugales, des fibres *verticales* fémoro-méniscales.

Mais, de ce côté, on voit naître, des bords de la rotule, des fibres obliques en bas et en arrière, bien décrites par BOURGERY ; ces fibres doublent la synoviale et viennent s'insérer au ménisque. Enfin, du côté interne, on trouve, derrière le tendon rotulien, de bas en haut : la grande bourse séreuse intertibio-tendineuse, le paquet adipeux antérieur du genou, et enfin les fibres antérieures de la capsule, qui, nées de la rotule immédiatement en dessous de la surface encroûtée de cartilage, viennent s'insérer sur le ligament jugal. Ces fibres, bien décrites par M. FARABEUF, ont une grosse importance théorique ; elles séparent la graisse sous-rotulienne en deux parties : l'une extra-articulaire, qui vient bomber au plafond de la bourse séreuse intertibio-tendineuse ; l'autre, intra-articulaire, qui vient se pédiculiser en avant pour constituer le ligament adipeux.

Dissection de l'intérieur de l'articulation. Synoviale. — Capsule. — Ligaments croisés. — L'intérieur de l'articulation du genou présente plusieurs organes importants : notamment les fibro-cartilages interarticulaires et surtout les ligaments croisés. Or, pour bien voir ces derniers, il est absolument nécessaire de détruire plusieurs des parties superficielles que nous avons déjà décrites. Nous allons essayer de montrer comment on peut préparer le plus de choses avec le minimum de dégât. On peut pratiquer la *coupe du condyle interne, en dedans des croisés*. Il faut, pour cela, inciser transversalement la

(1) Chez certains sujets, le tendon du demi-membraneux envoie un faisceau à ces fibres, dites accessoires, du ligament interne. Poirier les figure, mais il ne faut pas les confondre avec le tendon direct du demi-membraneux.

coque condylienne interne au-dessous du jumeau et couper le ligament postérieur jusqu'au tendon récurrent du demi-membraneux, qui reste intact ; puis, inciser à fond la face interne du condyle, horizontalement, en passant au-dessous de l'insertion de l'aileron, au-dessus de l'insertion du ligament latéral ; poursuivre en avant l'incision de la capsule et de la synoviale presque jusqu'à la rotule. Ceci fait, on passe une sonde cannelée, d'arrière en avant, entre le condyle interne et le ligament croisé postérieur. On pratique alors une coupe intra-condylienne interne, oblique en bas et en dehors. Cette coupe peut se faire : de l'extérieur à l'intérieur ; mais on risque d'abîmer l'insertion fémorale du croisé postérieur ; ou de dedans en dehors, en glissant, dans la rainure de la sonde cannelée, la lame d'une étroite scie qu'on articule ensuite, ou mieux une scie de Gigli, plus fine qu'une scie à chaîne. Mais il faut prendre garde, en sortant, de passer exactement par l'espace qui sépare l'aileron du ligament interne, ce qui est difficile. Cette coupe pratiquée, la portion inférieure du condyle interne bascule en dedans, laissant largement à découvert les croisés. Cette préparation est difficile et nécessite des dégâts assez considérables ; je crois que la coupe suivante est préférable, parce qu'elle est plus facile à exécuter, et, bien que donnant peut-être moins de jour, elle sacrifie moins d'organes. Pour pratiquer cette coupe que j'appellerai *interligamenteuse* et *sus-condylienne interne*, il suffit de passer une scie de Gigli, ou une scie à chaîne, entre les ligaments croisés, en passant sur le genou fléchi, dans la rainure intercondylienne, puis à pratiquer une coupe, d'abord médiane, puis interne (pl. 54). Pour préparer cette coupe, il convient de détruire le mince plan fibreux qui, au-dessus du tendon récurrent du demi-membraneux, masque l'espace intercondylien ; en avant, il faut ouvrir le cul-de-sac sous-tricipital. Ce cul-de-sac, sur lequel s'insèrent les fibres du muscle sous-crural, est constitué par une bourse séreuse, qui s'ouvre secondairement dans la synoviale ; le vestige de cette fusion subsiste sous forme d'un diaphragme plus ou moins bien marqué (pl. 54). On ouvre largement ce cul-de-sac sur les côtés ; en dedans, on s'arrête de façon à ne pas sectionner l'aileron rotulien ; en dehors, on peut descendre un peu plus bas. Ceci fait, on peut rabattre le triceps et voir la rotule par sa face cartilagineuse ; on aperçoit ainsi sa joue externe et sa joue interne subdivisée par une crête en deux facettes. Au-dessous de la rotule, se voit le paquet adipeux intra-articulaire, qui, en arrière, se pédiculise sous forme d'une lame fibreuse verticale, revêtue par la synoviale. Cette lame, appelée *ligament adipeux*, vient s'insérer sur la partie supérieure de l'échancrure

On a pratiqué la coupe interligamenteuse et sus-condylienne interne, après large ouverture de la capsule et de la synoviale et renversement du quadriceps et de la rotule.

Encoche mén. = encoche méniscale interne.

La rotule présente sa surface externe [**A**], en contact avec la joue externe de la trochlée ; B et C = les deux facettes de la surface interne.

Caps. 1 = la capsule, doublée de la synoviale : la capsule s'insère latéralement, sur la crête courbe, allant de chaque angle de la trochlée aux tubérosités latérales ; la synoviale tapisse la gorge située entre la crête courbe et le bord trochléal, au niveau du cartilage hyalin ; quelques fibres capsulaires, réfléchies, viennent jusqu'à ce bord en soulevant la synoviale.

Caps. 2 = la capsule, près de son insertion méniscale.

Caps. 3 = les fibres antérieures de la capsule, tendues entre le bord inférieur de la surface rotulienne, revêtue du cartilage, et le bord supérieur du ligament transverse [**L. transv.**] réunissant les deux ménisques.

Mén. ext. = ménisque externe.

Bourse sous tri. = bourse sous-tricipitale, avec le vestige de la cloison qui la séparait de la synoviale [**D**]. **Tens. syn.** = muscle tenseur du cul-de-sac sous-tricipital.

Ail. rot. int. = aileron rotulien interne.

L. croisé p.-i. = ligament croisé postéro-interne avec l'expansion du ménisque externe [**Exp. mén. ext.**].

L. croisé a.-e. = ligament croisé antéro-externe, face profonde.

T. rec. = tendon récurrent du demi-membraneux.

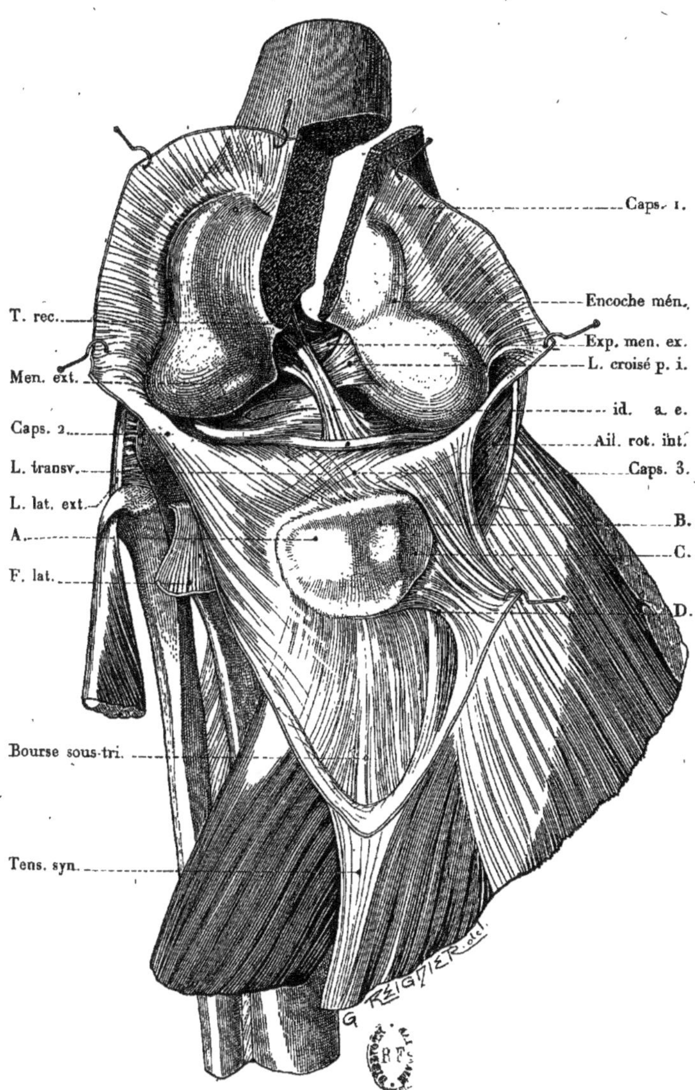

Articulation du genou droit (intérieur de l'article)

MASSON ET Cie, ÉDITEURS

intercondylienne et, plus bas, sur le bord antérieur du ligament croisé antérieur. Cette lame verticale serait, d'après Poirier, le vestige d'un cloisonnement articulaire, séparant les deux articulations condyliennes. Pour préparer les ligaments croisés, il faut enlever le ligament adipeux et son paquet graisseux; on peut ainsi mettre en lumière les fibres antérieures de la capsule, tendues entre la rotule et le ligament jugal. Ce *ligament jugal* ou *transverse* réunit, en avant, les deux ménisques; on aperçoit ces derniers en fléchissant le genou et en écartant légèrement les surfaces articulaires.

C'est à ce moment qu'il faut pratiquer la coupe, ainsi que nous l'avons déterminée; cette coupe faite, on écarte les surfaces de section, qu'on maintient avec un liège introduit entre elles. Comme la coupe a passé exactement entre les deux croisés, leurs insertions sont intactes et on peut les disséquer dans la profondeur. Le ligament antérieur (A. E.) s'insère, en bas, à la surface située en avant de l'épine tibiale, entre l'insertion de la corne antérieure du ménisque interne, qui est en avant, et celle de la corne antérieure du ménisque externe, qui est légèrement en arrière et surtout en dehors. Ce ligament monte, oblique en haut, en arrière et en dehors, pour s'insérer sur une facette ovalaire, à grand axe vertical, située à la partie la plus reculée de la face axiale du condyle externe; on peut, d'ailleurs, par la face postérieure, disséquer facilement cette dernière insertion. Le ligament croisé postérieur (P. I.) s'insère, en bas, à la surface rétro-spinale, en arrière de l'insertion de la corne postérieure du ménisque interne. Cette insertion, très forte, déborde un peu à la face postérieure du tibia, où on peut la disséquer, à condition de détruire en partie l'arceau interne du ligament poplité arqué; on aperçoit, en disséquant par en arrière, un fort trousseau fibreux, envoyé par la corne postérieure du ménisque externe au ligament croisé postérieur; sa dissection est facile, à cause de l'obliquité plus grande de ses fibres, par rapport à la masse du ligament croisé postérieur. De cette insertion, le ligament se dirige, avec une triple obliquité, en haut, en dedans et en avant, pour venir s'insérer, par une facette ovalaire, à grand axe horizontal, à la partie la plus antérieure de la face axiale du condyle interne. Cette insertion se fait immédiatement en arrière de la surface cartilagineuse du condyle et on peut, en enlevant la synoviale qui recouvre le ligament, mettre à nu ses fortes fibres, resplendissantes et nacrées.

Une fois cette préparation terminée, on peut la monter en fixant par un clou le condyle interne à sa place et en rabattant le quadriceps sur le fémur.

Lorsqu'on a ainsi pris une connaissance complète de l'articulation du genou, on voit qu'elle est formée par une double enveloppe : la superficielle, forte, résistante, insérée loin des surfaces encroûtées de cartilage, est surtout formée par des expansions musculaires et des tendons d'insertion. Ce premier manchon tendino-ligamenteux est constitué : en avant, par le quadriceps et le ligament rotulien ; en dehors, par le tendon aplati du tenseur du fascia lata, le ligament latéral externe doublé du tendon du biceps ; en dedans, par l'expansion des vastes, l'aileron rotulien et le ligament latéral interne ; en arrière par les tendons des jumeaux et la trifurcation du tendon du demi-membraneux.

La seconde couche, la vraie capsule, double partout la synoviale ; elle s'insère près de la surface encroûtée de cartilage ; elle descend, en avant et latéralement, sur les ménisques et le ligament jugal, pour en repartir et atteindre le tibia. En arrière, le type à deux manchons est moins caractéristique, car deux dispositions viennent le troubler : d'une part, l'adhérence des jumeaux aux coques fibro-cartilagineuses des condyles, ces dernières représentant la capsule ; d'autre part, la présence des ligaments croisés, forts et profonds, qui, pénétrant dans l'articulation, tendent à la cloisonner, et sur lesquels vient se perdre la portion moyenne postérieure de la capsule.

La synoviale vient trouer la capsule et communiquer à l'extérieur, en se fusionnant avec un certain nombre de bourses séreuses, primitivement isolées. C'est, en haut, le gros prolongement sous-tricipital ; en arrière et en dehors, le prolongement sous-poplité ; en arrière et en dedans, le prolongement fréquent, qui, à travers la coque interne, communique avec la bourse séreuse commune au jumeau interne et au demi-membraneux. Enfin, les procès synoviaux sus-condyliens sont encore des émanations de la synoviale, mais beaucoup plus petites que les précédentes.

Entre la capsule et le manchon périphérique, nous trouvons plusieurs organes séreux. Ce sont : la grande bourse intertibio-tendineuse, en dedans de minuscules bourses séreuses situées entre le ligament latéral interne et les portions du fémur et du tibia sur lesquelles il glisse, en arrière la petite bourse sus-condylienne interne. Enfin, nous avons signalé les espaces celluleux, à tissu lâche, vraies séreuses en miniature, situés entre la capsule et le fascia lata en dehors, entre la capsule et l'expansion des vastes en dedans ; espaces dans lesquels se ramifient les deux articulations inférieures.

Autour du genou, nous trouvons encore une troisième catégorie de bourses séreuses : nous voulons parler des bourses sous-cutanées qui siègent aux endroits de frottement, en avant de la rotule, et en avant de la tubérosité antérieure du tibia.

CHAPITRE XIV

ARTICULATION TIBIO-TARSIENNE

Pour préparer l'articulation tibio-tarsienne, on sectionne la jambe au tiers inférieur ; on enlève la peau de la jambe et de la partie postérieure du pied.

Dissection de la face antérieure. — On rabat les muscles antérieurs du cou-de-pied, en sectionnant les loges du ligament fundiforme ; on enlève également la tibiale antérieure et le nerf de même nom ; on dissèque, jusqu'à leur insertion calcanéenne, les deux faisceaux du ligament fundiforme ; le profond recouvre directement l'articulation, puis glisse sur la partie externe du col astragalien, au niveau d'une surface osseuse, située entre les insertions de la capsule tibiotarsienne, en arrière, et celle de l'articulation astragalo-scaphoïdienne, en avant. On tombe alors sur la portion antérieure de la capsule ; peu solide, elle a un aspect *feuilleté*, formée par des couches fibreuses lâches et des couches adipeuses interposées. La capsule s'insère, en haut, sur le rebord antérieur du tibia et de la malléole interne ; de là les fibres viennent s'insérer sur le col astragalien. M. Farabeuf a décrit sur le col astragalien une série de rugosités formant *collier* (fig. 18) ; simple en dedans et au-dessus du col, il se dédouble, en dehors, en deux lignes rugueuses. Aussi, tandis qu'en dedans les capsules des articulations tibio-tarsienne et astragalo-scaphoïdienne s'insèrent sur les deux lèvres du collier, en dehors, elles sont séparées par une portion d'os libre, c'est sur cette surface que nous avons vu glisser le pilier profond de la fronde (fig. 17, 3).

Dissection de la face externe. — La face externe de l'articulation est très importante ; car ici, comme dans toutes les trochlées, seuls

PLANCHE 55. — *Articulation tibio-tarsienne (face externe).*

Lig. pér. tib. ant. = ligament antérieur de l'articulation tibio-péronière, perforé par un procès synovial [**Procès synov.**].

Lig. ant. = ligament antérieur de l'articulation tibio-tarsienne.

Le ligament latéral externe ne montre sur cette figure que deux de ses trois faisceaux :

Lig. per.-ast. ant. = ligament péronéo-astragalien antérieur ou faisceau antérieur.

Lig. per. calc. = ligament péronéo-calcanéen ou faisceau moyen.

Le faisceau postérieur ou péronéo-astragalien postérieur n'est visible qu'à la face postérieur (pl. 56); en [a] nous avons représenté un ligament anormal, péronéo-calcanéen postérieur, qui prend, dans les pieds-bots, un important développement (ligament de Bessel-Hagen).

Au-dessous du ligament péronéo-astragalien postérieur, on a ouvert la capsule tibiotarsienne, qui s'insère presque sur la même ligne que la capsule sous-astragalienne [**Caps. astr. calc.**] également ouverte.

Col astr. (gout fund.) = gouttière de la face externe du col astragalien, sur laquelle glisse le pilier profond du ligament fundiforme, coupé sur la figure, et visible, en dessous du pilier superficiel également sectionné [**L. fund. (pil. sup.) (pil. prof.)**] Cette gouttière est limitée par la bifurcation externe du collier astragalien de Farabeuf (fig. 17); sur la lèvre postérieure, s'insère la capsule tibio-tarsienne; sur l'antérieure, la capsule astragalo-scaphoïdienne, renforcée en ligament astragalo-scaphoïdien supérieur [**L. ast. sc.- super.**].

L. interos. = ligament interosseux ou astragalo-calcanéen.

Lig. Y. = ligament en Y, avec ses deux faisceaux : l'un scaphoïdien, l'autre cuboïdien.

L. c.-c. s. = ligament calcanéo-cuboïdien supérieur.

M. péd. = muscle pédieux.

Tub. calc. ext. = tubercule calcanéen externe séparant les gaines et les tendons des péroniers latéraux; Crt. pér. = court péronier, au-dessus; Lg pér. = long péronier au-dessous.

Exp. crt. p. = expansion tendineuse du court péronier latéral.

Pér. ant. = tendon du péronier antérieur.

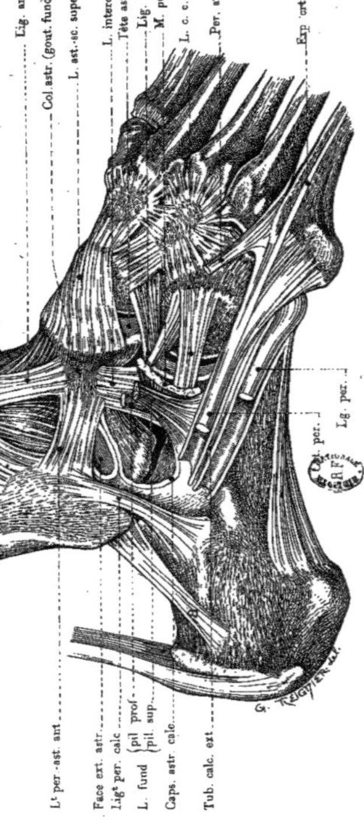

Articulation tibio-tarsienne (face externe)

MASSON ET Cie, ÉDITEURS

les ligaments latéraux sont puissants. La capsule, qui double la synoviale, est mince, sauf au niveau des trois ligaments qui viennent renforcer cette capsule. Le ligament antérieur encore appelé *ligament péronéo-astragalien antérieur*, est un ligament assez large, peu épais, bien qu'assez résistant, allant, du bord antérieur de la malléole péronière, jusqu'à la face externe de l'astragale, sur le corps de l'os, immédiatement en avant de la surface encroûtée de cartilage, sur la ligne de bifurcation postérieure du collier ; sur le péroné, les insertions sont immédiatement sous-jacentes à celles du ligament antérieur de l'articulation péronéo-tibiale inférieure. Ce ligament antérieur est facile à disséquer, formé de fibres parallèles, d'aspect resplendissant ; on l'appelle, en pathologie, ligament de l'entorse, car c'est lui qui est d'ordinaire lésé dans les entorses tibio-tarsiennes.

Pour voir et disséquer les deux autres faisceaux du ligament latéral externe, il faut ouvrir la gaine des péroniers, et, après avoir rabattu leurs tendons, détruire la face profonde de leurs gaines qui recouvrent les ligaments ; le ligament moyen est un ligament transastragalien, on lui donne le nom de *péronéo-calcanéen ;* il s'insère sur le sommet de la malléole externe, ou plus exactement sur la portion tout inférieur du bord antérieur, au-dessous du ligament péronéo-astragalien antérieur ; son insertion déborde légèrement sur la face externe de la malléole ; de là, il se réfléchit sur la pointe malléolaire et se dirige obliquement en bas et surtout en arrière, pour s'insérer sur la face externe du calcanéum, toujours très en arrière de la tubérosité externe de cet os ; ce ligament, assez résistant, est arrondi en corde.

Le troisième ligament est visible par la face postérieure ; c'est le ligament *péronéo-astragalien postérieur ;* il s'insère dans le fond de la dépression située à la face profonde de la malléole, en arrière de la surface cartilagineuse ; de là, il se dirige horizontalement en dedans, pour se terminer sur le gros tubercule, qui limite en dehors la gouttière astragalienne du fléchisseur propre ; le ligament péronéo-astragalien postérieur est un fort et beau ligament, formé par de puissantes fibres parallèles ; de plus, c'est un ligament très épais ; pour juger de son importance, il faut sectionner d'arrière en avant toutes ses fibres.

Il existe souvent, en arrière de la malléole externe, des fibres péronéo-calcanéennes (pl. 55 *a*). Ces fibres, en général peu importantes, prennent, dans certains pieds-bots, un développement considérable, formant le ligament péronéo-calcanéen postérieur de Bessel-Hagen.

Sur la face postérieure du tibia :

G. jamb. post. = large gouttière du jambier postérieur.

G. fl. com. = gouttière du fléchisseur commun, plus étroite et moins marquée.

Tub. tib. post. = tubercule tibial postérieur, toujours bien développé et séparant largement les gouttières des deux fléchisseurs.

Goutt. fl. pr. 1. = gouttière tibiale du fléchisseur propre ; **Goutt. fl. pr. 2** = gouttière du même muscle à la face postérieure de l'astragale, limitée en dehors par l'**Os trigono**, ou le tubercule qui le représente ; **Gaine fl. pr.** = gaine fibreuse convertissant la gouttière en canal.

L. pér. tib. post. = ligament péronéo-tibial postérieur.

Goutt. péron. = gouttière des péroniers.

Lig. post. = ligament postérieur d'articulation tibio-tarsienne, avec ses fibres en X.

En dedans, on voit les deux plans du ligament latéral interne : **L. l. int. (pl. sup.)** = plan superficiel ; id. **(pl. prof.)** = plan profond, constituant le très fort ligament tibio-astragalien postérieur ; la capsule a été ouverte, en dehors de lui, laissant voir la facette articulaire interne de l'astragale [**Astr. (f. int.)**].

En dehors, on aperçoit deux des faisceaux du ligament latéral externe : **L. pér. calc.** = ligament péronéo-calcanéen ; **L. pér. ast. p.** = ligament péronéo-astragalien postérieur, très fort, presque horizontal.

Interl. ast. calc. = interligne astragalo-calcanéen, visible, grâce à une ouverture de la capsule.

L. ast. calc. post. = ligament astragalo-calcanéen postérieur.

Tend. Achille = tendon d'Achille, renversé, laissant voir la bourse rétro-calcanéenne [**Bourse rétro-calc.**]

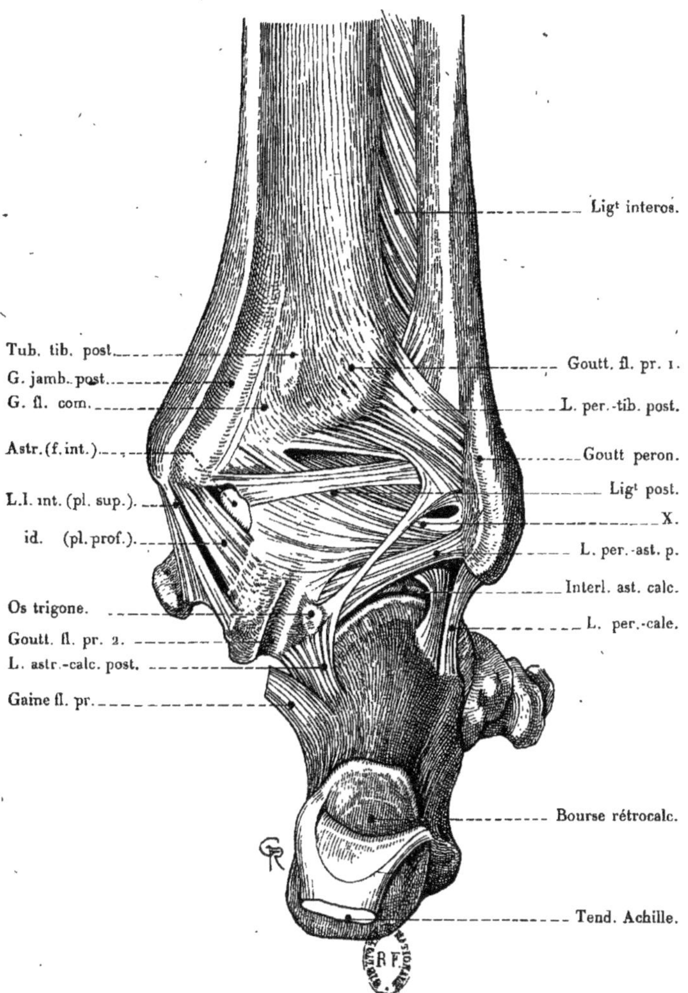

Articulation tibio-tarsienne (face postérieure)

Dissection de la face postérieure. — Le ligament postérieur de l'articulation est peu important ; il est constitué par des fibres, d'obliquité variable, doublant la synoviale. Pour disséquer ce ligament, il faut ouvrir les gaines des muscles postérieurs et rabattre leurs tendons vers la plante ; ce sont, de dehors en dedans, le fléchisseur propre, puis le fléchisseur commun et le jambier postérieur ; on voit alors, après avoir détruit les gaines de ces muscles, un plan ligamenteux, situé au-dessous du ligament péronéo-tibial postérieur. Les fibres de ce ligament postérieur sont peu solides, elles s'entre-croisent en X derrière l'articulation ; les unes viennent du péroné, au niveau de la fossette digitale, et vont s'insérer sur le tibia, ou se jeter sur le ligament latéral interne ; certaines forment même un petit faisceau qui descend plus bas, jusqu'au niveau du tubercule externe de la gouttière du fléchisseur propre. D'autres fibres, nées du rebord tibial postérieur descendent, obliques en bas et en dehors, vers la pointe péronière (pl. 56, X).

Dissection de la face interne. — C'est en dedans, comme en dehors, que se trouvent les forts ligaments ; encore le ligament interne l'emporte-t-il en solidité sur l'externe. Pour disséquer ce ligament, il faut ouvrir la gaine du jambier postérieur, jusqu'au tubercule du scaphoïde; le muscle vient en effet recouvrir et renforcer l'appareil ligamenteux interne ; le fléchisseur commun, qui se réfléchit au niveau de la partie externe du sustentaculum tali, recouvre à peine les fibres inférieures du ligament interne ; il faut néanmoins ouvrir sa gaine et rabattre le muscle.

On a voulu, trop schématiquement, calquer la description du ligament latéral interne, sur celle de l'externe ; on ne trouve pas ici, comme en dehors, trois faisceaux ligamenteux isolés. Le ligament latéral interne est constitué de deux plans fibreux superposés.

Le plan superficiel (pl. 57), transastragalien, est constitué par une forte lame ligamenteuse, insérée sur le tibia, au niveau du bord antérieur de la malléole interne, ou mieux sur la face interne, à 1 ou 2 millimètres en arrière du rebord ; de là, le ligament vient irradier sur le tarse, formant le ligament dit *deltoïdien* ou encore *tibio-scaphogléno-sustentaculaire* (FARABEUF). Les fibres antérieures vont, en effet, sur le scaphoïde ; les moyennes vont se jeter sur le bord interne du ligament glénoïdien (ligament calcanéo-scaphoïdien inférieur); ce ligament présente, à ce niveau, un noyau fibro-cartilagineux, répondant, en dedans, au tendon du jambier postérieur ; les fibres postérieures vont

Planche 57. — *Articulation tibio-tarsienne (face interne. Plan superficiel).*

Le ligament latéral interne comprend deux plans superposés :

1° Le plan superficiel, transastragalien, constitue le ligament deltoïde [**L. Deltoïde**], ou tibio-scapho-gléno-sustentaculaire ; **A. (scapho)** = ses fibres antérieures, scaphoïdiennes. **B. (gléno)** = ses fibres moyennes jetées sur le ligament glénoïde [**L. glénoïde**]; **C. sustentac.)** = ses fibres postérieures insérées au sustentaculum tali (petite apophyse du calcaneum).

2° Le plan profond déborde, en arrière, le superficiel : **L. tib. ast. p.** = ligament tibio-astragalien postérieur.

T. jamb post. = tendon jambier postérieur, inséré au tubercule du scaphoïde [**T. scaph.**].

Gout. fl. com. = gouttière du fléchiseur commun.

Gout. fl. pr. = gouttière du fléchisseur propre, au-dessous du sustentaculum tali.

Ch. car. = chair carrée, chef interne, tapissant la gouttière calcanéenne.

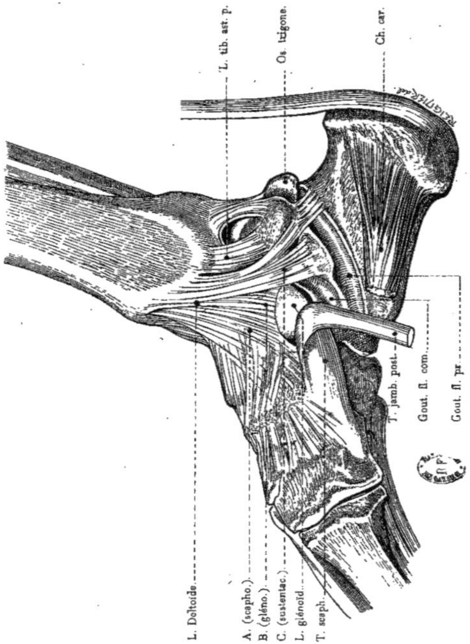

Articulation tibio-tarsienne (face interne plan superficiel)

MASSON ET Cie, ÉDITEURS

se jeter sur le sustentaculum tali (petite apophyse du calcanéum) ; enfin, il existe parfois, plus en arrière, quelques fibres allant s'insérer, sur l'astragale, au tubercule interne de la gouttière du fléchisseur propre. A part ces dernières fibres, tout le ligament deltoïdien est un ligament transastragalien.

Le *plan profond*, astragalien (pl. 58), déborde en arrière le plan superficiel, si bien qu'on peut apercevoir sa partie postérieure, sans sectionner le plan superficiel. Nous conseillons néanmoins, pour préparer ce plan profond, soit de faire sauter l'insertion tibiale du ligament glénoïdien, en guidant la scie sur une sonde cannelée, glissée entre les deux plans ; soit, ce qui est plus facile, de sectionner le plan superficiel ; ce dernier procédé permet de disséquer de très près les insertions du ligament deltoïdien.

Le plan profond est constitué par un plan continu, doublant la synoviale ; mais, tandis qu'en avant, ce plan est très mince et peu solide, en arrière, se trouve un puissant renforcement, le ligament tibio-astragalien postérieur. La partie antérieure s'insère sur le bord antérieur et la pointe de la malléole interne, immédiatement à côté de la surface cartilagineuse ; de là, ses fibres vont se fixer sur le col de l'astragale, à la lèvre postérieure du collier de FARABEUF ; sur la lèvre antérieure, s'insère la capsule astragalo-scaphoïdienne.

Le *ligament tibio-astragalien postérieur* est constitué par un fort trousseau fibreux, gros comme un crayon. En haut, il s'insère sur la pointe de la malléole, au niveau de la petite échancrure qu'elle présente ; en bas, ce ligament s'attache à une facette arrondie, située au-dessous et en arrière de la facette interne en virgule de l'astragale. Ce ligament court, extrêmement puissant, déborde en arrière le plan superficiel avec lequel il présente parfois quelques adhérences ; mais il en est toujours distinct, le plan superficiel étant transastragalien, et lui s'insérant uniquement à l'astragale.

Nous reproduisons (pages 292-293) pour l'étude des surfaces articulaires les figures ostéologiques du professeur FARABEUF (1).

La synoviale de l'articulation, lâche en avant et en arrière, est tendue sur les parties latérales. En avant, la synoviale forme, au-dessous du rebord tibial, un gros bourrelet adipeux ; de plus, des prolongements tendent à faire issue à travers les points faibles du ligament antérieur.

En arrière, la synoviale envoie également des prolongements à tra-

(1) *Médecine opératoire*, p. 818-821.

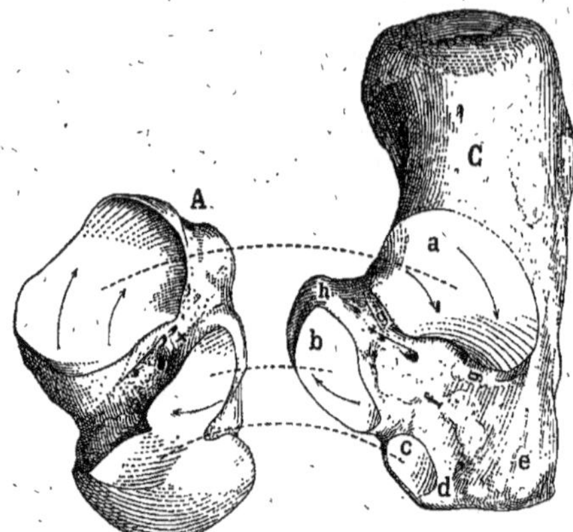

Fig. 16 (d'après Farabeuf). — Pied gauche.

La face inférieure, c'est-à-dire le dessous de l'astragale **A**, et la face supérieure ou dessus du calcanéum **C**. La lettre C est sur le tiers postérieur du calcanéum, que ne couvre pas l'astragale : **a**, trochlée conique (segment de pavillon de trompe de chasse) qui joue sous l'astragale, dans le sens des flèches, arquées autour du centre + ; **b**, facette sustentaculaire principale (**c** est l'accessoire, qui le plus souvent est réunie à la principale). La flèche arquée sur **b** indique le mouvement de cette partie du calcanéum sous la tête astragalienne, autour du centre + ; **d**, place où s'insèrent les deux ligaments qui divergent en y, le calcanéo-cuboïdien sous le calcanéo-scaphoïdien ; **e**, insertion du pédieux et des piliers des frondes du ligament annulaire ; **f**, ligne ou série des rugosités d'implantation des trousseaux fibreux qui forment la haie interosseuse antérieure. Une série analogue, mais plus antérieure, se voit sous l'astragale ; **gg**, rugosités d'implantation des trousseaux fibreux de la haie interosseuse postérieure, bien plus faible que l'antérieure. Cependant le faisceau né de **g** en arrière de + est très fort. Très fort aussi le faisceau qui descend en **h** derrière le sustentaculum venant du tubercule interne de la gouttière du tendon fléchisseur propre, visible au-dessous de **A**. Les flèches tracées sur le dessous de l'astragale indiquent comment cet os se déplacerait sur un calcanéum fixe. (Farabeuf.)

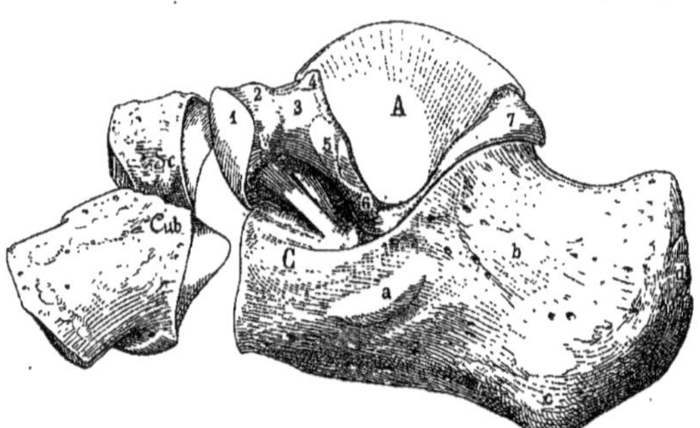

Fig. 17 (d'après Farabeuf). — Profil externe des os du tarse gauche.

Sc, scaphoïde ; **Cub**, cuboïde ; **C**, grande apophyse du calcanéum sur laquelle s'attachent le m. pédieux, les piliers de l'annulaire, l'y calcanéo-cuboïdien-scaphoïdien qu'on ne voit pas, et plus profondément les deux haies de l'interosseux dont l'antérieure seule est représentée par ses deux gros premiers faisceaux ; **a**, crête tuberculeuse qui sépare les tendons péroniers ; **b**, plaquette d'attache du ligament péroneo-calcanéen ; **c**, tubérosité plantaire postérieure externe soudée à la croûte postérieure épiphysaire du calcanéum. **A**, astragale, facette articulaire pour la malléole péronière : **1**, tête ; **2**, collier, insertion de la partie externe de la capsule astragalo-scaphoïdienne ; **3**, bord externe du col lissé par le joug ; **4**, ligne d'insertion de la capsule tibio-astragalienne venue de **2** et allant à **5** ; attaches du ligament peronéo-astragalien antérieur ; **6**, apophyse externe ; **7**, insertion du ligament péronéo-astragalien postérieur. queue de l'astragale, ou encore tubercule externe de la gouttière ici invisible du tendon fléchisseur propre du gros orteil. (Farabeuf.)

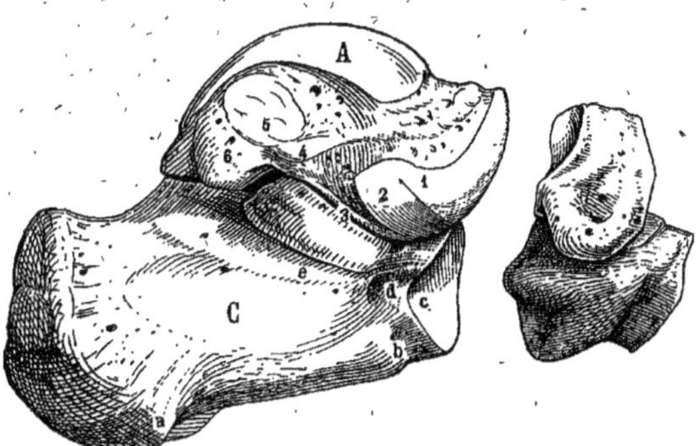

Fig. 18 (d'après Farabeuf). — Profil interne des os du tarse gauche.

C, calcanéum, sa face interne ou excavation, surface d'attache de la lame interne du muscle fléchisseur accessoire, **a**, tubérosité plantaire postérieure interne ; **b**, tubérosité plantaire antérieure, croupe éburnée du relief longitudinal sous-calcanéen d'où procèdent les deux principales couches du puissant ligament calcanéo-cuboïdien inférieur ; **c**, surface articulaire pour le cuboïde ou trochlée de la tête calcanéennse ; **d**, cavité coronoïdienne préparée pour loger le bec ou éperon cuboïdien dans les mouvements forcés ; **e**, gouttière du tendon fléchisseur propre du gros orteil sous la petite apophyse ou sustentaculum de la tête astragalienne. **A**, astragale. sa face interne, la petite faux articulaire pour la malléole tibiale : **1**, surface articulaire scaphoïdienne de la tête ; **2**, surface glénoïdienne ; **3**, interligne de l'articulation astragalo-sustentaculaire ; **4**, attache du petit ligament ibio-astragalien antérieur, première saillie du collier ; **5**, large implantation du ligament tibio-astragalien postérieur ; **6**, tubercule interne d'où part le ligament astragalo-sustentaculaire.

(Farabeuf).

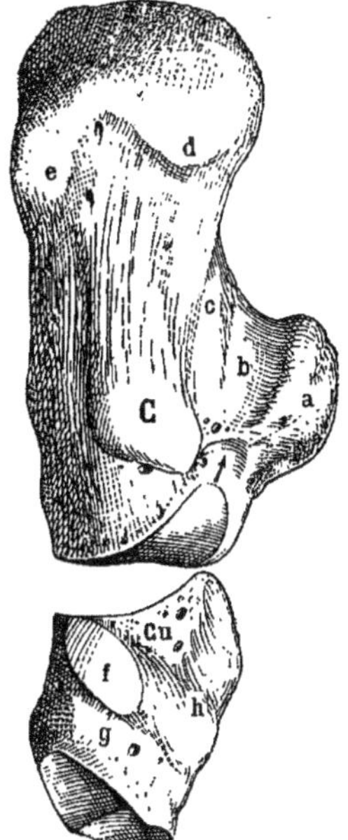

Fig. 19 (d'après Farabeuf). — Calcanéum C et cuboïde Cu gauches vus en dessous, faces
plantaires.

C, tubérosité plantaire antérieure ou croupe éburnée du relief longitudinal sous-calcanéen : **a**, sustentaculum ou petite apophyse, passage du tendon fléchisseur commun ; **b**, passage du tendon fléchisseur propre du gros orteil ; **c**, excavation, insertion du chef interne du fléchisseur accessoire ; **d**, tubérosité plantaire postérieure interne ; **e**, tubérosité plantaire postérieure externe ; **f**, sur le cuboïde , corne externe de la demi-lune, facette polie par le noyau du tendon long péronier ; **g**, gouttière de ce tendon ; **h**, milieu de la demi-lune ou angle de l'équerre.

(Farabeuf.)

PLANCHE 58. — *Articulation tibio-tarsienne (face interne. Plan profond).*

Le *plan superficiel* est sectionné ; le segment supérieur [**Lig. deltoïde**] est relevé ; le segment inférieur, divisé verticalement au niveau du ligament glénoïde [**Lig. glén.**], est rabattu, laissant voir [**Tête astr.**] la tête astragalienne, par une ouverture, faite à la capsule astragalo-scaphoïdienne [**Caps. astr. scaph.**]

Le *plan profond*, inséré à l'astragale, est ici mis en évidence ; mince en avant [**Capsule tibio. astr.**] où il est soulevé par l'angle de la trochlée astragalienne, et vient s'insérer sur le collier astragalien [**Collier astrag.**] ; fort en arrière [**L. tib. ast. p.**] = ligament tibio-astragalien postérieur, laissant voir la queue de la surface interne en virgule de l'astragale [**Astr. (f. int.)**].

L. interos = partie interne, solide et courte, du ligament interosseux.

L. cal. ast. ext. = ligament calcanéo-astragalien externe.

G. fl. pr. = gouttière du fléchisseur propre.

Sustent. = sustentaculum tali.

T. jamb. post. = tendon du jambier postérieur.

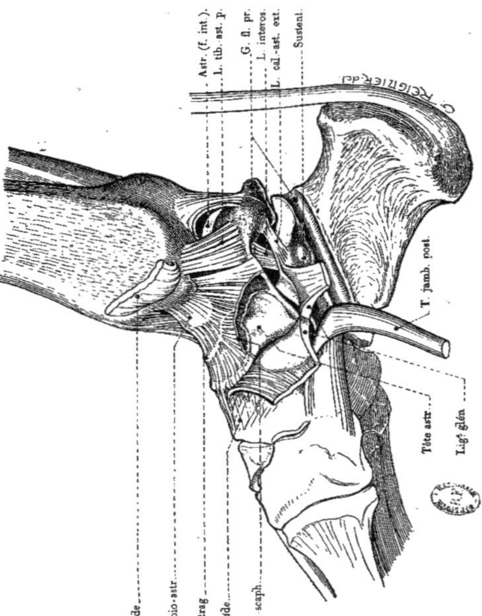

Articulation tibio-tarsienne (face interne, plan profond)

vers les éraillures du ligament postérieur ; l'un passe toujours au-
dessous du rebord tibial ; d'autres sont situés plus bas. Il n'est pas
rare, dit POIRIER, de voir la synoviale communiquer avec les gaines
séreuses des fléchisseurs et des péroniers latéraux. En haut, la synoviale envoie un prolongement entre le tibia et le péroné ; on voit parfois une frange faire saillie à travers un des ligaments péronéo-tibiaux.
En dedans, la synoviale revêt, en y adhérant, le fort ligament tibio-
astragalien postérieur. En dehors, doublée de quelques fibres, elle
vient faire saillie au-dessous du ligament péronéo astragalien antérieur ;
nous l'avons ouverte (pl. 55) pour montrer son insertion, adjacente à
celle de la synoviale sous-astragalienne.

TABLE DES MATIÈRES

MEMBRE SUPÉRIEUR

MEMBRE INFÉRIEUR

TABLE DES PLANCHES

MEMBRE SUPÉRIEUR

MEMBRE INFÉRIEUR

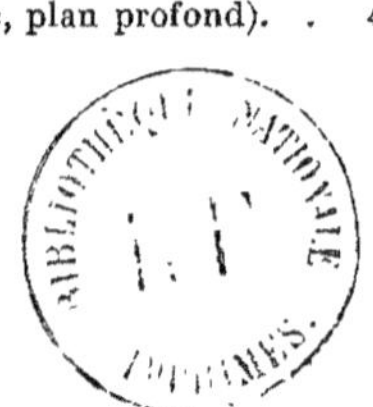